FRANZ REICHLE   DAS WISSEN VOM HEILEN

FRANZ REICHLE

(Herausgeber)

DAS WISSEN VOM HEILEN

Tibetische Medizin

3. Auflage

Verlag Paul Haupt
Bern · Stuttgart · Wien

Übersetzungen:
aus dem Tibetischen der Kapitel ‹Gesundheit und Krankheit› und ‹Meine Geschichte als Leibarzt Seiner Heiligkeit›: Ursula K. Rathgeb, CH-Zürich

aus dem Tibetischen der Kapitel ‹Der Puls und die Wellen des Ozeans› und
‹Kräuterpillen, Juwelenpillen›: Tsering Oberhänsli, CH-Räterschen, und Dr. Egbert
Asshauer, D-Hamburg

Gestaltung und Satz:
Karin Fanger Schiesser, CH-Küsnacht, Ursula Roder, CH-Winterthur

*Warnung: Die im vorliegenden Buch aufgeführten und erklärten Substanzen, Ver-
fahren und Therapien sind Fachärzten und Fachärztinnen vorbehalten und sind
nicht zur Selbstbehandlung geeignet. Herausgeber, Mitautoren, Verlag und Inhaber
des Urheberrechtes lehnen deshalb jegliche Haftung für missbräuchliche oder nicht
fachgerechte Anwendung ab.*

1. Auflage: Januar 1997
1. Nachdruck der 1. Auflage: Februar 1997
2. Auflage: August 1997
Holländische Übersetzung: 1997
Amerikanische Übersetzung: erscheint 1998

Die deutsche Bibliothek – CIP-Einheitsaufnahme

Das **Wissen vom Heilen**: tibetische Medizin /
Franz Reichle (Hrsg.). –
[Übers.: aus dem Tibet.: Ursula K. Rathgeb ...] –
3. Aufl. –
Bern ; Stuttgart ; Wien : Haupt, 1998
ISBN 3–258–05825–3

Der Herausgeber:

Franz Reichle ist freischaffender Filmemacher und Lehrbeauftragter für Film in Zürich. Während fünf Jahren lebte er in Burjatien, nördlich der Mongolei, wo er die tibetische Medizin kennenlernte. In dreijähriger Arbeit realisierte er den ersten umfassenden Kinofilm über die tibetische Medizin mit dem gleichnamigen Titel ‹Das Wissen vom Heilen›.

INHALTSVERZEICHNIS

VORWORT

«Unsere Medizin geht davon aus, dass die Stoffe, die man als Nahrung und Medizin einnimmt, und die Stoffe, aus denen der Körper aufgebaut ist, grundsätzlich gleicher Natur sind. Es besteht eine gegenseitige Abhängigkeit. Die Lebensfähigkeit des menschlichen Organismus hängt von der Qualität der Umwelt und der Nahrung ab.»

Dr. Tenzin Choedrak, tibetischer Arzt

Während meines langjährigen Aufenthaltes im ostsibirischen Burjatien lernte ich einen tibetischen Arzt kennen, dessen Heilerfolge mich immer wieder in Staunen versetzten. Das müsse mit Magie zu tun haben, dachte ich, suchte Fachliteratur und begann, mich in die tibetische Medizin einzulesen. Was ich las, minderte nicht mein Staunen, gab ihm aber eine andere Richtung. Denn ich sah mich mit einer eigenständigen Wissenschaft konfrontiert, die mit Magie rein nichts, hingegen sehr viel mit Erfahrung und Erkenntnis zu tun hat. Einer Wissenschaft, der die buddhistische Philosophie zugrunde liegt, die den Menschen als ein ins kosmische Ganze eingebundenes Wesen begreift und dieses Bewusstsein als Grundlage der geistigen Gesundheit betrachtet, aus der die körperliche Gesundheit hervorgeht.

Je mehr ich über dieses Medizinsystem erfuhr, dessen Grundlehrbuch **Gyüschi**, auf Deutsch als das ‹Wissen vom Heilen› bezeichnet, aus dem 12. Jahrhundert stammt, desto mehr faszinierten mich seine von der westlichen Lehrmeinung so grundverschiedene Auffassung von ‹Gesundheit› und ‹Krankheit›, die feinsinnigen Diagnosemethoden, die Herstellung der Arzneien, die Einsichten in die komplexen Wechselwirkungen von geistigen und körperlichen Kräften. Ich wollte versuchen, auf meine Weise eine für Westler begehbare

Brücke zur tibetischen Medizin zu bauen, und so entstand in gut dreijähriger Arbeit der Kinofilm *Das Wissen vom Heilen*, der die vielfältigen Möglichkeiten dieser Heilkunst veranschaulicht. Weil jedoch die Bildsprache des Films zwar sinnliche Erfahrung vermitteln kann, für die Erläuterung der theoretischen Grundlagen und der wissenschaftlichen Forschungsarbeit aber wenig tauglich ist, kommen in diesem Buch die Persönlichkeiten, die auch die Filmhandlung tragen, ausführlich zu Wort. Film und Buch konzentrieren sich auf drei Schauplätze, von denen allerdings keiner in Tibet liegt – aus politischen Gründen:

Ende der fünfziger und in den sechziger Jahren wurde in Tibet praktisch alles, was mit traditioneller tibetischer Medizin zu tun hatte, von den Chinesen vernichtet. Fast alle tibetischen Ärzte kamen ums Leben. Flüchtlinge brachten jedoch aus Tibet ihre Erfahrung und viele wertvolle Schriften mit ins Exil. Der erste Schauplatz ist deshalb ein solcher Exilort: *Dharamsala* in Nordindien. Als Lehrer des Buddhismus, der philosophischen Grundlage der tibetischen Medizin, erläutert *S. H. der XIV. Dalai Lama* die wechselseitige Abhängigkeit von Körper und Geist. Sein persönlicher Leibarzt *Dr. Tenzin Choedrak*, einer der letzten ganz grossen Ärzte Tibets, führt uns in die Eigenheiten und die Konzeption der tibetischen Medizin ein.

Geschichtlich gesehen, gelangte die tibetische Medizin von Tibet zuerst in die Mongolei, dann vor drei Jahrhunderten in das nördlich davon gelegene *Burjatien*, wo sie bis heute praktiziert wird. In Burjatien, unserem zweiten Schauplatz, besuchen wir den tibetischen Arzt *Tschimit-Dorschi Dugarow* und seine Patienten. Aus Burjatien stammen auch die Rezepturen zu jenen tibetischen Arzneien, die heute als einzige im Westen industriell hergestellt werden.

Der dritte Teil spielt in *Europa* und *Israel*, wo in klinischen Studien die Wirksamkeit tibetischer Arzneien sorgsam geprüft und nachgewiesen wird – Forschungsarbeiten, zu denen das unermüdliche Wirken des 1995 verstorbenen Schweizer Pharma-Unternehmers *Karl Lutz* den entscheidenden Anstoss gab. Am Beispiel des Wiener Atominstituts schliesslich wird deutlich, wie sich das westliche naturwissenschaftliche Denken allmählich der tibetischen Gesamtschau annähert.

Dezember 1996, Franz Reichle

Fremdwörter und eher unbekannte Begriffe werden im Text **fett** hervorgehoben und im *kleinen Lexikon* im Anhang des Buches erklärt.

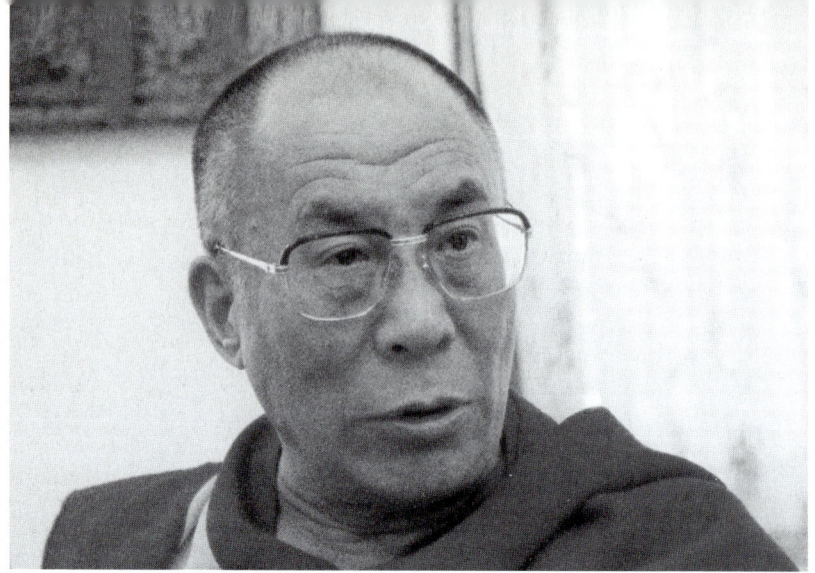

Seine Heiligkeit Tenzin Gyatso, der XIV. Dalai Lama, beim Gespräch über Gesundheit und Krankheit in Dharamsala.

GESUNDHEIT UND KRANKHEIT

Die gegenseitige Abhängigkeit von Körper und Geist und das Aufhören aller Leiden.

Die Weltgesundheitsorganisation WHO gibt eine weitgefasste Umschreibung von Gesundheit als physisches, psychisches und soziales Wohlbefinden. Diese Umschreibung finde ich sehr gut.

Wenn man den Gesundheitsbegriff nun von einer anderen Seite, zum Beispiel vom buddhistischen Standpunkt aus, betrachtet, steht er in einem Bezug zu bestimmten Ursachen und Umständen. Da wird gesagt, dass das **Karma**, das heisst die Anlagen, die in früheren Leben angesammelt wurden, die Ursachen bildet, die mit verschiedenen aktuellen Umständen in diesem Leben zusammentreffen, woraus Probleme, wie z.B. Krankheiten, entstehen.

Es gibt aber auch verschiedenste Arten nicht-menschlicher Lebewesen, wie Tiere, oder unsichtbare und körperlose Wesen. Auch diese können nach unserer Auffassung physische Probleme verursachen.

Es gibt viele verschiedene Erklärungen über diese Zusammenhänge von Ursachen und Umständen.

Wenn man aber ganz allgemein von der Grundbedeutung des Begriffs Gesundheit spricht, dann ist die zentrale Bedeutung das Wohlbefinden des Körpers. Und dazu die richtige geistige Einstellung. Körper und Geist sind voneinander abhängig.

Es ist sicher richtig, wenn man sagt, dass die Krankheitsanlagen dem menschlichen Körper inhärent sind. Wenn man es vom Standpunkt der tibetischen Medizintexte betrachtet, die mit der buddhistischen Philosophie verbunden sind, dann werden die Störungen der drei **Körperenergien**, *Wind, Galle* und *Schleim*, durch die drei **Geistesgifte** *Gier, Hass* und *Verblendung* verursacht. Ausserdem setzt sich der Körper aus den vier bzw. fünf *Elementen* (Erde, Wasser, Feuer, Luft, [Raum]) zusammen. Die Natur des Elements Feuer ist zum Beispiel heiss, die des Elements Wasser jedoch kalt. Heiss und kalt bilden aber einen Gegensatz, das heisst, dass der Körper sich aus gegensätzlichen Elementen zusammensetzt. Und wenn diese im Gleichgewicht sind, spricht man von Gesundheit. Davon abgesehen, im absoluten Sinn perfekte Gesundheit zu definieren, wäre sehr schwierig. Aber allgemein kann man sagen, dass der Körper gesund ist, wenn die Elemente im Gleichgewicht sind.

Ein Umstand, der zur Entstehung von Krankheiten beitragen kann, ist die Ernährung, also der Verzehr ungeeigneter Speisen. Man sollte darauf achten, dass die Nahrung zum Beispiel zur eigenen Konstitution, zum Klima usw. passt. Ausserdem gibt es heute Nahrungsmittel, die mit allen möglichen chemischen Stoffen produziert werden, und biologische Nahrungsmittel. Nahrung wie zum Beispiel Gemüse hat grundsätzlich die gleiche grundlegende natürliche Beschaffenheit wie unser Körper. Da wir ein Teil der Natur sind, ist es wichtig, dass wir uns so weit wie möglich von natürlichen

Produkten ernähren. Die Ernährung ist einer der Faktoren, die über unsere Gesundheit bestimmen.

Ich möchte ein Beispiel geben. Einsiedler, die ich kenne, die in den Bergen meditieren, erzählen mir oft, dass sie sich während der Meditationszeiten sehr armselig und einfach ernähren. Sie nehmen gewöhnlich nur etwas Tee, Brot und gelegentlich etwas Gemüse zu sich und essen kein Fleisch. Und mit dieser Ernährung fühlen sie sich körperlich sehr wohl. Wenn sie aber in den Meditationspausen in die Städte oder Dörfer hinuntergehen und dort verschiedenste Speisen essen, bekommen sie alle möglichen Krankheiten. Sie sehen die Hauptursache dieser Krankheiten in der Ernährung. Und ich persönlich sehe das genauso.

Was für die Ernährung gilt, gilt auch für das Verhalten, das ebenfalls ausgeglichen sein kann oder nicht. Übermässiges Körpertraining zum Beispiel und andere übermässige Aktivitäten verursachen ebenfalls Krankheiten. Auch schwere körperliche Anstrengung bei harter Arbeit kann Krankheiten verursachen. So verursachen unsere Ernährungs- und Verhaltensfehler viele Krankheiten.

Ein weiterer Faktor ist der Lebensstil. Dieser spielt eine entscheidende Rolle für unsere Gesundheit. Wenn ein Mensch ein angenehmes Leben führt und im Geist entspannt ist, dann werden seine Körperelemente im Status Quo und ausgeglichen bleiben. Wenn er hingegen einen angespannten Geist hat, sei es nun wegen Studien oder wegen des Lebenserwerbs oder wegen Angst vor Unterdrückung oder Gewalt oder aus welchen Gründen auch immer, ein solcher gestresster Geist verursacht mit Sicherheit ein Ungleichgewicht zwischen den Körperelementen.

Unser heutiges modernes Leben hat uns zwar oberflächlich betrachtet grosse materielle und technologische Fortschritte beschert. Aber im Innern ist das Leben viel hektischer geworden, und unser Lebensstil gleicht einer laufenden Maschine. Ein solch hektischer

Lebensstil hat meiner Meinung nach bestimmt Auswirkungen auf die Gesundheit. Generell sind heute gewisse Dinge in der Gesellschaft sehr offensichtlich. Zum Beispiel gibt es in den Städten Einrichtungen wie Klimaanlagen und dergleichen, die das Leben angenehm machen, aber der Mangel an frischer Luft und grüner Vegetation führt zu gewissem geistigem Unbehagen.

Auf dem Land hingegen, wo es frische Luft und grüne Pflanzen gibt, Wälder und Weiden und Blumen, ist die physische und geistige Verfassung besser, weil unser Körper eine enge Verbindung mit der Natur hat.

Wenn man die heutige Welt betrachtet, sieht man, dass einerseits in den Entwicklungsländern der überwiegende Teil der Krankheiten mit dem Mangel an Krankenhäusern und der Vernachlässigung der Hygiene, also mit der *äusseren* Versorgung zu tun haben. Während auf der anderen Seite in den entwickelten Ländern die äussere Versorgung mit medizinischen Einrichtungen sehr gut ist. Und auch die hygienischen Verhältnisse sind ausgezeichnet. Aber dort gibt es viel geistigen Stress, und dieser führt zu *inneren*, zu psychischen und emotionalen Problemen. Als Folge davon gibt es viele Störungen der grundlegenden Körperelemente. Das ist sehr häufig. Deshalb wäre es wichtig, eine vollständige Versorgung zu haben, eine für innen und für aussen.

Seit meiner Kindheit nehme ich tibetische Medikamente. Ich habe mich immer weitgehend auf die tibetische Medizin verlassen. Die allopathischen Medikamente der westlichen Medizin nehme ich nur im Notfall. Ich habe sie schon früher in Tibet genommen und nehme sie auch hier in Indien manchmal. Aber meistens nehme ich tibetische Medikamente. Es gibt gewisse tibetische Medikamente, die man täglich nehmen kann und die allgemein kräftigend wirken. Man kann sie einnehmen, wenn man keine bestimmte Krankheit hat, um die verschiedenen Elemente des Körpers zu harmonisieren. Das sind eine Art unspezifische Dauermedikamente.

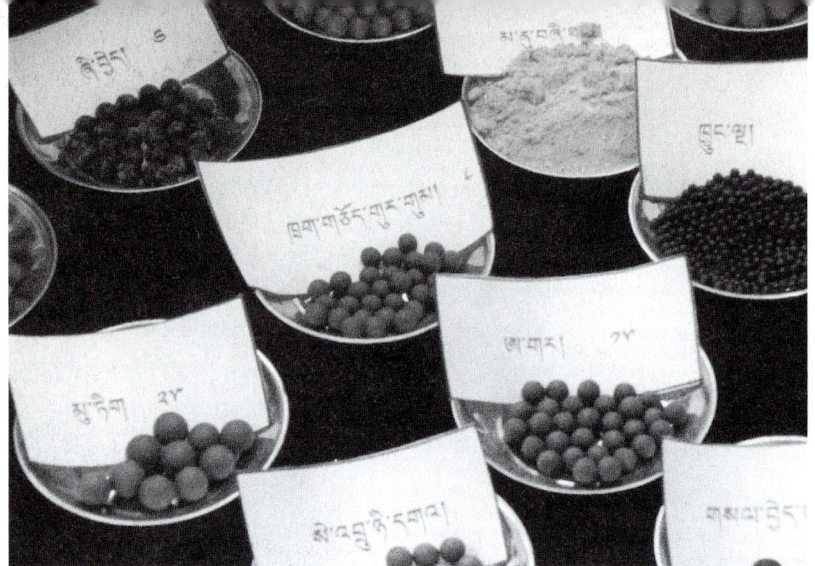

Tibetische Pillen.

Dann gibt es eine andere Art von Medikamenten, die man nimmt, wenn man an einer Störung der Elemente leidet. Diese Art wird direkt für die Linderung spezifischer Leiden eingesetzt, und wenn man sie in gesundem Zustand nähme, würden sie einen krank machen.

Eine weitere Art von Medikamenten wirkt sehr sanft, und wenn man sie im gesunden Zustand nimmt, hat sie erstaunliche vorbeugende Wirkung. Diese Art von Dauermedikament nehme ich praktisch ständig. Ich finde sie sehr hilfreich.

Was das Trinken von heissem, abgekochtem Wasser betrifft: gewisse tibetische Medikamente müssen mit Chang (einer Art tibetischem Bier aus Gerste oder Reis) eingenommen werden, andere mit Milch und wieder andere mit einem Kräutersud. Im allgemeinen aber werden die Medikamente mit heissem Wasser genommen. Ich bin Mönch. Und Mönche dürfen keinen Chang trinken. Also trinke ich heisses Wasser, und das ist mir zur Gewohnheit geworden (lacht). Nebenbei hab ich diese Gewohnheit schon seit meinem China-

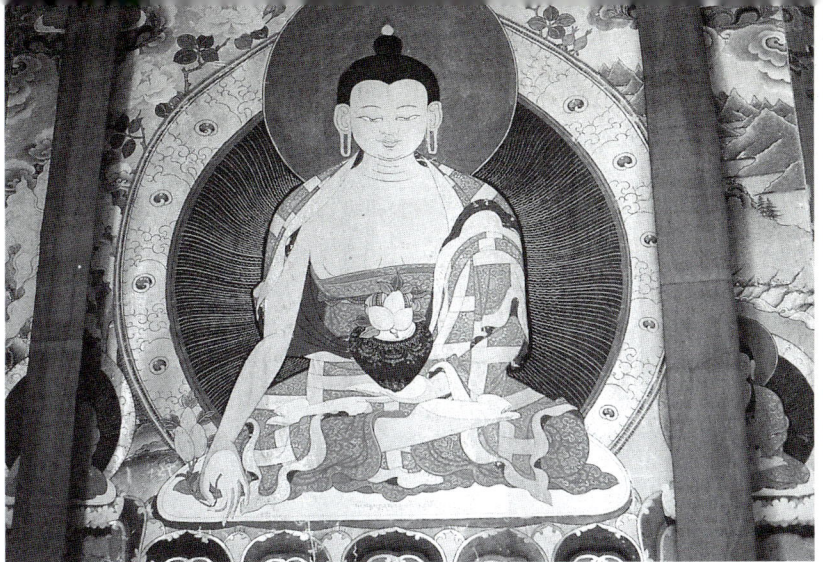

Thangka des Medizin-Buddhas im Tempelraum des Men-Tsee-Khang Dharamsala.

Besuch (1954). Es ist sehr gut für die Gesundheit und zur Reinigung.

Das Charakteristische der tibetischen Medizin ist, dass sie ein ganzheitliches System ist, das Körper und Geist durch das Wind-Element miteinander verbunden sieht und Krankheiten auf diesem Hintergrund betrachtet. Deshalb ist es ein besonderes Merkmal der tibetischen Medizin, dass sie einen gelassenen und friedlichen Geist für so wichtig hält. Denn eines ist sicher: Wer einen ruhigen Geist besitzt, wird weniger krank, und wenn er krank wird, erholt er sich schneller. Und die Hauptbedingung für einen ruhigen, starken und lebhaften Geist ist Güte, eine gütige Einstellung. Je mehr Güte im Geist ist, umso friedvoller wird er. Und ein solcher Geist bleibt auch in schwierigen Situationen stabil. Wenn der Geist eines Menschen hingegen voller Wut und Eifersucht ist, wird er automatisch friedlos, unruhig und verwirrt. Und wenn das stark wird, führt es zu geistigen Störungen, die dann die Elemente aus dem Gleichgewicht bringen. Und das hat mit Sicherheit Folgen.

Da der Buddhismus in Tibet einen grossen Einfluss hatte, finden wir auch in der tibetischen Medizin buddhistische Einflüsse. So gibt es zum Beispiel buddhistische Rituale, um die Potenz eines Medikaments zu aktivieren. Ein Arzt aktiviert und verstärkt zum Beispiel die Wirksamkeit eines Medikamentes, indem er das **Mantra** des **Medizin-Buddhas** rezitiert. Hier gibt es eine starke Beziehung zwischen der tibetischen Medizin und dem Buddhismus.

Aber die Quelle der tibetischen Medizin ist eine Verbindung verschiedener Systeme: der **ayurvedischen** Tradition Indiens, der therapeutischen Methoden Chinas und des **Unani**-Systems aus Persien. Und in Tibet selbst hat es anscheinend seit frühesten Zeiten medizinische Praktiken gegeben. Bevor der Buddhismus sich in Tibet verbreitete, war die **Bön-Religion** vorherrschend, und es scheint auch damals eine Art Praxis der Medizin gegeben zu haben. Da sich die tibetische Medizin aus den erwähnten Traditionen entwickelte, kann man sagen, dass der tibetische Buddhismus und die tibetische Medizin zwei getrennte Dinge sind und dass es sich bei der Medizin nicht um eine Unterabteilung des Buddhismus handelt, sondern um eine eigenständige Lehre mit einzigartiger Struktur.

Deshalb gilt für die Behandlung mit tibetischer Medizin, dass ein Arzt, der Buddhist ist, bei der Verabreichung des Mittels betet oder Mantras rezitiert und der Patient, wenn er Buddhist ist, ebenfalls meditiert oder betet, wenn er die Arznei nimmt. Und das ist wirksam. Aber die tibetische Medizin wirkt auch, wenn weder Arzt noch Patient Buddhisten sind, weil sie eben etwas vom Buddhismus Getrenntes ist.

Tibetische Medikamente enthalten viele verschiedene Bestandteile. Bei einer Art könnte ich mir gut vorstellen, dass eine wissenschaftliche Untersuchung, wie sie bei den allopathischen Medikamenten gemacht wird, bei der man die Wirkung der einzelnen Stoffe genau analysiert, dass eine solche wissenschaftliche Analyse gemacht werden könnte. In der tibetischen Medizin wird zwar gesagt, dass gewisse Substanzen bei bestimmten Krankheiten heilende Wirkung haben, aber nicht, wie das genau bewirkt wird. Daher denke ich, dass eine genaue wissenschaftliche Analyse von grossem Nutzen wäre.

Es gibt aber eine Sorte von Medikamenten, deren Wirkkraft von, wie soll ich sagen, äusseren Naturphänomenen oder kosmischen Faktoren abhängt. Und ich frage mich, ob solche Medikamente durch wissenschaftliche Untersuchungen, Beobachtungen, Messungen und dergleichen beschrieben werden können. Ich halte das für schwierig. Jedenfalls scheint die Interdependenz (tibetisch Tendrel) eine Wirkung zu zeitigen.

Es gibt zum Beispiel medizinische Substanzen, die dem Mondlicht ausgesetzt werden müssen, und zwar in einer Vollmondnacht. In diesem Fall wäre es wahrscheinlich schwer, eine wissenschaftliche Erklärung zu finden. Es scheint eine Art Interdependenz, eine gegenseitige kosmische Abhängigkeit zu geben. Etwas Geheimnisvolles. Ob diese Sorte von Medikamenten wissenschaftlich analysiert werden kann, weiss ich nicht. Auf jeden Fall wäre es für die Menschheit von grossem Nutzen, wenn die tibetische und die allopathische, westliche Medizin nebeneinander praktiziert würden. In gewissen Fällen ist die westliche Medizin wirkungsvoller, in anderen die tibetische, die über längere Zeit genommen werden muss. Eine Zusammenarbeit der beiden Systeme wäre bestimmt nützlich.

Es ist sicher möglich, durch eine gute und vernünftige Lebensführung und eine richtige Einstellung ein zufriedenes Leben, frei von Krankheiten und Beeinträchtigungen des Wohlbefindens zu führen. Wenn man jedoch fragt, ob es möglich wäre, alle Krankheiten und Leiden vollständig zu beseitigen, dann ist das schwieriger zu beantworten. Man müsste es vom philosophischen oder buddhistischen Standpunkt aus beantworten. In den Erklärungen, die dort gegeben werden, heisst es, dass viele Krankheiten aufgrund unseres Körpers, der aus vier, beziehungsweise fünf Elementen zusammengesetzt ist, entstehen. Leiden wie Alter, Krankheit und Tod entstehen, weil wir

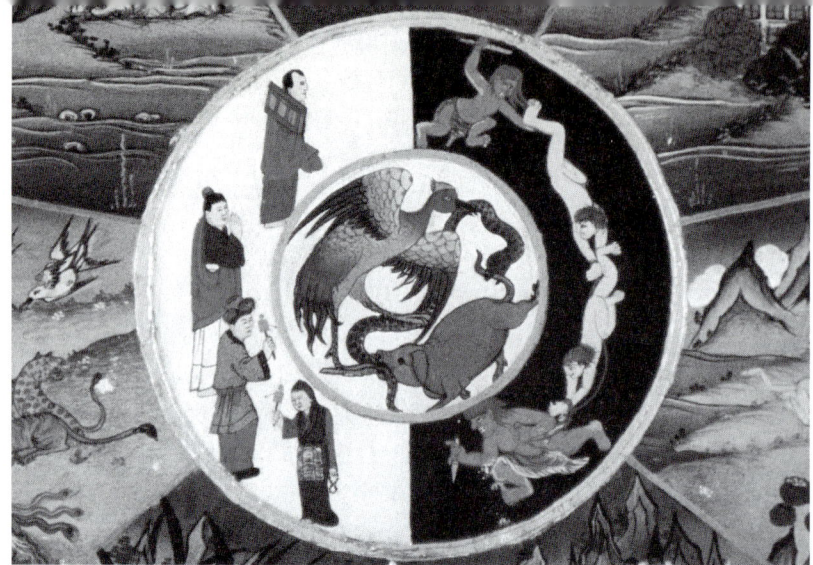

Ausschnitt aus dem tibetischen Lebensrad, Wandbild in der Norbulingka-Anlage bei Dharamsala. Hahn, Schlange und Schwein symbolisieren Gier, Hass und Verblendung als Ursache aller Leiden.

einen Körper von solcher Beschaffenheit besitzen. Wenn man nun fragt, ob es möglich wäre, das Wiedergeborenwerden zu vermeiden, dann ist die buddhistische Antwort, dass es möglich ist, und zwar im Erreichen des **Nirwana**, der Befreiung. Die Grundursache für die endlosen Wiedergeburten ist die Verblendung des Geistes, und wenn man diese beseitigt, wird man nicht mehr unfreiwillig wiedergeboren werden.

Das heisst aber nicht, dass die Existenz zu Ende geht. Die Existenz geht weiter, aber frei von Leiden. Über die Wiedergeburt wird gesagt, dass jeweils ein Leben zu Ende geht, ein neues angenommen wird, dieses wiederum zu Ende geht und so weiter. Ohne Ende. Es ist jedoch möglich, die *leidvolle* Existenz zu beenden.

Was von einem früheren Leben ins nächste weitergeht, ist nicht der Körper, sondern das Bewusstsein, das Kontinuum des Selbst, das von Anfang an jedem Wesen innewohnt und selbst im Zustand des Nirwana weiter existiert.

Dieses Konzept von Wiedergeburt hat grosse Auswirkungen auf unsere Lebenseinstellung. Wenn man davon ausgeht, dass es nur ein einziges Leben gibt, wird unsere Lebenseinstellung sehr eng. Wenn man aber davon ausgeht, dass es Wiedergeburt gibt, entsteht eine weiterzigere und entspanntere Einstellung. So spielt das Konzept der Wiedergeburt eine wichtige Rolle für unsere Lebenseinstellung.

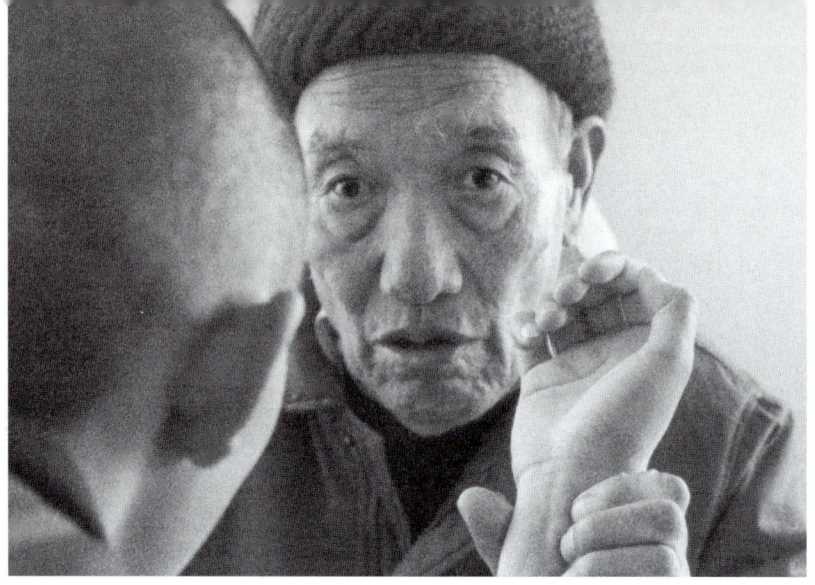

Dr. Tenzin Choedrak, persönlicher Leibarzt S.H. des Dalai Lama, bei einer Sprechstunde in Dharamsala, Nordindien.

DER PULS UND DIE WELLEN DES OZEANS

Geschichte, Konzeption und Hauptdiagnose der tibetischen Medizin.

Vor Jahrtausenden entwickelte sich in Tibet eine medizinische Überlieferung, die als Bön-Tradition bekannt ist. Sie wurde von dem grossen Bön-Lehrer Shenrab aus Westtibet, der ein Zeitgenosse des Buddhas Shakyamuni (5./6. Jh. v. Chr.) war, verbreitet.

Das erste traditionelle tibetische System der Medizin entstand im 2. Jh. v. Chr. im Yarlung-Tal, wo Nyatri Tsenpo als erster König von Tibet den Thron bestiegen hatte, und verband sich im 7. Jh., während der Regierung des Königs Songtsen Gampo, mit chinesischen, indischen und griechischen Überlieferungen.

Im Jahre 800 richtete der König *Trisong Detsen* einen medizinischen Kongress in Samye aus. Er lud dazu Gelehrte aus Indien, Nepal, China, der Mongolei und Persien ein. Nach Abschluss der Konferenz wurden vergleichende Studien und Forschungen hinsichtlich der Überlieferungen in den Ländern der Teilnehmer eingeleitet. Im gleichen Jahr unterbreitete der grosse Gelehrte und Übersetzer Vairocana dem König eine Übersetzung von medizinischen Texten, die er in Indien erhalten hatte.

Im 8. Jahrhundert war *Yuthog Yonten Gonpo der Ältere*, der im Kyena-Tal geboren war, Leibarzt des Königs Trisong Detsen. Er sah die zahlreichen Text-Sammlungen durch, die der König bewahrt hatte, und fasste sie zusammen. Danach wurde eine Debatte unter verschiedenen asiatischen Experten der Medizin abgehalten. Daraufhin glich Yonten Gonpo die besten Teile der verschiedenen Überlieferungen aneinander an und bildete daraus das einzigartige tibetische Medizin-System.

Der grosse Heilige Padmasambhava, der Lehrer von Vairocana, soll die gesammelten medizinischen Texte um 880 versteckt haben, weil die Zeit, sie zu nutzen, noch nicht reif sei.

Später, um 1100, überreichten die Schatzsucher (Tertön) Dragpa Gönsche, Upa Dadra und Gesche Rogtön dem Jüngeren Yonten Gonpo die wiedergefundenen medizinischen Werke seiner Vorgänger. *Yuthog Yonten Gonpo der Jüngere* wurde in Gushi Ritang bei Gyantse geboren. Er revidierte die alten Texte, brachte sie in ein System und stellte daraus die medizinische Abhandlung der ‹Vier Tantras› (Gyüschi) zusammen, die bis heute das erstrangige Nachschlagewerk für die traditionelle tibetische medizinische Wissenschaft geblieben ist.

Die Vier Tantras sind: 1. das Wurzeltantra, 2. das Tantra der Erklärung, 3. das Tantra der Instruktionen und 4. das Nachfolgende Tantra in 156 Kapiteln. Es erwähnt 1600 Störungen oder Krankheiten und 2293 Heilmittel. Das Buch wurde nicht ohne grosse Schwierigkeiten zusammengestellt, und hätten die beiden Yonten Gonpos und die Dharma-Könige sich nicht so bemüht, wäre die Herausgabe des Gyüschi unmöglich gewesen.

Später stellte *Desi Sangye Gyamtso*, der Regent des Grossen
V. Dalai Lama (1653–1705), ein System der achtzehn pestartigen,
gefährlichen Krankheiten zusammen zusätzlich zu den 1600 Krankheiten, die in den Vier Tantras beschrieben werden. Es handelt die
verschiedenen verhängnisvollen Krankheiten ab, mit denen die
Menschheit aufgrund chemischer Gifte mit dem Heraufkommen
wissenschaftlicher, technologischer und chemischer Entwicklungen
konfrontiert werden wird.

Der Regent schrieb auch einen Kommentar zum Gyüschi und
liess 79 Thangkas anfertigen mit besonderem Bezug zum Tantra der
Erklärungen. Die künstlerische Arbeit wurde von Tenzin Norbu aus
Lhodra geleistet, er hatte dazu den Körper eines Toten als Modell
genommen. Das Ziel dieser Arbeit war hauptsächlich die Vereinfachung der komplizierten Texte, um ihr Verständnis zu erleichtern:
eine Methode, wie sie für Kinder geeignet ist – klar, verständlich
und mit Bildern, um das Auge zu erfreuen.

Sangye Gyamtso schrieb noch eine Fülle von weiteren Beiträgen
zur Medizin, von denen aber viele heute nicht mehr vorhanden sind,
weil die Chinesen sie verbrannt haben.

Die Erhaltung der Gesundheit

Die Erhaltung der Gesundheit, würde ich sagen, hängt im allgemeinen von einem selbst ab. Ein Patient ist ebenso für die Ursachen
seiner Krankheit verantwortlich wie für seine Heilung. Ohne Ursache
gibt es keine Wirkung. Zügellose, falsche Ernährung und falsches
Verhalten führen zu Krankheiten. So verursacht zum Beispiel der
übermässige Genuss von Süssigkeiten Diabetes, zuviel Fleisch und
Fett führen zu einer Blockade der Blutzirkulation im Herzen. Auch
zuviel Alkohol beeinträchtigt die Gesundheit.

‹Verhalten› umfasst körperliches, geistiges und sprachliches Verhalten. Die Art und Weise körperlicher Betätigung, des Denkens
und Sprechens spielt eine grosse Rolle für die Gesundheit. Die Auf-

gabe des Arztes ist es, Störungen zu beseitigen, an denen ein Patient bereits leidet. Der Patient muss sich jedoch der Ursachen seiner Krankheit bewusst werden – und das sind Ernährung und Verhalten. Er sollte sich richtig ernähren und falsche und übermässige körperliche und geistige Aktivität vermeiden.

Dann gibt es den ökologischen Faktor. Die Erhaltung der Reinheit der Umwelt steht an erster Stelle. Die Nahrung, die wir essen, wächst auf dem Erdboden. Wir müssen Nahrung mit verschiedenen Geschmacksrichtungen essen: süss, sauer, bitter, scharf, salzig und herb. Wenn die Umwelt verunreinigt ist, dann ist es auch der Geschmack des Getreides, der Früchte und des Gemüses. Die Umwelt ist wie unsere Eltern: So wie gesunde Eltern eine gesunde Nachkommenschaft haben, so versorgt uns unsere Mutter Natur mit Nahrung entsprechend ihrem Zustand.

Aber völliges Freisein von Krankheit ist eine Seltenheit. Unser körperliches Befinden ist ständig im Fluss. Krankheit ist latent in jedem vorhanden, wenn auch in verschiedener Weise. Verschiedene Personen haben unterschiedliche Krankheitsneigungen, je nach dem Überwiegen der Körperenergien Wind, Galle, Schleim oder ihrer Kombinationen. Die Störung bleibt latent, bis sie durch ursächliche Faktoren aktiviert wird.

Pulsdiagnose

Unsere Pulsdiagnose ist sehr differenziert, und ich werde sie kurz, aber umfassend abhandeln. Es gibt drei Abteilungen des Pulslesens: 1. Das Lesen der Organe im Oberkörper, 2. der Organe in der Mitte, 3. der Organe im Unterkörper. Wir ermitteln zusammen 48 Pulse.

Dann gibt es saisonale Pulse, die verschiedene Charakteristika haben. Jede Jahreszeit besteht aus drei Monaten: Die ersten drei Monate sind mit dem Frühlingspuls verbunden, das zweite Vierteljahr mit dem Sommerpuls, das dritte mit dem Herbstpuls und das letzte mit dem Winterpuls. Zusammen gibt es vier saisonale Pulse im Verlaufe eines Jahres.

Ganz allgemein liest ein Arzt mit seiner rechten Hand am linken Handgelenk eines Patienten unter seinem Zeigefinger die Pulse des Herzens und des Dünndarms. Der Mittelfinger liest die Pulse der Milz und des Magens, der Ringfinger die Pulse der linken Niere und des Samengefässes.

Dann prüft der Arzt mit seiner linken Hand die Pulse am rechten Handgelenk des Patienten. Unter seinem Zeigefinger liest er die Pulse der Lungen und des Dickdarms. Der Mittelfinger liest die Pulse der Leber und der Gallenblase und der Ringfinger die der rechten Niere und der Harnblase.

Handelt es sich um einen weiblichen Patienten, dann sind die Pulse der Organe unter dem Zeigefinger des Arztes vertauscht, das heisst unter seinem rechtem Zeigefinger liegt der Lungenpuls und unter seinem linken der Herzpuls.

Man spricht im allgemeinen von einer Pulsdiagnose. In der Tat wird aber der Blutfluss, der mit der Windenergie verbunden ist, diagnostiziert. Das Blut von dem lebenserhaltenden Gefäss (Venen) fliesst in das Herz und hinunter in das rote Gefäss (Arterien), fliesst dann durch den ganzen Körper und zurück zum Herzen. Das ist der Blutkreislauf. An der Radialarterie des Handgelenkes fühlen wir die Pulsationen, also den Fluss der Windenergie im Blut, und daran können wir den Zustand aller Organe und die Art der Störungen ablesen.

Die Bewegung der Windenergie, die wir mit der Pulsdiagnose prüfen, ähnelt dem Wogen des Ozeans. Je nach der Richtung und der Stärke des Windes ändern die Wellen ihre Höhe und Position. Tibetische Ärzte prüfen die Richtung und Stärke der Windenergie im Blut und finden heraus, ob der Herzwind stärker ist, der Lungenwind oder der Nierenwind usw. Dieser Wind im Blut, durch den wir die Störungen erkennen, ist das bewegende Prinzip des Körpers und entspricht dem Element Luft. Der Wind draussen und der innere Wind, der für alle Bewegungen veranwortlich ist, auch innerhalb des Körpers, sind sich zwar ähnlich, aber doch verschiedenen Wesens.

Es gibt drei prinzipielle Systeme oder Energien des Körpers und diese sind Wind, Galle und Schleim. Windenergie bewegt den Körper und ist mit dem Element Luft verbunden. Die Wärme oder Hitze eines Körpers ist das Merkmal und die Funktion der Galleenergie, die feurig ist. Die Flüssigkeit und Feuchtigkeit eines Körpers sind verbunden mit der Schleimenergie und gehören zum Element Wasser. Diese drei Energien oder Grundsysteme des Körpers und ihr harmonisches Gleichgewicht bestimmen den Gesundheitszustand einer Person.

Die embryonale Entwicklung

Die Entwicklung der embryonalen Körperform beginnt mit den ersten drei Gefässen: Mit der Bildung des Nabels formt sich ein kreisförmiges Gefäss, von dem die ersten drei weissen, schwarzen und roten Gefässe abzweigen. Das weisse Gefäss (Nerven) ist von der Natur des Mondes und steigt nach oben, um das Hirn zu bilden, das mit der Unwissenheit verbunden ist. Das schwarze Gefäss (Venen) hat die Natur der Sonne und entwickelt sich in der Mitte als lebenserhaltendes Gefäss. Es wird mit dem Hass verbunden, der seinen Sitz im Blut hat. Das rote Gefäss (Arterien) ist von der Natur der Luft und steigt nach unten, um das Geschlechtsorgan zu bilden, das mit Begierde verbunden wird und deren Sitz ist. Die Gefässe verzweigen sich schliesslich in **24'000 Blutgefässe** und Nervenkanäle durch unseren ganzen Körper.

Wie bildet sich ein Körper? Wir wollen uns auf die fünf Elemente konzentrieren und Bewusstsein, Karma und die drei geistigen Gifte auslassen. Aus dem Element Erde bilden sich das Skelett, die Muskeln und der Geruchssinn. Wasser bildet Blut, die Körperfeuchtigkeit und den Geschmackssinn. Feuer bildet die Körperwärme,

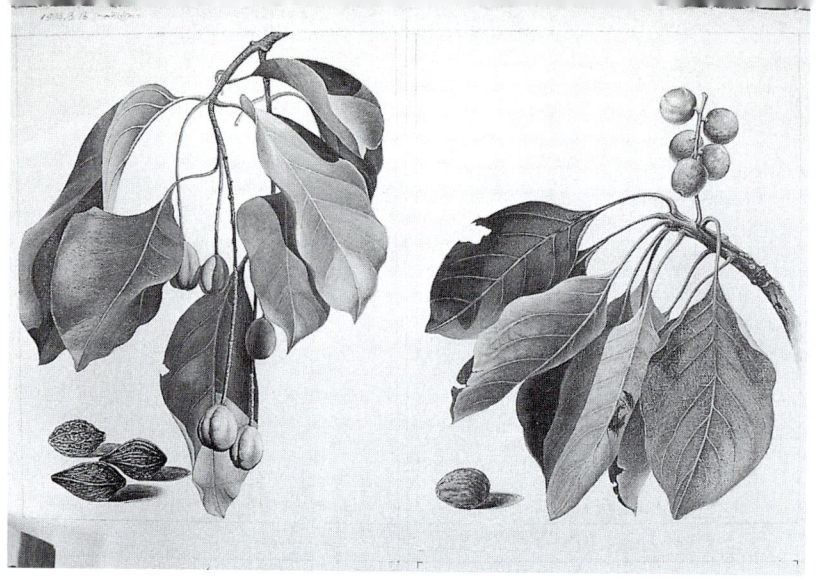

Zwei Aru-Arten, Malerei auf Leinwand im Atelier von Dr. Dawa, Dharamsala.

Gewebe und die Augen, den Sehsinn. Luft bildet den Atem, die Haut und den Tastsinn und Raum die Körperöffnungen, die Ohren und den Hörsinn. Alles im Kosmos wird von den fünf Elementen gebildet, ob es unser Körper, Medizin, Nahrung oder die Natur selbst ist.

Elemente, Geschmacksrichtungen und Potenzen

Wir müssen Nahrung und Getränke von verschiedenen Geschmacksrichtungen zu uns nehmen, die wirklich den fünf Elementen entsprechen. Es ist aber wichtig für die Erhaltung der Gesundheit, dass die sechs Geschmacksrichtungen in einem ausgewogenen Verhältnis zueinander genommen werden.

Die Aru-Pflanze oder Myrobalane (Terminalia chebula) in der Hand des Medizin-Buddhas heisst Aru Namgyal und enthält alle sechs Geschmacksrichtungen, acht Potenzen, drei postdigestive Geschmacksrichtungen und die siebzehn Qualitäten. Sie ist ein Allheilmittel und wird als Königin der Arzneien bezeichnet, die alle Störungen bekämpft.

Es gibt verschiedene Aru-Pflanzen. Aru Namgyal hat, wie gesagt, alle Eigenschaften einer vollkommenen Medizin. Anderen Arus sind fünf oder vier oder drei Geschmacksrichtungen zu eigen. Aru Jigme Surnga (Furchtlose Fünfkantige) hat fünf Kanten. Dann gibt es Aru Tschuring (langschnäblig), die bei Kinderkrankheiten wirksam ist. Wenn Aru trocknet, sieht sie faltig und bräunlich aus.

Aru enthält alle fünf Elemente: Erde, Wasser, Feuer, Luft und Raum. Sie stehen für das Fundament, für Feuchtigkeit, Hitze oder Wärme, Beweglichkeit und Wachstum. Deshalb ist es so wichtig, dass die Erde als das Fundament nicht mit giftigen Strahlen, Blei oder Quecksilber in Berührung kommt. Wasser für Feuchtigkeit muss rein und frei von Verunreinigung sein. Feuer für Hitze und Wärme – die Hitze der Sonne und der Elemente – sollte gemässigt und frei von schädlichen Strahlen sein. Luft für Beweglichkeit: Die atmosphärische Luft und Niederschläge sollten nicht verschmutzt sein. Dann werden die Arzneien, die aus den fünf Elementen erwachsen, eine Heilwirkung haben.

Das Element *Erde* hat zum Beispiel die Eigenschaften schwer, stabil, stumpf, glatt, mild und trocken. *Wasser* hat die Eigenschaften flüssig, kühl, schwer, stumpf, stabil, mild, leicht, glatt und feucht und hemmt Gallestörungen. *Feuer* ist heiss, scharf, sauber, rauh, leicht, luftig, beweglich und bekämpft Schleimstörungen. *Luft* ist leicht, beweglich, kalt, bleich und trocken und hemmt Störungen durch eine Kombination von Galle und Schleim. Der *Raum* ist leer und durchdringend.

Entsprechend dem Zusammenwirken der Elemente und ihrer medizinischen Eigenschaften werden sechs Geschmacksrichtungen abgeleitet: Die Kombination der Elemente Erde und Wasser und das Zusammenwirken ihrer Eigenschaften bringt zum Beispiel den süssen Geschmack hervor (siehe alle Kombinationen im Anhang). Deshalb sind die sechs Geschmacksrichtungen die wichtigste Komponente der Arzneien. Aru besitzt alle sechs.

Wie identifizieren wir die Geschmacksrichtungen auf unserer Zunge? Der süsse Geschmack gibt ein angenehmes und verlockendes Gefühl, z.B. Schokolade. Der scharfe Geschmack brennt auf der Zunge und führt zur Speichelbildung. Der salzige Geschmack erzeugt ein zusammenziehendes Gefühl im Mund und macht durstig. Der bittere Geschmack ist unangenehm auf der Zunge, und der herbe Geschmack macht die Zunge rauh.

Obgleich die Identifizierung des Geschmackes mit der Zunge erfolgt, so ist dies doch nicht einfach. Der süsse Geschmack leitet sich beispielsweise von den Elementen Erde und Wasser ab, und entsprechend dem Zusammenwirken von deren Eigenschaften kann der süsse Geschmack süss-sauer, süss-bitter, süss-salzig, süss-scharf und süss-herb sein. Entsprechend haben auch die anderen Geschmacksrichtungen die gleichen Unterteilungen. So kann man 57 verschiedene Geschmacksrichtungen zählen.

Dazu kommt der postdigestive Geschmack, der sich auf den endgültigen Geschmack der Nährstoffe am Ende des Verdauungsprozesses bezieht.

Unser tägliches Essen und Trinken hat sechs Geschmacksrichtungen, die von den fünf Elementen stammen. Wenn wir Nahrung und Getränke verdauen, dann werden sie schliesslich zu den sieben Grundstoffen unseres Körpers, Nahrungsessenz, Blut, Fleisch, Fett, Knochen, Knochenmark und Zeugungsflüssigkeit, nachdem sie verschiedene Stadien der Verdauung durchlaufen haben.

Erst mischt der zersetzende Schleim, der eine flüssige oder feuchte Natur hat, die festen Nahrungsbestandteile mit Flüssigkeit. Daraus entsteht eine Art Brei. Dann bricht die verdauende Galle, die eine heisse oder warme Natur hat, die Nahrung weiter auf, und der feuerbegleitende Wind zerlegt dann die Nährstoffe, so dass sie vom Körper aufgenommen werden können. Und schliesslich erneuert sich unser Körper, der ebenfalls aus den fünf Elementen zusammengesetzt ist.

Was sind nun die medizinisch wirksamen Eigenschaften der Elemente, die auch die Eigenschaften der sechs Geschmacksrichtungen sind? Das sind einmal die acht Potenzen. Diese sind: Schwere, Milde, Kühle, Stumpfheit, Leichtigkeit, Rauhheit, Hitze und Schärfe. Die schweren und milden Potenzen behindern oder bekämpfen Windenergiestörungen; kühle und milde Potenzen hemmen kombinierte Störungen von Schleim und Galle; leichte, rauhe, heisse und scharfe Potenzen hemmen Schleimstörungen. Wind ist das Funktions- und Energiesystem des Körpers, das für den Blutkreislauf und alle Bewegungen und die Beweglichkeit verantwortlich ist. Ein typisches Krankheitszeichen ist die Depression oder geistige Unrast. Galle ist das Funktions- und Energiesystem des Körpers, das für Hitze und Wärme verantwortlich ist, und Schleim entsprechend für Flüssigkeiten und Feuchtigkeit.

Dann gibt es siebzehn Qualitäten wie glatt, schwer, rauh, mild, fest, kalt, stumpf, kühl, flüchtig, feucht, trocken usw. Deshalb müssen die Arzneimittel entsprechend dem Geschmack, den Potenzen, dem postdigestiven Geschmack und den Qualitäten rezeptiert werden. Wenn eine zusammengesetzte Medizin alle sechs Geschmacksrichtungen, acht Potenzen, die drei postdigestiven Geschmacksrichtungen und die siebzehn Qualitäten hat, dann würde diese Medizin jede physische und psychische Störung bekämpfen, physisches Wohlsein und geistigen Frieden fördern: Sie wäre wie Aru Namgyal in der Hand des Medizin-Buddhas.

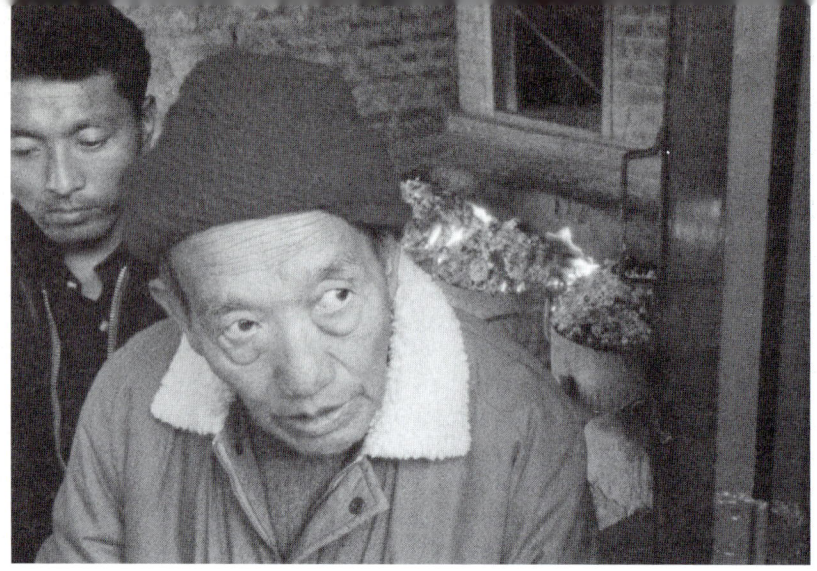

Dr. Tenzin Choedrak, vor dem Entgiftungsraum für Juwelenpillen-Zutaten im pharmakologischen Institut, Dharamsala.

KRÄUTERPILLEN, JUWELENPILLEN

Qualitäten von Kräutern, Entgiftung von Zutaten, Wirkung von Pillen und Juwelenpillen.

Eine Arznei wird gegeben, um die Leiden eines Patienten zu heilen. Sie beseitigt die Symptome und heilt automatisch die Ursache der Symptome, also die zugrundeliegende Störung.

Die aktuelle Ursache einer Störung ist der Patient selbst, wenn er nämlich sorglos mit den einfachen, vorbeugenden Massnahmen umgeht: Diät und Verhalten. Wenn z.B. zwei Personen sich streiten, dann werden sie in der Folge an blauen Flecken und anderen Verletzungen und geistiger Unrast leiden. Ihr Zustand würde sich verschlimmern, wenn der Grund ihres Leidens, nämlich der Streit, nicht aufhört. Wenn sie aber damit aufhören, dann haben sie Frieden, und ihre Wunden können durch einen Arzt versorgt werden. Wenn jedoch einer den anderen ganz trivial neckt, dann mögen sie wiederum in einen Streit kommen, woraufhin sie in den früheren Zustand physischer und geistiger Pein kommen. Nun, sie selbst haben diese Folgen herausgefordert.

In gleicher Weise kann eine Person krank werden, wenn sie mit der Ernährung und dem Verhalten unvorsichtig umgeht. In anderen Worten, ihre Körpersysteme und die Elemente würden in Unordnung geraten. Wenn jemand beispielsweise sehr hart arbeitet und nicht isst oder wenn andere zuviel Alkohol trinken, dann bekommen sie entsprechende Störungen. Einige leiden unter Schwäche durch Unterernährung oder an einer Windstörung infolge geistiger Erregung oder an Fieber durch zuviel Fleisch und Alkohol.

Wenn wir Arzneien herstellen, dann berücksichtigen wir die Hauptorgane und -gefässe des Körpers, die eine komplexe Natur haben. Die fünf soliden und die sechs Hohlorgane sind: Herz, Lunge, Leber, Milz, Nieren, Galle, Magen, Dünndarm, Dickdarm, Samenblase und Blase. Unsere Methode, eine Arznei zusammenzustellen, wird so angewendet, dass 80 Prozent der Bestandteile auf eine spezifische Störung zielen und 20 Prozent zur Kompensation von Nebenwirkungen dienen. So enthält z.B. eine Medizin für Herzprobleme zu 80 Prozent Bestandteile, um das Problem zu erleichtern, und die restlichen 20 Prozent neutralisieren Nebenwirkungen. Deshalb sagen die Leute, dass tibetische Medizin sicher und nebenwirkungsfrei ist.

Eine einfache, nicht zusammengesetzte Medizin erweist sich zwar als wirksam, aber mit erheblichen Nebenwirkungen. Eine Arzneipflanze, ein Mineral oder eine Frucht, die Leberschäden heilen könnte, würde einen umgekehrten Effekt auf Herz und Lungen haben, wenn man sie einzeln nimmt. In gleicher Weise hat eine simple Augenmedizin einen negativen Effekt auf das Herz.

Heilpflanzen, die in grossen Höhenlagen wachsen, sind potentiell kühl, besonders die, welche in den Schneebergen und an einem Nordhang wachsen. Um die Wirkung zu mildern und für das menschliche Verdauungssystem verträglich zu machen, müssen diese

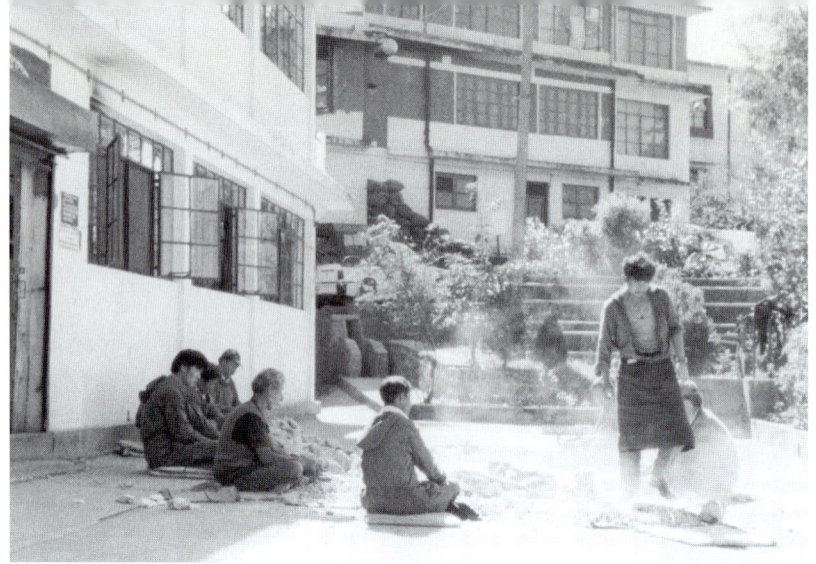

Vor dem Gebäude der pharmakologischen Abteilung des Men-Tsee-Khang in Dharamsala werden Kalzium-Steine zerkleinert und für die Entgiftung vorbereitet.

Arzneipflanzen aus dem Hochgebirge nach dem Sammeln gründlich gewaschen werden. Danach werden sie im Schatten getrocknet, um die kühlen Potenzen zu ergänzen. Sie werden dann in Arzneimitteln gegen Hitzekrankheiten verwendet.

Heilpflanzen aus niederen Regionen sind potentiell warm und werden deshalb Kranken gegeben, die unter einem Verlust von Körperhitze oder Wärme leiden. Sie müssen in der Hitze getrocknet werden.

Früchte müssen im späten Frühjahr gepflückt werden, wenn sie reif sind; die Blätter müssen in der Regenzeit gesammelt werden. Wurzeln müssen im Herbst ausgegraben werden oder dann, wenn die oberirdischen Pflanzenteile verwelken und ihre Heilkräfte auf die Wurzeln übertragen werden. Pflanzen mit abführenden Stoffen werden im frühen Frühjahr geerntet, im zweiten und dritten tibetischen Monat, wenn Pflanzen und Blumen zu blühen anfangen.

So kommt die Identifikation des originalen Standortes von Heilpflanzen zuerst. Es mag ähnliche Pflanzen in verschiedenen anderen

Gegenden geben, sie mögen auch zur selben Art gehören, aber entsprechend ihrer Abhängigkeit von verschiedenen Höhenlagen werden die medizinischen Eigenschaften verschieden sein.

Es gibt gewisse Arzneimittel, die man regelmässig zur Erhaltung der Gesundheit und als vorsorgliche Massnahme einnehmen kann. Solche Arzneien erhalten das Gleichgewicht der Elemente und der sieben Grundstoffe des Körpers und damit die körperliche Gesundheit, die geistige Stabilität und die Klarheit der Sinne. Die sieben Grundstoffe des Körpers sind: Nahrungsessenz, Blut, Fleisch, Fett, Knochen, Knochenmark und Zeugungsflüssigkeit.

Die Wertvollen Pillen oder *Juwelenpillen* z.b. sorgen für die Nahrungsessenz, wenn man sie als Gesunder nimmt. Sie kräftigen ausserdem die Immunabwehr des Körpers und sind wirksam bei der Heilung aller Störungen. Es wird im **Kalachakra**-Tantra beschrieben, dass die Wertvollen Pillen in der Weltzeit gewaltiger chemischer und strahlungsbedingter Verunreinigung von grösster Bedeutung für die menschliche Gesundheit seien und mit jeder Krankheit fertig würden. Wertvolle Pillen können alle 404 Krankheiten heilen, die durch das Ungleichgewicht von Blut, Wind, Galle und Schleim oder durch Seuchen und böse Geister entstehen.

Es gibt zwei Hauptkategorien der Wertvollen Pillen: 1. ‹Wertvolles heisses Zusammengesetztes›, 2. ‹Wertvolles kaltes Zusammengesetztes›. In jeder Kategorie gibt es viele verschiedene Wertvolle Pillen. Wir haben hier in Dharamsala nur eine kleine Abteilung für ihre Produktion und können deshalb nur einige wenige Typen herstellen: Rinchen Ratna Samphel, Rinchen Mangjor Chenmo, Rinchen Dangjor Rilnag Chenmo, Rinchen Tsajor Chenmo, Rinchen Tso-Tru Dashel, Yu-Nying 25 und einige andere (s. Anhang). Diese Abteilung ist noch im Anfangsstadium, und wir hoffen, sie erweitern zu können. Aber da wir Flüchtlinge sind, haben wir wegen der finanziellen Knappheit erhebliche Probleme.

Um eine Wertvolle Pille herzustellen, benötigen wir Gold, Silber, Smaragde, Diamanten, Korallen, Saphire, Kupfer, Eisen, Blei, Messing usw. und viele verschiedene Arzneipflanzen und -früchte. Die Prozedur der Entgiftung der Mineralien und Metalle ist lang und kompliziert und benötigt zwanzig Personen. Die Metalle und Mineralien müssen erst durch Zusetzen einer Lösung und Aufkochen deoxidiert werden. Sie werden dann gesiebt und schliesslich gebrannt. Die ganze Prozedur braucht über vier Monate.

Die Metalle und Mineralien werden in einem luftdichten Behälter für eine ganz bestimmte Zeit, die für die verschiedenen Arten unterschiedlich ist, gebrannt. Gold wird 54 Stunden gebrannt, und die Wassermenge muss für zwölf Stunden ausreichen. Silber braucht zehn Stunden. Gewisse Metalle werden in Hinsicht auf die Zahl der Holzkohlensäcke, die gebraucht werden, gebrannt. Die Verbrennungszeit muss streng eingehalten werden, um die entsprechende Wirkung zu erhalten. Wenn man über oder unter das Limit geht, dann würde die Medizin entweder wirkungslos oder schädlich sein. Das gilt besonders für Quecksilber.

Wenn wir die rohe Natur einiger Arzneipflanzen mildern und ihre wirksamen Potenzen aktivieren wollen, kochen wir sie zu einem Brei. 100 kg Arzneipflanzen wiegen danach nur 10 kg. So gibt es einen Verlust in Quantität, aber einen potentiellen Gewinn in der Wirksamkeit. Der Brei muss ständig umgerührt und erhitzt werden, bis er eine bestimmte Konsistenz hat. Er wird dann gefiltert, und den Saft lässt man zu einer soliden Masse kondensieren, der später als Arzneibestandteil benutzt wird.

Es gibt viele Arzneipflanzen, die man einem solchen Prozess unterziehen muss, besonders solche, die tierische Extrakte ersetzen. Mit ökologischem Bewusstsein sind wir bestrebt, Bestandteile von Tieren durch Pflanzenanteile mit gleichem medizinischem Effekt zu ersetzen.

Die Pharmakologie der Entgiftung von medizinisch wirksamen Substanzen ist teils eine Tradition der tibetischen Medizin und teils des grossen Kalachakra-Tantra. Das Kalachakra-Tantra stammt in direkter Linie von dem indisch-buddhistischen Gelehrten Ludup ab. Im Jahre 1108 hat Khedup Ugyen Chen einen Teil des Systems übersetzt.

Hier im **M e n - T s e e - K h a n g**, dem Tibetan Medical & Astro. Institute in Dharamsala wird die Pharmakologie der Wertvollen Pillen besonders befähigten Medizinstudenten nach Abschluss ihrer grundlegenden medizinischen Studien vermittelt. Sie müssen zwei oder mehr Jahre in die Lehre gehen. Nur wenn ein Student das perfekte theoretische Wissen und die ganzen praktischen Verfahren sicher beherrscht, erhält er die Genehmigung, unabhängig zu arbeiten.

Die Pharmakologie der Wertvollen Pillen ist in der Tat ein sehr kompliziertes Studium, und einem unkundigen Arzt ist es nicht möglich, die Wertvollen Pillen zusammenzusetzen. Die Pille Precious Cold Compound (Rinchen Dangjor) allein enthält 165 verschiedene Bestandteile. Die Pille Precious Wish Fullfilling Jewel (Rinchen Ratna Samphel) hat ungefähr 70, die Pille Precious Accumulation (Rinchen Mangjor) hat 40 Komponenten. Viele davon haben ihre eigenen Erfordernisse in der Herstellung, die praktisches Erfahrungswissen erfordert. Natürlich, wenn einer aus eigennützigen Motiven die Wertvollen Pillen fälschen will, dann kann er so viele davon produzieren, wie er wünscht. Aber das endgültige Urteil wird von den Patienten oder Leuten, die die Pille einnehmen, gefällt werden. Die falschen Wertvollen Pillen werden ihre Unwirksamkeit erweisen, wenn man sie einige Male eingenommen hat.

Da es unser hauptsächliches Bestreben ist, das Leiden der Menschen unter Krankheiten zu lindern, stellen wir unsere Arzneien nach den ursprünglichen Rezepturen her. Darüber hinaus arbeitet das Tibetan Medical & Astro. Institute unter dem Patronat Seiner

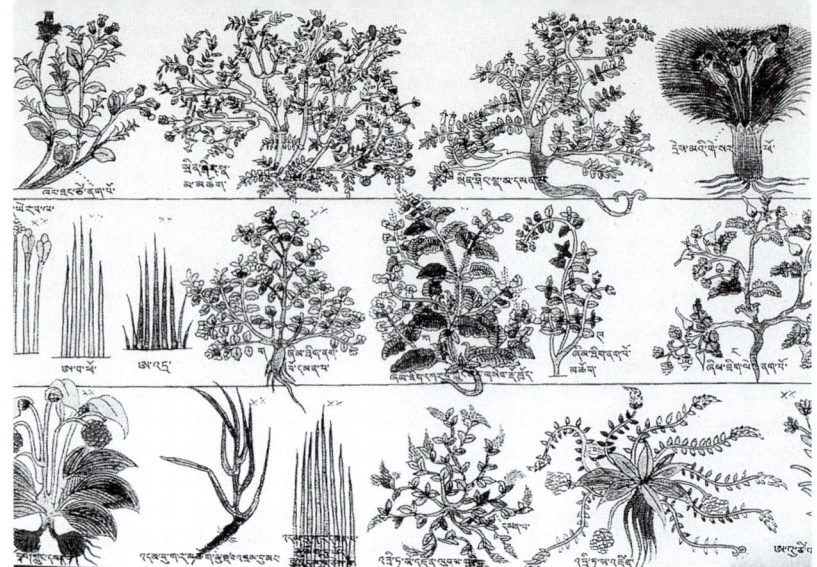

*Ausschnitt aus dem Medizin-Thangka Nr. 26 aus Ulan-Ude mit Arznei-
mittelzutaten. Unterste Reihe, vierte Pflanze von links: Vogelknöterich.*

Heiligkeit des Dalai Lama: Deshalb gibt es keine Chance für einen
Betrug. Auch ist es eine Verletzung der moralischen Gesetze eines
Arztes, die medizinische Überlieferung zu verraten.

Wegen der Schwierigkeiten, gewisse Rohmaterialien zu erhalten,
ist es nicht möglich, die Wertvollen Pillen regelmässig herzustellen.
In diesem Jahr (1995) können wir etwa 270'000 Wertvolle Pillen
produzieren.

Betrachten wir die russische Episode. Nach dem Tschernobyl-
Unglück wurde ich zum Besuch eines Krankenhauses mit 22 Patienten eingeladen, die alle Opfer des Unglücksfalls waren. Sie litten
unter niedrigem Blutdruck, hohem Fieber, Drüsenschwellungen,
Augenjucken, brennenden Gefühlen am ganzen Körper und Knochenschmerzen. Nach Auskunft der Ärzte und der Offiziellen der
russischen Finanz- und Gesundheitsministerien gab es kaum eine
Behandlungsmöglichkeit und nur wenig Hoffnung.

Ich sagte ihnen, dass die Wertvollen Pillen in solchen Fällen die
einzige Antwort seien. Ich informierte sie, dass lange zuvor, im

8. Jahrhundert, in unseren medizinischen Texten bereits Vorher-
sagen gemacht worden seien in bezug auf Komplikationen als Folge
von chemischen, atmosphärischen und Strahlungs-Giften, die ihren
Ursprung in fortgeschrittenen chemischen Industrieanlagen und
fortgeschrittener Technologie haben. Sie waren jedoch ein wenig
skeptisch und äfften mich nach. Wahrscheinlich haben sie mich für
lächerlich gehalten.

Jedenfalls fragte ich die Patienten, was sie wollten, und sie
stimmten alle meiner Behandlung zu. Inmitten des neugierigen Per-
sonals prüfte ich die Pulse der Patienten und gab ihnen normale
Medizin wie Thangchen Nyernga und Trulthang und ausserdem
Wertvolle Pillen wie Mangjor und Dangjor.

Danach reiste ich programmgemäss in die Mongolei ab. Ich ver-
sprach den Patienten, sie wieder zu untersuchen, und bat das Personal, verfügbar zu sein, um den Fortschritt nach meiner Rückkehr zu
bezeugen. Ich kam dann nach 20 Tagen nach Russland zurück. Zu
unserer Freude hörten wir, dass alle Kranken gut auf die Medizin,
die ich ihnen gegeben hatte, reagiert hatten und dass viele nach
Hause geschickt worden waren, nachdem sie sich total erholt hatten,
mit Ausnahme von acht oder neun Patienten, die immer noch da
waren. Ich prüfte die Pulse der übriggebliebenen Patienten und fand
sie viel besser. Sie berichteten, dass die Medizin sich als enorm wohl-
tuend erwiesen hatte, so wie wenn kaltes Wasser über Verbrennun-
gen gegossen wird. Die Medizin normalisierte den Herzrhythmus.
Ihr Fieber, die Drüsenschwellungen, die brennenden Gefühle und
die Knochenschmerzen bildeten sich zurück.

Die Offiziellen, nachdem sie die Gesundung der Patienten gesehen hatten, nahmen mich auf eine Rundreise mit und baten um
Eröffnung eines Hospitals für tibetische Medizin, und dies trotz
ihres früheren Lachens über mich. Sie besprachen mit mir, dass das
Hospital in Tschernobyl gebaut werden sollte. 600'000 Menschen
und auch die Tiere sind von dem nuklearen Gift betroffen worden.

Sie sprachen über ein Krankenhaus mit 500 Betten. Ich erklärte
ihnen die Nutzlosigkeit eines Krankenhauses, ohne die notwendige
Medizin zu haben und dass es wegen der beschränkten Rohmaterialien und des schwierigen Herstellungsprozesses für uns ein Problem
sei, genügend Wertvolle Pillen zu liefern.

Später kam Mr. Lorya Noka, ein Vertreter des russischen Ge-
sundheitsministeriums in das Tibetan Medical & Astro. Institute in
Dharamsala, um einen Vertrag zu entwerfen, demzufolge das Hos-
pital So Rig Dro-wai Nyen benannt werden sollte. Aber wegen des
Fehlens von genügend Arzneipflanzen in der Region wurde das
Krankenhausprojekt bis heute nicht realisiert.

Sie sehen so den Wert der Wertvollen Pillen. Wegen ihrer unglaublichen Wirksamkeit werden diese Pillen ‹wertvoll› genannt. Ich
schätze sie sehr hoch und glaube und vertraue, dass sie der besseren
Gesundheit der folgenden Generationen, die unter chemischer Ver-
schmutzung leiden, dienen werden. Ich kann mich dafür verbürgen,
dass sie einen wohltätigen Nutzen haben und keine Nebenwirkungen. Jedoch sollten die Pillen streng nach den pharmakologischen
Vorschriften hergestellt werden, ohne eine Zutat wegzulassen und
mit exakter Dosierung.

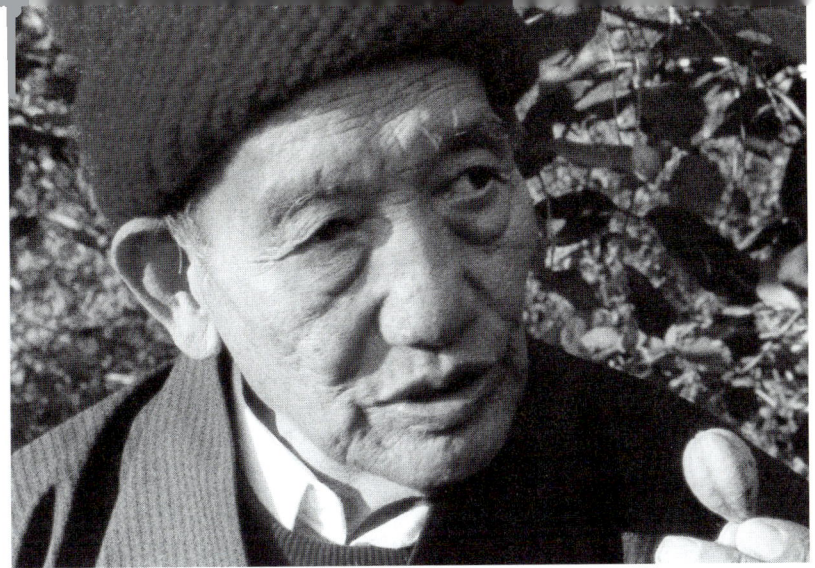

Dr. Tenzin Choedrak zeigt die Königin aller Arzneien, eine Aru-Frucht (Terminalia chebula).

MEINE GESCHICHTE ALS LEIBARZT SEINER HEILIGKEIT

Das Leben des letzen grossen tibetischen Medizinmeisters aus dem alten Tibet.

Ich wurde im Bezirk *Nyenmo* in eine typische Familie der Mittelklasse hineingeboren. Im Alter von 10 Jahren trat ich als Mönchsnovize in das Kloster Nyenmo Chö Di Gompa ein. Dort blieb ich, bis ich 17 wurde. Zu dieser Zeit erfolgte ein Aufruf der Regierung, die Mönche suchte, die sich dem Studium der tibetischen Medizin widmen und Ärzte werden sollten. Dieses Ersuchen erging an alle Klöster, und sie wurden aufgefordert, die intelligentesten Kandidaten nach Lhasa zu schicken. Mein Kloster wählte mich aus, und so reiste ich mit 17 Jahren nach Lhasa, kam in den **Mentsikhang** (das medizinische Institut und Krankenhaus der Regierung) und trat in die Medizinschule **Chagpori** ein. Mein Lehrer wurde der berühmte Meister *Khyenrab Norbu*. Er war schon der persönliche Leibarzt Seiner Heiligkeit des XIII. Dalai Lama gewesen und diente auch dem jetzigen Dalai Lama in dieser Funktion.

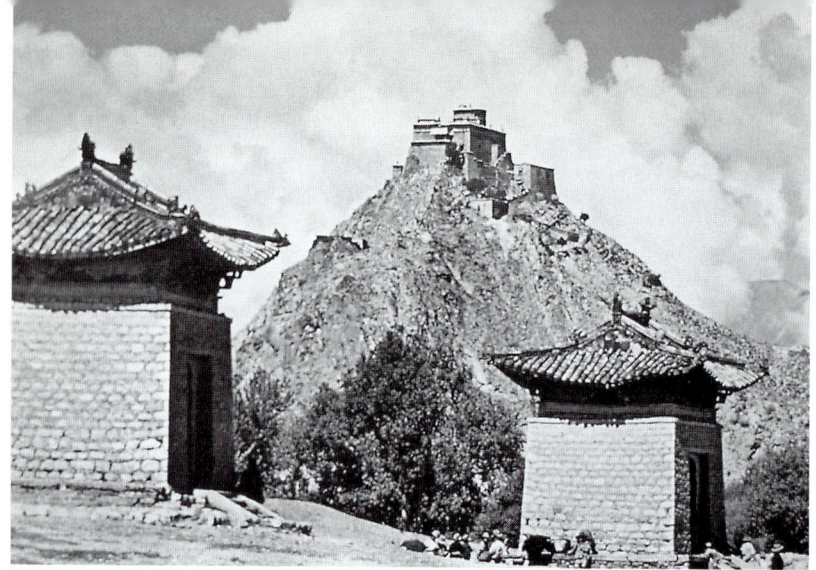

Das erste tibetische Medizinzentrum Chagpori aus dem 17. Jahrhundert auf dem Eisenhügel in Lhasa.

Unser *Studienablauf* war strikt geregelt. Um 4 Uhr früh standen wir auf und lernten bis Sonnenaufgang Medizintexte auswendig. Dann hatten wir eine Stunde, um zu frühstücken und uns auszuruhen. Darauf folgte eine Stunde Vorlesung, und danach hatten wir Texte zu kopieren, um uns im Schreiben zu üben. Nach dem Mittagessen lernten wir wieder auswendig, diesmal den Text, den wir zuvor geschrieben hatten. Dann war wieder für einige Stunden Unterricht, und nach dem Abendessen um etwa 6 Uhr lernten wir – bis spät in die Nacht hinein – wieder Texte auswendig. Ein zentraler Teil des Medizinstudiums bestand tatsächlich darin, nach und nach den gesamten Text aller Bände von Gyüschi, die Vier Tantras der Medizin, auswendig zu lernen. Im Sommer, während des 5., 6. und 7. Monats des tibetischen Kalenders also, gingen wir gewöhnlich auf Exkursionen, um Heilkräuter zu pflücken, die wir später weiterverarbeiten lernten.

Auf diese Weise verbrachte ich meine Studienjahre. Mit 24 bestand ich die Abschlussprüfung. Danach wurde ich zum Pharmakologen und später zum Chefapotheker des Kollegs berufen. Diese

Position entspricht der eines Direktors, und nur die besten Absolventen werden in eine derart verantwortungsvolle Position berufen. Während ich meiner Tätigkeit nachging, studierte ich nebenbei die klassischen Medizintexte weiter. Im Alter von 25 Jahren begann ich dann tatsächlich als Arzt zu arbeiten. Die Mutter Seiner Heiligkeit des Dalai Lama war krank geworden, und man sandte mich nach Kalimpong in Indien, um sie zu behandeln. Nachdem es ihr wieder besser ging, kehrte ich zurück zum Mentsikhang. Nebenbei verfolgte ich meine Studien weiter.

Im Jahre 1954 verstarb der bisherige Leibarzt Seiner Heiligkeit, mein verehrter Lehrer Khyenrab Norbu. Ich war zu dieser Zeit 32 Jahre alt, hatte sämtliche Abschlussexamen mit Auszeichnung bestanden und trug mich mit dem Gedanken, in mein Kloster zurückzukehren. Da ich meine Prüfungen jedoch mit so hoher Auszeichnung bestanden hatte, kam ich in die engere Auswahl für die Position des *Leibarztes Seiner Heiligkeit* und wurde tatsächlich in dieses hohe und verantwortungsvolle Amt berufen. Bevor ich es antrat, machte ich noch eine Pilgerreise nach Indien, um die heiligen Orte des Buddhismus, die Wirkstätten Buddhas, zu besuchen. Im Jahre 1956 begann ich dann, Seiner Heiligkeit als Leibarzt zu dienen. Diese Tätigkeit konnte ich mit seinem Segen bis zum Jahre 1959 ausüben. Dieses Schicksalsjahr allerdings sollte unser aller Leben radikal verändern. Und auch meine persönliche Geschichte nahm nun einen ganz anderen Verlauf.

Schon 1949 waren Chinesen nach Tibet einmarschiert. Damals sagten sie den Tibetern, sie seien als Freunde gekommen und wollten sie bei der Entwicklung der tibetischen Nation unterstützen. Sie versicherten, Glück und Wohlstand für die Tibeter im Sinn zu haben und nur helfen zu wollen. Nachdem in Chamdo bereits Kämpfe ausgebrochen waren, kamen die Chinesen nach Zentraltibet. Immer wieder beteuerten sie, dass sie, sobald Wohlstand eingekehrt sei, Tibet sofort verlassen würden. Die tibetische Regierung wurde gezwungen, das sogenannte 17-Punkte-Abkommen mit den Chinesen zu unterzeichnen. Dann marschierten sie massiv in Tibet ein.

Seine Heiligkeit befand sich zu dieser Zeit gerade auf dem Rückweg von Kalimpong. Als er ankam, versuchte er sofort, mit den Chinesen zu reden. Auch ihm erklärten sie, dass sie nur gekommen seien, um den Tibetern beim Aufbau ihrer Nation zu helfen, und sobald der Wohlstand eingekehrt sei, würden sie augenblicklich das Land verlassen, selbst wenn man sie zum Bleiben auffordern sollte. Leichtgläubig und vertrauensvoll, wie wir Tibeter nun einmal waren, glaubten wir ihren Beteuerungen und halfen ihnen auch noch beim Strassenbau. Wir boten alle Kräfte auf, um die Chinesen bei ihrer ‹Entwicklungsarbeit› zu unterstützen. Auf diese Weise führten die Chinesen die Tibeter bis zum Jahre 1956 an der Nase herum. Seine Heiligkeit der Dalai Lama war damals noch sehr jung und überzeugt davon, dass man sich den Chinesen gegenüber am besten freundlich und hilfsbereit verhalten solle. Er dankte ihnen und sagte, dass es sehr gut sei, wenn sie Strassen bauten und bei der Entwicklung der Nation mitarbeiteten. Wenn es erst Strassen gab, so dachte er, könnte man endlich auch Schulen und andere notwendige Einrichtungen bauen.

Ab dem Jahr 1956 begannen die Chinesen dann allerdings, ihr wahres Gesicht und ihre eigentlichen Absichten zu zeigen. Die Zustände wurden immer schlimmer, zuerst in Osttibet, in Kham und Amdo. Dort formierte sich sogar eine tibetische Widerstandsgruppe, die Chushi Gangdruk, die auch Seine Heiligkeit darauf aufmerksam machte, dass es durchaus nicht Absicht der Chinesen sei, die Lage Tibets und des tibetischen Volkes zu verbessern, wie ihre Propaganda uns glauben machen wollte. Vielmehr wollten sie Tibet um ihres eigenen Gewinns willen ausbeuten und industrialisieren. Sie beschimpften unsere Religion und säten Zwietracht unter das Volk. Die Widerstandsgruppe wollte bewaffneten, gewaltsamen Widerstand leisten. Seine Heiligkeit beschwor sie jedoch, von jeder Gewalt

Abstand zu nehmen, da die Tibeter ein friedliebendes Volk seien und auch unsere Religion uns auffordere, stets eine friedliche Lösung zu suchen.

Obwohl Seine Heiligkeit alles tat, um die Sache friedlich zu regeln, wurde der Terror der Chinesen langsam so unerträglich, dass 1959 schliesslich in Lhasa ein Aufstand ausbrach. Die Chinesen verhafteten viele Tibeter und folterten sie. Nun wurde klar, dass sie uns von Anfang an nur belogen hatten, und wir waren gezwungen, sie daran zu erinnern, dass Tibet eine unabhängige Nation war. Das Volk von Zentraltibet schloss sich jetzt dem Widerstand in Kham an und rebellierte gegen die Besetzer. Schliesslich kulminierte der Aufruhr beim Norbulingka, dem Sommerpalast der Dalai Lamas. Seine Heiligkeit mahnte sein Volk weiter eindringlich, sich nicht zu Gewalt hinreissen zu lassen. Die Chinesen seien ein sehr starkes Volk mit vielen Soldaten und starken Waffen, während die Tibeter im Umgang mit Waffen ganz und gar ungeübt seien. Unsere einzige Chance bestünde also in friedlichen Verhandlungen.

Es wurde auch die Entsendung von Unterhändlern angeboten. Die Chinesen bestanden aber stur darauf, nur mit dem Dalai Lama persönlich verhandeln zu wollen. Jetzt wurde klar, dass Seine Heiligkeit unbedingt fliehen musste, denn einmal in ihrer Gewalt, hätten die Chinesen ihn niemals wieder gehen lassen. Mit dem Dalai Lama würden auch viele andere einflussreiche Beamte fliehen müssen. Es hiess also, sehr umsichtig zu Werke zu gehen, damit niemand Verdacht schöpfte. Als Leibarzt Seiner Heiligkeit hielt auch ich selbst mich im Norbulingka auf. Wir hatten den Chinesen eine Protestnote übergeben, die besagte, dass wir Tsampa (geröstetes Gerstenmehl) und nicht Reis ässen, dass wir Tibeter seien und nicht Chinesen.

Am siebten Tag des zweiten Monats des **tibetischen Mondkalenders** schliesslich floh Seine Heiligkeit heimlich aus dem Palast. Die Chinesen sandten Flugzeuge und feuerten mit Kanonen

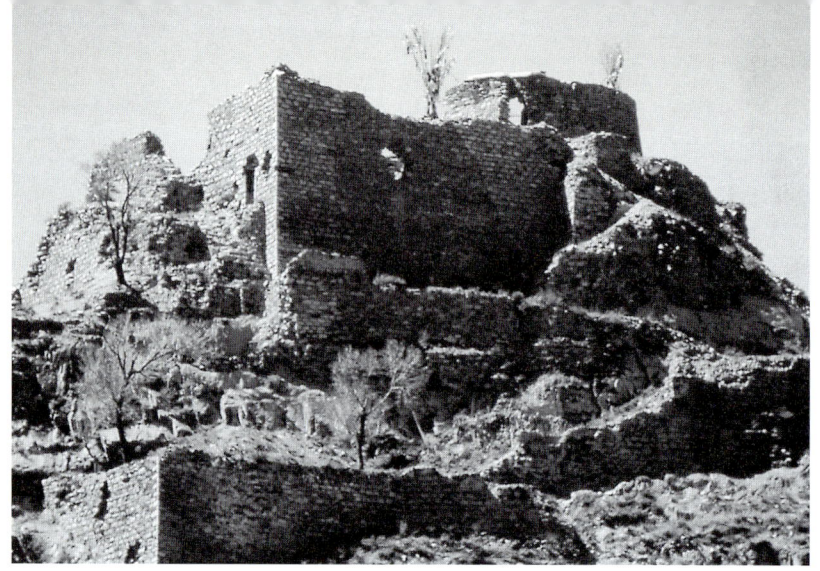

Die Medizinschule Chagpori nach der Zerstörung durch die Chinesen.

auf uns. Die Tibeter, die derartigen Waffen nichts entgegenzusetzen hatten, übten aus religiöser Überzeugung keine Vergeltung. Die Chinesen beschossen den Teil des Palasts, in dem Seine Heiligkeit normalerweise wohnte – dass er schon geflüchtet war, wussten sie noch nicht – und legten mit ihren Kanonen auch den Chagpori, meine geliebte Medizinschule, in Schutt und Asche. Die Chinesen schlachteten die Einwohner Lhasas reihenweise ab, und ein Kugelhagel ging auf die Stadt nieder. Überall lagen tote Körper. Nach diesem furchtbaren Massaker, dem mehrere tausend Menschen zum Opfer fielen, logen die Chinesen die Welt an und behaupteten, der Dalai Lama habe in Tibet bleiben wollen, die Aufständischen jedoch hätten ihn entführt und gegen seinen Willen ausser Landes gebracht.

Dann wurden alle einflussreichen Tibeter, derer sie noch habhaft werden konnten, eingesperrt, damit wir, wie sie sagten, keinen weiteren Aufstand anzetteln könnten. Man brachte uns ins Choe-Jigod-Gefängnis in Lhasa. In und um Lhasa gab es keine Männer mehr. Entweder waren sie getötet worden, geflohen oder verhaftet. Seine

Heiligkeit jedoch war bereits sicher im indischen Exil. Tibet war also ohne innere und äussere Führung, und die Chinesen machten, was sie wollten. Sie logen der Aussenwelt vor, wir Gefangenen würden umerzogen und ausgebildet. Statt dessen legten sie uns alle in Ketten. Dann wurden wir verhört. Ich machte nur Aussagen über meine Person. Sie behaupteten, ich würde mit Seiner Heiligkeit in Verbindung stehen und wollten alles über ihn wissen: Mit wem er wann worüber verhandelt hatte und so weiter. Da ich damals nach Indien gegangen war, um seine Mutter zu behandeln, beschuldigten die Chinesen mich der Spionage und der Verbindung zu konterrevolutionären Kräften in Tibet. Sie wollten unbedingt etwas in die Hand bekommen, was sich gegen Seine Heiligkeit verwenden liesse. Ich beteuerte immer wieder, nichts zu wissen, da ich kein Aristokrat sei und Seine Heiligkeit immer nur gesehen hätte, wenn ich seinen Puls nahm, und dass er bei diesen Anlässen niemals mit mir über Politik gesprochen habe. Sie insistierten, dass Seine Heiligkeit ein schlechter und verdorbener Mensch sei und wollten ihn unbedingt verleumden.

Allmählich wurden die Verhöre schlimmer und grausamer. Als ich wieder einmal beteuerte, nichts zu wissen, banden sie mich an einen Pfosten und sagten den 27 anderen Gefangenen im Raum, dass ich der Leibarzt Seiner Heiligkeit sei, dass ich damals in Indien spioniert habe und dass ich nur in Tibet zurückgeblieben sei, um zu spionieren. Sie logen auch, ich sei in Kalkutta zum Nachrichtenagenten ausgebildet worden, eine lächerliche Anschuldigung. Dann zogen sie über Seine Heiligkeit her, dass er falsch und korrupt sei, dass er sein Volk bestohlen habe, dass er seine Mönchsgelübde brechen würde und so weiter. Dann wieder sagten sie, ich sei hartnäckig und unverbesserlich und meine Mitgefangenen sollten mich nun zum Reden bringen. Wenn es ihnen gelänge, mich zu überzeugen und zur Mitarbeit zu bewegen, könnten sie sich die Liebe und den Respekt der chinesischen Regierung verdienen, wenn nicht, würden sie schwer bestraft, denn dann sei klar, dass sie mit mir unter einer

Decke steckten. Bei allem, was dann geschah, trifft meine Mitgefangenen keinerlei Schuld.

Nun folgte ein sogenanntes *Thamzing* (kommunistische Anklageversammlung). Es waren etwa 24 chinesische Beamte anwesend. Sie sagten den Mitgefangenen, dass sie mir helfen sollten, zu bekennen. Sie sagten, ich würde auf jeden Fall sterben und wolle trotzdem nicht kooperieren und zugeben, was ich getan hätte. Nun sollten meine Mitgefangenen mich überzeugen, damit es ihnen nicht ähnlich erginge, und wurden gezwungen, mit Fäusten auf mich einzuprügeln. Da ich nichts zu bekennen hatte, setzten sie diese Art von Verhör über viele Tage fort. Sie konnten mir aber keine Beschuldigungen Seiner Heiligkeit abpressen. Schliesslich sagten sie, mein Denken sei reaktionär und unbelehrbar und wenn ich jetzt nicht endlich redete, würde ich meinen letzten Atemzug tun. Dann wendeten sie sich an die anderen Gefangenen und versprachen ihnen sofortige Entlassung und eine glänzende Zukunft, wenn sie mit ihnen zusammenarbeiten und mich zum Reden bringen würden. Ansonsten müssten sie mit mir zusammen sterben. Meine Mitgefangenen begannen mich wieder zu schlagen und versuchten mich davon zu überzeugen, dass ich mich doch den Chinesen fügen solle, doch ich tat es nicht. Die Chinesen banden mich an ein Kreuz, fesselten mich, und die anderen mussten mit ihren Schuhen auf mich einschlagen. Am schlimmsten waren die Schuhe mit harter Gummisohle. Mein ganzer Körper war blau und geschwollen. Dann beschimpften die Chinesen meine Mitgefangenen und sagten, dass sie wohl mit mir unter einer Decke steckten, da sie mich nicht hart genug bestraften. Sie schlugen und folterten mich aus Leibeskräften. Schliesslich verlor ich das Bewusstsein. Sie warfen mich einige Tage in die Arrestzelle und forderten mich auf, die Sache noch einmal zu überdenken. Sie versprachen, mich am Leben zu lassen und für eine gute Zukunft zu sorgen, ich müsse nur die Anschuldigungen gegen Seine Heiligkeit bestätigen. Danach veranstalteten sie ein zweites Thamzing. Seit der ersten Folter waren nur etwa 20 Tage vergangen.

Danach war mein ganzer Körper geschwollen, und ich hatte kein Gefühl mehr in meinem Gesicht. Dann warfen sie mich wieder in Arrest, und ein chinesischer Arzt kam, der mich behandeln sollte. Er sagte, mein Denken sei reaktionär und ich hätte mit meiner Unbelehrbarkeit die Chinesen herausgefordert, also würde ich sterben und auch er könne mir nicht helfen. Schliesslich sagte er noch, dass es gegen die Politik der Volksbefreiungsarmee und der Regierung sei, Häftlinge zu foltern, und forderte meine Mitgefangenen auf, mich endlich zur Besinnung zu bringen, sonst würden sie schwer bestraft. Wenn ich gestorben wäre, hätte man ihnen die Schuld gegeben und die Beamten nicht belangen können.

Später brachten sie mich in ein anderes Gefängnis, wo sie mir Fussfesseln mit einer schweren Eisenkugel und Handschellen anlegten. Die Fussfesseln wogen etwa siebeneinhalb Kilo, und die Handschellen waren aus scharfem vierkantigem Stahl. Sechs Monate trug ich diese Fesseln ununterbrochen. Nachts starben mir Hände und Füsse ab.

Da ich als unverbesserlicher Gefangener mit reaktionärer unbelehrbarer Denkweise eingestuft wurde, transportierte man mich schliesslich nach China ab. Dort blieb ich drei Jahre in Haft. Sie gaben uns so wenig zu essen, dass meine Gesundheit von Tag zu Tag schlechter wurde. Meine Haare begannen auszufallen, und ich war kaum mehr in der Lage, auch nur einen Fuss zu heben. Dann reduzierten sie auch diese geringen Essensrationen noch. Die meisten meiner Mitgefangenen, wir waren etwa 70, starben an Hunger. Nur etwa 20 überlebten. Wir waren so von Hunger geschwächt, dass unsere Köpfe zu schwer für unsere Körper wurden und wir nicht mehr den Kopf heben konnten. Wir assen, was wir fanden, manchmal kauten wir sogar vom Wind angewehte Blätter. Wir alle blieben drei Jahre unter diesen Umständen in China gefangen. Von etwa 800 Gefangenen überlebten nur 60, von 305 Gefangenen aus Amdo überlebten nur 2, und von 70 Gefangenen aus anderen Regionen Tibets überlebten 20 – alle anderen verhungerten.

Nach drei Jahren brachte man uns wieder nach Lhasa ins Drapchi-Gefängnis, danach an einen anderen Ort, etwa 12 Tagesreisen von Lhasa entfernt. Es überlebten nur drei von uns, da wir auch dort kaum etwas zu essen bekamen. Insgesamt verbrachte ich 17 Jahre in Gefangenschaft. Sechs Jahre arbeitete ich in einem Steinbruch.

Die Chinesen erzählten uns Gefangenen, dass die Kulturrevolution alle Tibeter glücklich und erfolgreich gemacht habe. Alles nur Lügen, um uns zu täuschen. In Wirklichkeit zerstörten sie bis 1967 fast alle Klöster. Sie sagten, dass es ein neues Bewusstsein gebe, eine neue Kultur nach den Ideen Mao Tse Tungs. Dieses neue Bewusstsein bedeutete, dass alle alten Denkweisen verworfen werden mussten. Die neue Kultur verlangte das Ausmerzen der einheimischen Kultur. Sie plünderten jede Familie aus, beschlagnahmten das gesamte persönliche Vermögen bis hin zum Schmuck der Frauen. Dann transportierten sie auch noch die Haus- und Arbeitstiere ab. Die Bauern wurden zu Schwerstarbeit gezwungen und mussten die gesamte Jahresernte abliefern. Nur insgesamt 14 Kilo Getreide durften sie für die Ernährung ihrer ganzen Familie behalten. Die Chinesen sammelten alles ein, sogar die Möbel. Ein ganzes Volk wurde in die Armut getrieben. 14 Kilo Getreide reichten nicht aus, um eine ganze Familie ein Jahr lang zu ernähren. Die Verzweiflung war gross. Manche entschlossen sich, ihr Blut zu verkaufen, andere stiegen in die Berge und sammelten Pflanzen, die sie ihren Kindern zu essen gaben. In Lhasa gab es ein Armeelager, wo die Chinesen ihre Essensreste den Schweinen vorwarfen. Manche Tibeter waren so verzweifelt, dass sie den Schweinen das Futter streitig machten.

Und dann die Klöster … Die Chinesen zerstörten gegen 6000 Klöster. Allein aus dem Kloster *Ganden* transportierten sie 80

Lastwagen-Ladungen an Reliquien und wertvollen religiösen Gerätschaften ab.

Und immer noch erzählten die Wärter uns, die Tibeter seien jetzt von den alten Unterdrückern und Ausbeutern befreit und endlich glücklich. Die Gesichter der wenigen Besucher, die zu uns Gefangenen vorgelassen wurden, meist Familienangehörige, sprachen eine andere Sprache. Sie waren blass, ausgezehrt und von aschgrauer Farbe. Auch sie wurden noch gezwungen, Druck auf uns auszuüben und uns zum Einlenken zu bewegen. Sie selbst waren jedoch ein Bild des Jammers. Einmal liess ich mich zu einer Bemerkung hinreissen. Sie kam einem Aufseher zu Ohren, und ich wurde streng gefoltert, weil ich gesagt hatte: «Das Volk lebt angeblich ein glückliches und erfolgreiches Leben, aber an ihren aschgrauen Gesichtern kann man leicht ablesen, wie es wirklich um es steht.»

Nach so vielen Jahren im Gefängnis erfuhr ich nun allmählich, welche Tragödie sich in Tibet wirklich abspielte. Alle Tiere wurden systematisch bejagt und ausgerottet, sogar die Wildtiere wie Tiger, Berglöwen, Bären, Antilopen, Wildschafe und Wildesel. Alle Fische wurden gefangen und die Tiere aus den nördlichen Regionen wie Wildyaks, Wildesel und Büffel gejagt. Alle Klöster waren zerstört und alle Besitztümer des tibetischen Volkes enteignet worden. Sogar die Mineralien wurden ausgegraben und die Bäume gefällt und nach China verfrachtet. Tibet war völlig ausgeplündert. Nichts war unserem Volk geblieben. Diese Nachrichten liessen mich beinahe verzweifeln. Besonders nachts fühlte ich mich geistig niedergeschlagen und verwirrt. In meinem Heimatbezirk Nyenmo waren fast alle hingerichtet worden. Der ganze Landstrich war regelrecht entvölkert. Nahezu niemand war verschont worden.

Während der Kulturrevolution hielten sie jeden Sonntag sogenannte ‹Anklage-Versammlungen› oder Thamzings ab. Dort wurden wir ‹kritisiert›: «Er schaut zum Himmel, was beweist, dass seine Denkweise noch immer die alte ist; am Morgen setzt er sich wie ein Buddha hin …» Sie beschimpften uns und sagten, diese Dinge seien nicht erlaubt, weil sie von einer unbelehrbaren reaktionären Gesinnung zeugten. Während der Kulturrevolution wurden wir ständig geschlagen und gefoltert, ab 1970 wurde es etwas besser. Nach dem Tode Mao Tse Tungs wurde die Situation dann noch einmal etwas leichter. Es gab kleine Veränderungen.

In unserem Gefängnis zum Beispiel kamen zwei hohe Beamte zu mir, um sich den Puls fühlen zu lassen. Sie sagten, sie hätten sowohl moderne als auch traditionelle Ärzte in China konsultiert und sich verschiedenen Behandlungen unterzogen, ihre gesundheitlichen Probleme seien sie jedoch nicht losgeworden. Nun wollten sie meine Meinung wissen. Ich prüfte ihren Puls ohne jeglichen bösen Willen in meinem Herzen und ohne Hass. Ich teilte ihnen meine Diagnose mit und verschrieb ihnen einige Medikamente, worauf es beiden bald viel besser ging. Sie sagten nun, dass ich die chinesische Reform sehr gut verstanden hätte und, weil ich ihnen gegenüber keine Rachegefühle hegte, ein sehr guter Mensch sei. Sie gaben mir mehr persönliche Freiheit. Sonntags durfte ich nun nach Lhasa gehen, an den anderen Tagen jedoch musste ich im Gefängnis bleiben und die Kranken dort behandeln. Aufgrund meiner Behandlung genasen viele, und ich wurde sehr gelobt. Doch erst 1977 wurde ich aus der Haft entlassen.

Nach meiner Entlassung wollte ich in meine Familiengemeinschaft zurückkehren. Meine Eltern waren aber inzwischen gestorben, ebenso mein Onkel und die meisten meiner anderen Verwandten. Ungefähr 1,2 Millionen Tibeter hatten die schlimmen Jahre nicht überlebt. Entweder waren sie exekutiert bzw. zu Tode gefoltert worden, oder sie waren verhungert. Es war so schlimm, dass Leute ihren Angehörigen im Gefängnis eine Botschaft sandten, sie sollten nicht heimkommen, weil es für sie nichts zu essen gebe. Sie sollten doch lieber im Gefängnis bleiben. Die Chinesen hätten sie bis jetzt gefangen gehalten, also sollten sie sich auch weiterhin um sie kümmern.

Ich ging dennoch zurück, war aber sehr einsam, obwohl ich jetzt in meiner Heimatstadt war. 1979 kam dann Lobsang Samten, ein Bruder Seiner Heiligkeit, nach Tibet und bat um Erlaubnis, mich nach Indien mitnehmen zu dürfen, da die Mutter Seiner Heiligkeit mich dringend zu sehen wünsche. Sonst wäre es schwierig gewesen zu entkommen, da die Chinesen viele Agenten auf mich angesetzt hatten. So allerdings gelang es mir glücklicherweise, im Jahre 1980 nach Indien zu kommen. Danach wurde für mich persönlich alles besser, und ich habe nicht mehr viel zu berichten.

Die Chinesen hatten unser altes kulturelles Erbe zerstört. Es gab fast keine Ärzte mehr. Alle aus unserer Generation wurden inhaftiert, weil sie, wie die Chinesen sich ausdrückten, ‹Hindernisse für den grossen Sprung nach vorn› waren. Die meisten kamen im Gefängnis um, darunter alle alten, weisen Meister, nur Leute der jüngeren Generation überlebten.

Ich denke, es war sehr gut, kurz über die Wahrheit der Vergangenheit berichtet zu haben.

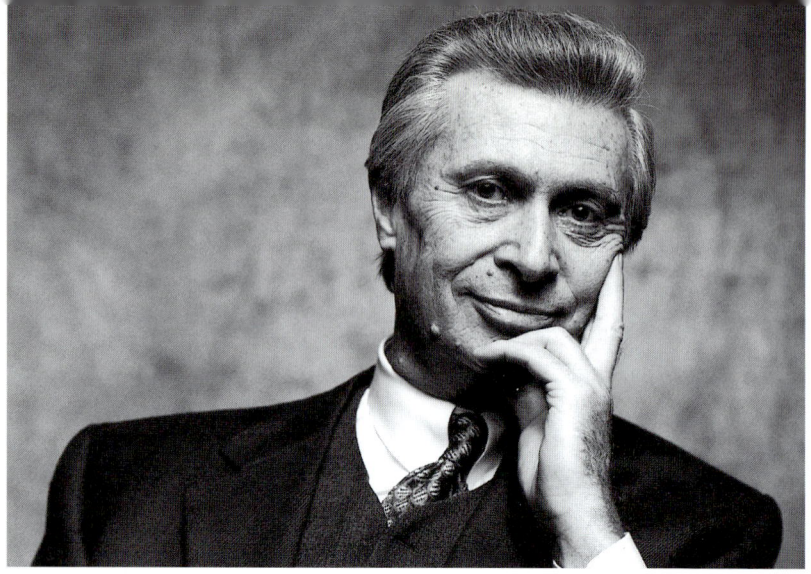

Dr. med. Egbert Asshauer, Internist und Akupunkteur in Hamburg.

MYTHOS UND REALITÄT

Die Begegnung eines deutschen Arztes mit der tibetischen Medizin.

Es war kurz nach der chinesischen Kulturrevolution in Ulan Bator. Ich kam aus China, stand zum ersten Mal in einem buddhistischen Tempel und war schockiert: Eine düstere, verräucherte Gebetshalle, grimmig blickende Götzenbilder an den Wänden, schleppender brummender Gesang der ausgemergelten Mönche, welche lange Verfolgung überlebt hatten. Plötzlich war der Raum erfüllt von schaurigen Tönen, welche einige Mönche riesigen Hörnern und Muscheln entlockten. War es vielleicht doch recht gewesen, solch schrecklichen Götzendienst zu verbieten?

Und dann las ich Übersetzungen des *Gyüschi*, des Hauptwerkes der tibetischen Medizin. Und wieder war ich entsetzt: Sollte man das ernst nehmen? Stand das nicht dem Dämonenglauben und der Magie längst vergangener Zeiten näher als unserer wissenschaftlichen Medizin?

Eines Tages, viele Jahre später, war es soweit. Ich stand ihm gegenüber, dem Gottkönig, wie ihn unsere Medien nannten, dem Dalai Lama – und ich war hingerissen. Die tibetischen Wunderheiler im indischen Dharamsala, über die zwei ‹Stern›-Journalisten und ich berichten sollten, entpuppten sich gar als seriöse Ärzte. Ich sass in ihren Sprechstunden und liess mir jedes Wort übersetzen, das gesprochen wurde. Allmählich begriff ich, dass ich es hier mit einem anderen System zu tun hatte, mit dem man, verstand man nur damit umzugehen, im ärztlichen Alltag genauso viel bewirken konnte wie mit unserer Medizin.

Freilich blieb vieles zunächst fremd. Die tiefe Gläubigkeit der Menschen dort, die magisch anmutenden Riten während einer Behandlung, die Kräuterpillen mit ihren vielen Bestandteilen mit harmlos klingenden botanischen Namen. Und doch, eines Tages streckte mein schulmedizinischer Verstand die Waffen vor dieser zwar sehr fremden, aber doch durchaus realen und pragmatischen Welt. Auch das buddhistische Denken, die buddhistische Philosophie erschloss sich mir allmählich und blieb kein Buch mit sieben Siegeln. Doch das war erst Jahre später.

Ehe ich Dharamsala damals verliess, machte ich die Nagelprobe. Ich liess meinen Puls testen. Damals nahm ich Pillen gegen hohen Blutdruck ein, hatte ein langwieriges Leberproblem nach einer Gelbsucht, trank als Spannungslöser zuviel Alkohol und belastete damit meine Leber weiter. Die Gallenblase war entfernt, und ich wurde seit Jahren von Nierensteinen geplagt.

Dr. Choedrak, der Leibarzt des Dalai Lama, tastete meinen Puls ziemlich lange, länger als üblich. Dann meinte er: «Ihre Leber ist sehr angegriffen, haben Sie einmal eine Hepatitis gehabt? Die Galle ist sehr schwach, auch die Niere. Eine Störung des Blutdruckes kann ich im Moment nicht feststellen (er wusste, dass ich Pillen nahm). Nehmen Sie hier diese Medizin für die Nieren für einen Monat und wegen des Blutdrucks eine Juwelenpille alle 14 Tage.»

Dann liess ich mir an einem anderen Tag von Dr. Lobsang Dolma den Puls tasten, einer inzwischen verstorbenen, damals weithin berühmten Ärztin. Sie meinte: «Ihre Leber ist sehr schwach. Zwei von den fünf verschiedenen Winden sind nicht in Ordnung, nämlich die Winde, welche die Verdauung und die Hirndurchblutung regulieren. Dadurch kommt es zu Störungen in der Hirndurchblutung. Auch die Niere ist schwach, es bilden sich dort Sedimente. Haben Sie Rückenschmerzen?» Ich verneinte, bekam sie aber zwei Tage später. Sie sagte weiter: «Nehmen Sie diese Pillen für drei Monate; wenn sie helfen sollen, müssen Sie aber daran glauben.»

Wieder einige Tage später wurde ich in Delhi zu einem Unani-Mediziner gebracht, einem blinden, über hundert Jahre alten islamischen Arzt. Er fragte mich nichts, sondern tastete nur den Puls und sagte dann: «Sie haben eine sehr schwache Leber und eine schwache Niere. Zeitweise ist in Ihnen auch zuviel Spannung, Sie leiden auch jetzt darunter.» Und das stimmte sicher für die Vergangenheit und auch für den Zeitpunkt der Untersuchung nach vier Wochen anstrengender Arbeit mit den tibetischen Ärzten.

Alle drei Untersucher hatten das Leber- und Nierenproblem erfasst, wobei ich damals nicht wusste, dass die Nierenschwäche unabhängig von den Steinen besteht. Mit Laboruntersuchungen hätte man damals nichts feststellen können. Zwei Ärzte hatten auch das Blutdruckproblem eingekreist, denn Durchblutungsstörungen (damals gelegentlicher Schwindel) und Spannungen sind Teilaspekte des Problems. Ich war zufrieden.

Später ordinierte Dr. Choedrak in Hamburg in meiner Praxis. Einige der Patienten, meistens Buddhisten, waren mir bekannt. Dr. Choedrak diagnostizierte in wenigen Minuten, was ich in langen Gesprächen und mehr oder weniger kostspieligen Untersuchungen auch festgestellt hatte. Ich denke besonders an einen Journalisten, den ich hingebeten hatte und den ich vorher auf seinen Wunsch hin völlig durchuntersucht hatte. Er war immer müde, hatte Kopfschmerzen, wurde leicht schwindlig und klagte über unbestimmte Bauchbeschwerden. Seine Leber war leicht geschwollen und entzündet, der Fettspiegel war zu hoch. Er war ständig gestresst und trank zuviel Alkohol.

Dr. Choedrak tastete für etwa eine Minute die Pulse und meinte dann: «Ihr Hauptproblem ist eine kranke Leber, die zu einer schweren Störung in der Verdauung Ihrer Nahrung führt. Der Leberwind ist nicht in Ordnung. Haben Sie Schwindel und Kopfschmerzen? Wahrscheinlich haben Sie viel Luft im Bauch und sind verstopft. Haben Sie bitteren Geschmack im Mund? Sind Sie oft müde und unkonzentriert? Trinken Sie zuviel Alkohol? Ausserdem haben Sie unreines Blut. Deswegen sollten Sie zu fette Speisen, zuviel Fleisch und Butter, natürlich auch Alkohol meiden.»

Der Journalist war verblüfft, bejahte alle Fragen und zog sich, nachdem er Pillen erhalten hatte, wortlos zurück. Wahrscheinlich bereute er im Nachhinein, meine Rechnung schon bezahlt zu haben.

Der tibetische Arzt erfasst nicht nur Störungen der S ä f t e mit der Pulstastung, sondern kann auch die fünf Elemente beurteilen, die alle eine Beziehung zu bestimmten Organen haben. Er unterscheidet Hitze- und Kälte-Pulse und differenziert zwischen den Körperabschnitten oberhalb des Herzens einschliesslich der Haut, zwischen Herz und Nieren einschliesslich der Muskeln und des Blutes und unterhalb der Nieren einschliesslich der Knochen. Ausserdem gibt es zahlreiche spezielle Pulse für bestimmte Leiden, akute und chronische Krankheiten können unterschieden werden, und selbst der Einfluss böser Geister ist für den tibetischen Arzt erkennbar.

Nun sind zweifellos nicht alle tibetischen Ärzte solche Meister der Pulsdiagnose, aber ganz sicher kann man mit der Pulstastung im ärztlichen Alltag viele der Krankheiten diagnostizieren, die auch uns in unseren Praxen beschäftigen. Eine billige Diagnostik, die sich natürlich besonders für die Untersuchung der Kranken in der 3. Welt anbietet, wo ohnehin teure Apparate und Labore nicht zur Verfügung stehen.

Im Westen kann man die Pulsdiagnose sicher anwenden, aber es wäre aus medizinischen und aus rechtlichen Gründen nicht ratsam, sich allein darauf zu verlassen. Dazu sind die medizintheoretischen Grundlagen zu verschieden. Manche, aber bei weitem nicht alle Begriffe der tibetischen Medizin lassen sich in westliche Terminologie übersetzen. Das trifft neben chirurgischen Fällen besonders auf Krankheiten aus dem Bereich der inneren Medizin, der Neurologie und Psychiatrie zu.

Man kann es nicht oft genug betonen, dass die Terminologie der tibetischen Medizin der unsrigen kaum je entspricht. In der tibetischen Medizin werden die verschiedenen Symptome des Kranken mit Änderungen der Pulsqualitäten und Verschiebungen im Gleichgewicht der ‹Säfte› zu Krankheitseinheiten zusammengefasst, die keine Entsprechung in der westlichen Medizin haben. Das gilt auch für scheinbar so eindeutige Begriffe wie Krankheiten der Nerven, der Augen oder Tumore und in ganz besonders eklatanter Weise für die karmisch verursachten Störungen. Wenn tibetische Ärzte in Vorträgen und Büchern von Diabetes sprechen, von Tuberkulose oder von einer Stoffwechselstörung, dann ist das bereits eine Übernahme westlicher Terminologie, die keine Entsprechung in der tibetischen Medizinlehre hat.

Ein Beispiel sind die Fieber-Krankheiten, die hier für andere Krankheitsbegriffe der Tibeter stehen sollen: Es gibt ein allgemeines Fieber, das am ehesten unserem Begriff entspricht. Dann ein unreines Fieber, ein voll entwickeltes Fieber, ein Fieber, das beschrieben wird als: Punkt des Wiedereinschmelzens von dem, was schon gefroren war. Es gibt ein leeres Fieber – eine Windstörung –, ein verstecktes Fieber – Wind und Schleim wirken zusammen –, ein chronisches Fieber, bei dem brauner Schleim und eine Vergiftung eine Rolle spielen. Bei einem anderen Fieber spielt eine Störung der Lymphe eine Rolle, eines breitet sich durch den ganzen Körper aus, eines entsteht durch vermehrte Bluthitze: Insgesamt gibt es elf verschiedene Fieber-Krankheiten, die alle gemeint sein können, wenn ein tibetischer Arzt vor einem westlichen Patienten oder einer westlichen Zuhörerschaft von ‹Fieber› spricht.

Es ist also problematisch, sich bei Organkrankheiten generell, bei Erkrankungen der Hormondrüsen, bei Infektionskrankheiten, bei allen Fällen, bei denen ein Verdacht auf eine bösartige Erkrankung besteht, und anderen mehr, nur auf die Pulsdiagnose zu verlassen. Auf Laboruntersuchungen und Medizintechnik kann und darf ich hier nicht verzichten. Bei uns wäre das rechtlich unzulässig. Im übrigen verlangen unsere Patienten, auch solche, die allopathische Medikamente ablehnen, zumindest vom Arzt – nicht aber vom Heilpraktiker – eine Untersuchung nach westlichem Standard. Hier stehen uns ausserdem besser wirksame und besser dosierbare Medikamente zur Verfügung als die tibetischen Kräuterpillen, wenn nicht gar eine Operation in Betracht kommt, die zu unterlassen tödlich sein könnte.

Nehmen wir dazu ein Beispiel: Ein etwa 50jähriger Patient klagt, dass er seit dem Morgen starken Schwindel und Kopfdruck habe, er fühle sich erschlagen und sei sehr unruhig. Der Puls zeigt eine Störung der Winde, vor allem des Windes, der die Hirndurchblutung reguliert – entsprechend der Diagnose eines hohen Blutdrucks bei uns. Ich könnte dem Patienten jetzt tibetische Medizin geben, welche die Winde reguliert. Statt dessen messe ich den Blutdruck, der mit 220/120 extrem hoch ist. Der Kranke ist in akuter Gefahr, einen Schlaganfall oder einen Herzinfarkt zu erleiden. Ich gebe ihm zunächst eine westliche Medizin, die den Blutdruck innerhalb von 10 Minuten auf ungefährliche Werte absenkt.

Wie kam es zu der Krise bei dem vorher gesunden Mann? Um das herauszufinden, veranlasse ich Stoffwechseluntersuchungen, kontrolliere die Funktionen von Schilddrüse, Leber und Niere und fahnde nach einer Verengung der Nierenarterien, die auch zu derartigen Krisen führen kann. Bis auf einen hohen Fettspiegel finde ich nichts. Das EKG ist normal, der Patient hat auch nie Herzschmerzen gehabt.

Er bekommt blutdrucksenkende Mittel, die innerhalb von zwei Wochen den Druck normalisieren. Jetzt kann ich ohne Gefährdung des Patienten ein Belastungs-EKG durchführen: Es ist nicht normal, es ist also der Verdacht auf eine Erkrankung der Herzkranzgefässe gegeben. Die Koronarangiographie zeigt einen massiven Verschluss von zwei der drei Herzgefässe, und innerhalb von einer Woche bekommt der Patient eine Bypass-Operation.

Dies ist absolut kein extremes Beispiel, solche Fälle sind in meiner Praxis häufig. In einem tibetischen Ambulatorium werden sie selten sein, denn die Herzinfarktrate unter Tibetern ist bisher niedrig – oder sie werden nicht erkannt. Allerdings hat in den grossen tibetischen Klöstern in Südindien mit bis zu 3000 Mönchen jeder zweite Mönch über 40 Jahre hohen Blutdruck: Man sollte nun annehmen, dass gerade Mönche der traditionellen Medizin besonders verbunden sind, aber weit gefehlt. Ihr Hochdruck wird mit westlichen Medikamenten von indischen Ärzten behandelt. Und das ist richtig so. Die tibetische Medizin ist keine Allheilmedizin, sondern sollte pragmatisch immer komplementär zur allopathischen Medizin angewendet werden. Das ist auch der Standpunkt des Dalai Lama.

Bei psychosomatischen Erkrankungen, bei rein funktionellen Beschwerden, bei einem Grossteil der Magen- und Darmerkrankungen, bei Rücken- und Gelenkschmerzen, bei Hautleiden und anderen könnte ich hingegen sehr wohl eine Pulsdiagnose zur Basis der Diagnostik machen, zusätzlich zu einer gründlichen Erhebung der Vorgeschichte wie einer körperlichen Untersuchung von Kopf bis Fuss: Tibetische Ärzte verlassen sich, entgegen ihrer Theorie, fast immer allein auf die Pulsdiagnose, nur gelegentlich durch eine Urindiagnose ergänzt.

Eine Pulsdiagnose macht allerdings nur Sinn, wenn ich auch die festgestellten Störungen der ‹Säfte› mit tibetischen Medikamenten beheben kann. Diese sind ja entsprechend der ‹Säftelehre› konzipiert. Hier gibt es allerdings zumindest in den deutschsprachigen Ländern aufgrund des geltenden Arzneimittelrechtes erhebliche Probleme für den Import der Kräuterpillen. Ganz abgesehen davon haben auch die Exiltibeter bereits Schwierigkeiten, die notwendigen Rohstoffe, insbesondere Pflanzen aus dem Hochhimalaya, in genügender Menge zu beschaffen, so dass eine kontinuierliche Versorgung auch westlicher Patienten kaum möglich ist.

Die angeführten Beispiele einer Pulsdiagnose zeigen, dass der tibetische Arzt durchaus in der Lage ist, damit auch emotionale oder seelische Faktoren zu erfassen. Man sagt, die tibetische Medizin sei eine ganzheitliche, weil sie nicht zwischen Seelischem und Körperlichem zu unterscheiden braucht, da sich beides immer in den ‹Säften› widerspiegelt. Fragen nach der seelischen Befindlichkeit erübrigen sich damit. Der Arzt reguliert mit seiner Medizin das Ungleichgewicht der ‹Säfte›, und so kommen auch die damit zusammenhängenden emotionalen Störungen wieder in ihr Lot.

Das funktioniert natürlich nicht immer, besonders nicht bei tiefgreifenden seelischen Störungen wie Depressionen oder Psychosen. Diese sind aber bei den Tibetern sehr selten, vielleicht weil ihre tiefe Gläubigkeit ihnen hilft, ihr seelisches Gleichgewicht zu bewahren. Sie sind aber – und das weiss ich aus Interviews in Lhasa und aus eigener Anschauung von den Exiltibetern in Indien – aufgrund der andauernden Verfolgung in Tibet, aber auch aufgrund der zunehmenden Verwestlichung dort wie in Indien im Zunehmen begriffen. Man wird sehen, wie und ob die tibetische Medizin darauf reagieren kann.

Es liegt für uns nahe, nach Parallelen zwischen der tibetischen und unserer naturwissenschaftlichen Medizin zu suchen, aber meist tappt man dabei in eine Falle. Beide Systeme beschreiben jeweils einen bestimmten Zustand, eine andere Wirklichkeit des menschlichen Mikrokosmos, mit beiden kann man arbeiten, aber man wird sie nie zur Deckung bringen.

Die Sichtweise des tibetischen Arztes ist eine dynamische. Der Mikrokosmos des menschlichen Körpers verwandelt sich ständig, alle Lebensprozesse laufen rhythmisch ab, pulsierend wie die kosmischen Prozesse draußen und in Korrespondenz zu den kosmischen Energien, die von den Planeten ausgehen. Auch das ist eine ganzheitliche Sichtweise. Die modernen westlichen Theorien von der Chronobiologie bis zur Systemtheorie, auf die an anderer Stelle eingegangen wird, zeigen eine oft verblüffende Ähnlichkeit zu tibetischen Anschauungen.

Unsere Medizintheorie geht bislang mehr von statischen Einheiten aus, von der Zelle bis zu komplexen Organen. Hier sind seit einigen Jahren tiefgreifende Änderungen im Gang, die aber noch wenig Einfluss auf die Praxis haben – aber ist der Prozess des Heilens, dem die jeweils gültige Medizintheorie dann die Begründung nachliefert, nicht ohnehin oft ganz irrational? Wir beschäftigen uns mit der Heilung von Organerkrankungen, ohne uns immer bewusst zu sein, dass alle physischen und psychischen Prozesse miteinander vernetzt sind. Deshalb wird der Schulmedizin auch so oft vorgeworfen, eine Reparaturmedizin zu sein. Ich denke aber, niemand im Westen möchte die High-Tech-Medizin missen, wenn es um Tod oder Überleben geht. Und sie steht auch sicher nicht dem Arzt im Wege, dem die Ganzheitlichkeit des Menschen Richtschnur seines Tuns ist.

Wenn man von einer holistischen oder ganzheitlichen tibetischen Medizin spricht, dann muss man sich darüber im klaren sein, dass sie dies vor allem ihrem buddhistischen Hintergrund verdankt. Besonders im Mahayana, aus dem sich später der tibetische Buddhismus entwickelte, war die Verpflichtung, Kranke zu heilen, fest verankert und wurde als einer der möglichen Wege zur Befreiung angesehen. Das Vorrecht, Arzt zu sein, war bis in unser Jahrhundert hinein

Mönchen vorbehalten – daneben gab es aber zu allen Zeiten auch Laien-Familien, in denen die Heilkunde mündlich weitergegeben wurde.

Neben der Lehre vom Karma und der Wiedergeburt, die auch in der Medizin fest verankert sind, ist die Anschauung, dass die drei Gifte des Geistes die wichtigsten Krankheitsursachen sind, rein buddhistisch: Das sind die Begierde nach der Erfüllung des Lebensdurstes, der Widerwille oder Hass gegen alle Hindernisse, welche dieser Erfüllung entgegenstehen, und die Verblendung, die sich als Ich-Wahn manifestiert, weil sie sich mit einem ewigen Selbst identifiziert.

Sie sind die Wurzeln einer unheilvollen Geistesverfassung, die als Unwissenheit bezeichnet wird: Und diese ist die Ursache jeglichen Leidens, weil sie uns die Welt als real existierende und nicht weiter auflösbare Wahrheit erscheinen lässt. Sie ist untrennbar mit menschlicher Existenz verbunden und kann nur von dem überwunden werden, der dem Weg des Buddhas folgt.

Krankheit kommt demzufolge von innen und nicht von aussen, sie schlummert in jedem von uns. Wir sind für unsere Krankheiten selbst verantwortlich, denn sie sind Folge falschen Denkens und einer falschen religiösen Einstellung. Die tibetische Medizin ordnet die drei Gifte den drei ‹Säften› zu, deren Gleichgewicht über Gesundheit oder Krankheit entscheidet. Mein falsches Denken kann sich also in einer Störung der physiologischen Grundlagen niederschlagen, die der Arzt wiederum – und hier schliesst sich der Kreis – an den Pulsen ablesen kann. Im Westen sprechen wir dann von einer psychosomatischen Krankheit, suchen aber die Ursache der Störung eher draussen, in Kindheitstraumen, in einer falschen Erziehung, in gesellschaftlichen Zwängen – wir sprechen von krankmachenden psychosozialen Faktoren. Die Ursache von Krankheit im Kranken selbst zu suchen, in seiner geistigen Verdunkelung, das ist allein der tibetischen Medizin vorbehalten.

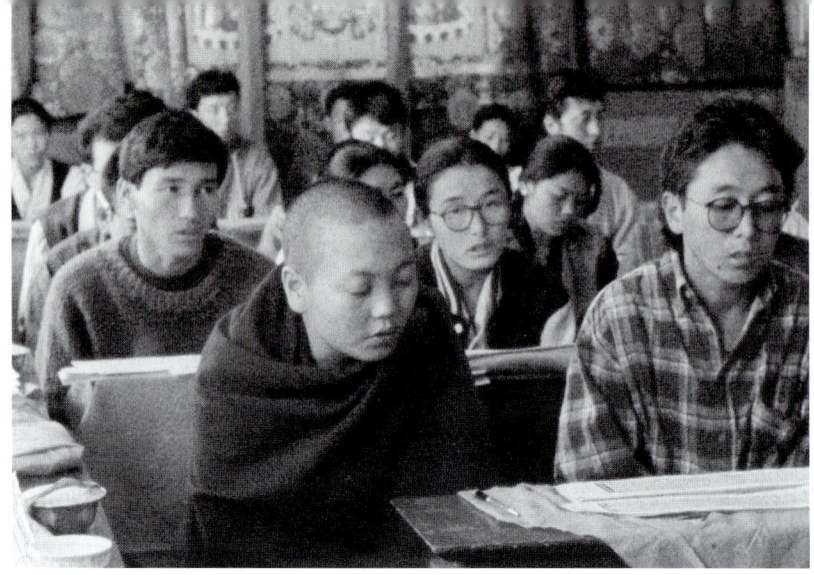

Medizinstudentinnen und -studenten beim wöchentlichen Rezitieren der Mantras im Tempel des Medizininstituts Men-Tsee-Khang in Dharamsala.

Freilich zwingt das zu der Schlussfolgerung: Kein dauerhaftes Genesen ohne rechtes Denken und ohne rechten Glauben – das schmälert aber nicht die Einzigartigkeit dieses traditionellen Heilsystems. Religiöse und philosophische Einsichten sind nirgendwo leicht in die Praxis umzusetzen.

Natürlich führt das zu der Frage, die ich auch vielen tibetischen Ärzten gestellt habe, ob denn ein westlicher Arzt, der nicht Buddhist ist und nicht-buddhistische Patienten hat, tibetische Medizin erfolgreich praktizieren kann. Die Antworten waren sehr unterschiedlich. Die älteren Ärzte meinen eher, dass dies nicht möglich sei, die Jüngeren sind da anderer Ansicht. Sie plädieren jetzt für eine Ausbildung nach westlichem Muster unter Einbeziehung westlicher Medizin.

Wie sich das auswirkt, kann man in Lhasa sehen. Dort gibt es am traditionellen Hospital für tibetische Medizin auch westlich ausgebildete tibetische Ärzte, und alle westlichen Medizintechniken stehen auch dem traditionellen Arzt zur Verfügung. Der Buddhismus als vormals fester Bestandteil nicht nur des Lehrplanes, sondern auch der Praxis ist weit in den Hintergrund gedrängt worden. Er existiert sozusagen nur noch auf Abruf, wenn denn ein Arzt besonders daran interessiert ist oder wenn ein Kranker religiöse Riten für seine Heilung wünscht. Westliche und traditionelle Medizin ergänzen sich in Lhasa genauso, wie es in China mit der chinesischen traditionellen Medizin gehandhabt wird. Und, so muss man wohl hinzufügen, wie es auch ein westlicher Arzt tun wird und tun sollte, ob er nun selbst Buddhist ist oder nicht.

Man ist versucht zu sagen, dass man mit einer solchen Praxis der traditionellen Medizin nur noch ein klapperndes Skelett in den Händen hält, dem Fleisch und Blut, die dem Buddhismus entstammen, genommen worden sind. Das funktioniert, aber es ist dann eben keine buddhistische Medizin mehr, sondern einfach ein anderes System, das man erlernen mag oder auch nicht.

Neben der so ganz anderen Einsicht in die Ursachen von Krankheit, neben der Herausstellung der Ganzheitlichkeit des Menschen, der in erster Linie ein spirituelles Wesen ist und dessen Leben seiner spirituellen Vollendung dienen sollte, wird – auch im Exil – ein anderer, sehr wichtiger Aspekt der tibetischen Medizin vielleicht verschwinden: Das ist die ethische Einstellung des buddhistischen Arztes.

Der Arzt soll sich immer bewusst sein, dass zur Erlangung des Erleuchtungsbewusstseins ein langes Leben und ein gesunder Körper notwendig sind. Er soll sein Handeln und Heilen danach ausrichten, dass es der Vollendung seines Mitmenschen dient. Der Arzt muss immer bedenken, wie schwierig es ist, eine menschliche Wiedergeburt zu erlangen. Nur durch sie kann die Befreiung vom Leiden menschlicher Existenz erlangt werden. Nur der menschliche Körper kann zum Träger des Erleuchtungsbewusstseins werden.

So ist das Heil des Leibes für den buddhistischen Arzt auch die Voraussetzung für das Heil der Seele, und er hat die Verpflichtung, mit seiner Kunst seinen Patienten auf ihrem schwierigen spirituellen

Weg zu helfen. Wenn sich der Arzt (siehe das folgende Kapitel) in den Medizin-Buddha transformiert, dann wirkt seine Medizin nicht nur wie jedes andere profane Heilmittel auch, sondern darüber hinaus wie der Segen des Buddhas. Diese Einstellung kann er nur durchhalten, wenn er gelernt hat, Mitgefühl für seine Kranken zu entwickeln, er muss den festen Willen haben, mit Liebe und Erbarmen allen Lebewesen zu helfen. Dann kann er ganz andere Kräfte und ein ganz anderes Charisma entwickeln als ein ‹normaler› Arzt.

Auch der christliche Arzt hatte einmal diese Ethik, sie ist jedoch im Laufe der letzten Jahrhunderte immer mehr einer materialistischen Denkweise gewichen. Ob es dem buddhistischen Arzt einmal ähnlich gehen wird oder ob es den Tibetern insgesamt gelingen wird, auch in einer westlich bestimmten Umwelt ihre Glaubenskraft zu erhalten, das ist zur Zeit nicht abzusehen.

Entmythologisierung führt zur Profanierung. Der Anfang ist gemacht in Lhasa wie in Dharamsala. Wir im Westen haben unsere Traditionen einer umfassenden Fortschritts- und Wissenschaftsgläubigkeit geopfert. Sollten vielleicht gerade wir dazu bestimmt sein, die buddhistische Tradition, die den Mythos der tibetischen Medizin ausmacht, anzunehmen und bewahren zu helfen?

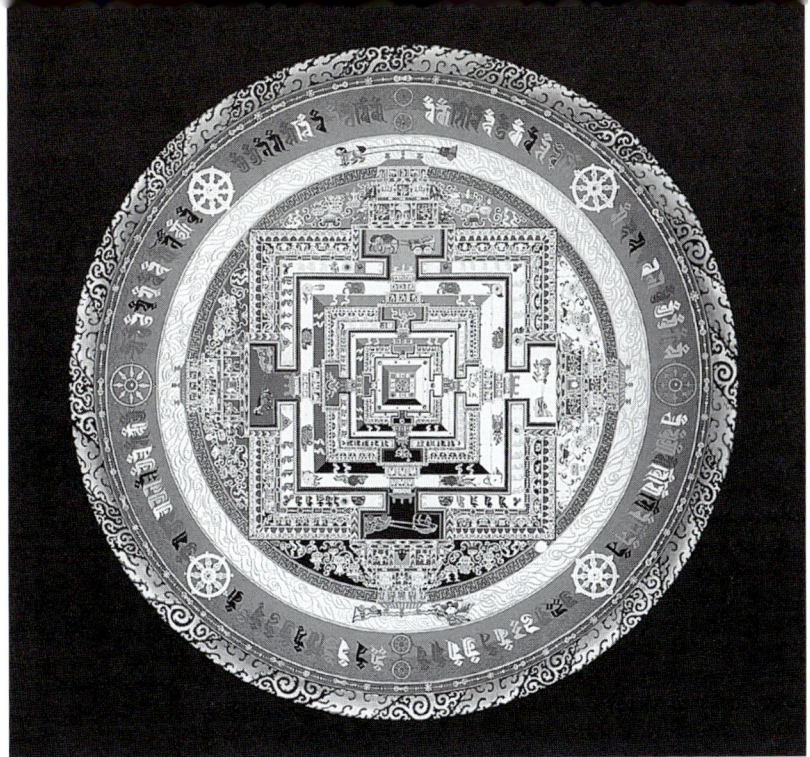

Kalachakra-Mandala, aus farbigem Sand gestreut.

DER FEINSTOFFLICHE KÖRPER

Eine Spezialität in der tibetischen Medizinphilosophie.

Tibetische Ärzte benutzen neben Kräuterpillen und einer Reihe äusserlich anzuwendender Techniken auch spirituelle Heilmethoden. Sie werden zwar in ihren Ambulatorien mit einem Durchgang von 30 bis 200 Patienten täglich relativ selten angewendet, sind aber dennoch für die tibetische Medizin charakteristisch und in keinem anderen traditionellen Heilsystem zu finden. Es handelt sich dabei um Gebete oder um das Singen oder Sprechen von Mantras, die eine Behandlung etwa mit Moxabustion oder mit der Goldenen Nadel begleiten. Dadurch soll deren heilende Wirkung in einem Prozess psychischer Aufladung verstärkt werden. Der Arzt verwandelt sich dabei in den Medizin-Buddha und überträgt mit seinem Atem die Macht der Gebete und der Mantras auf den Körper des Kranken.

Der Rhythmus der Mantras harmonisiert zugleich die Schwingungen des feinstofflichen Körpers.

Aus dem Körper des Medizin-Buddhas – genauer: aus seinen Chakren – brechen vielfarbige Strahlen hervor, welche die drei Gifte des Geistes, die Wurzeln jeglicher Krankheit, zerstören. Der Medizin-Buddha wird deshalb auch der strahlende König genannt. In seinen Händen hält er eine Schale, die mit dem Nektar einer mystischen Pflanze gefüllt ist. Sie kommt immer mit dem Erscheinen eines neuen Buddhas in die Welt und kann die Störungen aller drei Säfte heilen. Bei der Bereitung seiner Medizin stellt sich der Heiler vor, dass der Nektar aus der Schale tropft und die Medizin mit seiner Kraft anreichert. Heute werden die Kräuterpillen oft maschinell hergestellt, und dieser schöne Ritus wird nur noch bei der Fertigung besonders wertvoller, juwelenhaltiger Medizin angewendet.

Der Arzt kann sich aber auch selbst als den strahlenden König vorstellen, sich in ihn verwandeln und den Patienten auffordern, ihn, den Heiler, als Buddha oder als seine eigene Gottheit, sei es nun Christus oder Shiva, auf dem Kopfe des Arztes thronend zu visualisieren und die von ihm ausgehenden Strahlen in seinen Körper aufzunehmen.

Die Chakra-Heilung und das Handauflegen sind weitere ‹magische› Riten, die aber nur von einem Lama durchgeführt werden dürfen.

Alle diese spirituellen oder religiösen Heilmassnahmen zielen unausgesprochen auf den feinstofflichen Körper, eine Art unsichtbaren Doppelkörper, in dem die lebenserhaltende Energie zirkuliert.

Fragt man einen tibetischen Arzt nach dem feinstofflichen Körper, so wird er lächelnd antworten, er sei nur Arzt und man möge doch bitte einen Lama befragen. Und in der Tat finden sich in der medizinischen Literatur nur verstreute Hinweise auf den feinstofflichen Körper mit seiner ganz eigenen Anatomie: Er wird in tantrischen, also religiösen Texten beschrieben, vor allem im Kalachakra-Tantra und besteht aus ‹Tropfen›, ‹Kanälen› und ‹Winden›. Seine Darstellung beruht einzig und allein auf yogischer Innenschau oder mit anderen Worten: ein tantrischer Meister kann die Fähigkeit gewinnen, in der Meditation eine vollkommen klare Sicht des uns verborgenen Inneren des menschlichen Körpers zu erlangen.

Nach dem Tod eines Menschen entsteht ein sogenanntes *Bardowesen*. Man versteht darunter die Verbindung des Bewusstseinskontinuums des Verstorbenen und seines ‹Immerwährenden Lebenswindes› mit einem geisthaften Körper in dem Zwischenzustand zwischen Tod und Wiedergeburt, eben dem Bardo. Er dauert längstens 49 Tage.

Das Bardowesen tritt während des Geschlechtsverkehrs seiner zukünftigen Eltern in die Gebärmutter der Mutter ein, dort, wo ein weisser ‹Tropfen› aus dem Samen des Vaters und ein roter aus dem Blut der Mutter eine visköse Masse bilden. Sie sei yoghurtähnlich, wird gesagt. Der ‹Lebenswind› des wiedergeborenen Wesens verbindet sich mit den ‹Tropfen› der Eltern und damit mit den fünf Elementen als den Bausteinen des Kosmos und des Mikrokosmos des menschlichen Körpers. Die Elemente bestehen aus feinstofflicher oder energiereicher Materie, sie werden auch als kosmophysische Energien bezeichnet.

Dort, wo sich das Bardowesen eingenistet hat, entsteht das Herz des Embryos. In seiner Mitte ruht der *Für immer unzerstörbare Tropfen*, der mit dem Bewusstseinskontinuum und dem subtilen Lebenswind des Bardowesens identisch ist.

‹Herz› ist hier nicht identisch mit dem Organ Herz, es handelt sich vielmehr um ein feinstoffliches Herz-Zentrum, das aber doch in einer nicht näher zu definierenden Verbindung mit dem menschlichen Herz steht. Wird ein Herz transplantiert, so verliert der

Operierte trotzdem nicht sein Herz-Zentrum mit dem unzerstör-
baren Tropfen, der die Quelle seiner Lebensenergie ist.

Aus dem Herz-Zentrum entwickeln sich die Transportwege der
Energie – sie werden Kanäle oder *Nadis* genannt –, es sind am
Ende der embryonalen Entwicklung zusammen 72'000. Sie sind wie
das Herz-Zentrum, die Tropfen und die Winde nichts physiologisch
Feststehendes, sondern psychologisch und dynamisch definiert.
Man kann sie mit keinem noch so hoch auflösenden Mikroskop ent-
decken. Dementsprechend variiert ihre Beschreibung auch in den
religiösen Texten.

Die wichtigsten Kanäle sind der Zentralkanal in der Körpermitte,
der vom Scheitel bis unterhalb des Nabels verläuft, und zwei Seitenkanäle rechts und links davon. An bestimmten Stellen, nämlich in
Höhe des Scheitels, des Kehlkopfes, des Herzens, des Nabels und in
der Dammgegend befinden sich die Chakren. Sie werden mit bestimmten Bewusstseinszuständen in der Meditation verbunden und
als Töpferscheibe oder Rad beschrieben, durch deren Nabe der Zentralkanal hindurchgeht. Die Seitenkanäle umschnüren ihn in Höhe
der Chakren in der Form einer liegenden Acht. Dadurch wird das
freie Fliessen von Winden, die man sich aber nicht materiell, sondern
eher als eine energiereiche Strahlung vorstellen muss, verhindert.

Im Laufe der embryonalen Entwicklung steigt der weisse Tropfen, der vom Vater stammt, zum Scheitelchakra auf. Er hat einen lunaren Aspekt (Element Wasser). Der rote, von der Mutter stammend,
sinkt zum Nabelchakra ab, er ist Träger der Sonnenenergie (Element
Feuer). Scheitel- und Nabelchakra sind die Quellen, von denen aus
sich Anteile der beiden Tropfen im ganzen Körper durch die Kanäle
des feinstofflichen Körpers verteilen, wann immer ihre Energie gebraucht wird. Im linken Seitenkanal fliesst lunare, im rechten solare
Energie.

Tantrische Übungen zielen darauf ab, die in den Nadis fliessenden Winde in den beiden Seitenkanälen zu sammeln und im Zentralkanal aufzulösen. Normalerweise geschieht das nur einmal im Leben, und zwar an seinem Ende. Der Tantriker durchlebt also in der Meditation den Prozess des Sterbens – ein gefährlicher Weg. Gelingt es, die Einschnürungen des Zentralkanals zu beseitigen, so können sich die solaren und lunaren Energien aus den Seitenkanälen vereinigen, und aus der Vermischung der gegensätzlichen Energien entspringt der göttliche Funke oder buddhistisch ausgedrückt: aus der Vereinigung der Gegensätze erwächst das Erleuchtungsbewusstsein.

Das dritte Bauelement des feinstofflichen Körpers sind die Winde. ‹Wind› ist ja einer der drei stofflich gedachten Säfte, welche nach der Physiologie der tibetischen Medizin alle körperlichen Prozesse regulieren. Die Winde, von denen hier die Rede ist, sind noch viel feiner, eher Energie denn Materie. Wir kennen im Gegensatz zu Tibetern und Indern keine feinstoffliche Materie, aber unsere Physik lehrt uns, dass sich Energie in Materie verwandeln kann und umgekehrt – irgendwo dazwischen liegt der feinstoffliche Bereich mit vielen Abstufungen zwischen dem ‹Immerwährenden Lebenswind› des Bardowesens über den ‹Lebenserhaltenden Wind› oder Prana, welcher als Träger der Lebensenergie der wichtigste Wind des Menschen ist, und dem gröberen Wind der drei Säfte.

Als Bildner und Träger der Lebensenergie besteht der feinstoffliche Körper somit aus Tropfen, Kanälen und Winden. Er wäre unvollkommen ohne das Bewusstsein, das sich mit den Winden untrennbar verbindet. Sein feinster Anteil ist der ‹Unzerstörbare Tropfen› im Herz-Zentrum, der mit dem Bewusstseinskontinuum identisch ist, das uns von Wiedergeburt zu Wiedergeburt begleitet.

Wir stehen hier also vor einer geisthaften, nicht fassbaren Anatomie des feinstofflichen Körpers, der für uns nur schwer vorstellbar ist. Er passt nicht in unsere Denkkategorien. Für einen Tantriker – und auch für den tibetischen Arzt – existiert er jedoch ganz real und kann nicht nur in der Meditation sichtbar gemacht werden, sondern durch spirituelle Heilmassnahmen auch beeinflusst werden. Was wir geisthaft nennen, hat für Tibeter durchaus eine stoffliche Grundlage, nämlich die fünf Elemente, von denen schon oben die Rede war.

Der feinstoffliche Körper insgesamt unterliegt dem Einfluss der Planeten. Er pulsiert im Tages- und Monatsrhythmus. Auch die feine Substanz, die von den Tropfen abgegeben wird, bewegt sich rhythmisch. Anteile der beiden Tropfen vermischen sich zu einer einheitlichen Substanz, die sich mit der Windenergie und dem Blut durch den ganzen Körper bewegt, ohne sich mit letzterem zu verbinden. Sie bewegt sich punktförmig fort, mit anderen Worten, sie bewegt sich und verharrt wieder, sie pulsiert.

Der tibetische Astrologe kann bestimmen, wohin sie sich bewegt und wo sie sich in einem gegebenen Zeitraum aufhält. Diese subtile Substanz oder Energie kann zum Beispiel durch Moxabustion, am falschen Ort und zur falschen Zeit gegeben, geschädigt werden. Ist dies der Fall, dann wird die Behandlung nicht heilsam sein, sondern die Lebenskraft mindern.

Von dieser Feinsubstanz, die aus den beiden Tropfen stammt, ist eine andere begrifflich zu trennen. Sie heisst *Dhang* und entspricht der ‹vitalen Essenz›. Sie ist das Endprodukt eines komplizierten Verdauungprozesses, der mit der Einnahme der Nahrung im Magen beginnt und die Bildung der verschiedenen Grundstoffe des Körpers unterhält. Die vitale Essenz ist ebenfalls feinstofflich, sie ist für ein langes Leben und gutes Aussehen verantwortlich.

Dhang heisst Strahlung oder Leuchten. Dhang sammelt sich im Herz-Zentrum an, aber im Gegensatz zu den besprochenen Winden und Tropfen tritt sie erst im nachgeburtlichen Leben mit Beginn der Nahrungsaufnahme auf. Eine richtige Ernährung ist deshalb in der tibetischen Medizin äusserst wichtig: Falsche Ernährung wird als die

Quelle aller schädlichen Winde angesehen, die sich unheilsam auf
Geist und Körper auswirken und das Leben verkürzen.

Schlechte Ernährung, Spannung, Stress, Frustration, übermässi-
ger Sex und Blutverlust gehören zu den Faktoren, die Dhang mindern und den feinstofflichen Körper insgesamt schädigen. Sobald
Bewusstsein und Emotionen oder, psychologisch ausgedrückt, Ängs-
te, Spannungen, Depressionen oder unkontrolliert triebhaftes Verhalten übermächtig werden, dann ist immer auch der feinstoffliche
Körper betroffen. Der tibetische Lama wird in seiner metaphysischen
Ausdrucksweise dann vielleicht sagen, dass böse Geister und Dämonen das Pulsieren der Energie im feinstofflichen Körper blockieren.
Der tibetische Arzt dagegen spricht so gut wie nie vom feinstofflichen Körper. Er beschäftigt sich mit den drei ‹Säften›, deren Ungleichgewicht zu Krankheit führt. Aber es ist ihm natürlich bewusst,
dass eine Schädigung der Lebensenergie im Hintergrund vieler
Krankheiten, insbesondere auch von Krebs, Psychosen und Geistes-
krankheiten stehen kann.

Wir westlichen Schulmediziner kennen keine Lebensenergie, der
feinstoffliche Bereich bleibt uns verschlossen. Wir hängen der tibetischen Medizin deshalb nur zu leicht das Etikett ‹magisch› an und
stempeln sie damit zu einem wertlosen, vorwissenschaftlichen System.

Und doch ist das Konzept des feinstofflichen Körpers in man-
chem einem modernen Konzept der Schulmedizin verwandt. Es besagt, dass alle Prozesse im Nerven-, im Immun- und im System der
Hormondrüsen nicht nur untereinander, sondern auch mit der
Psyche eng vernetzt sind, und zwar durch sogenannte Botenstoffe
oder Neurotransmitter. Das sind chemische Stoffe, die in Bruch-
teilen von Sekunden entstehen und vergehen können. Hier haben
wir es nicht mit einer Theorie, sondern mit Fakten zu tun, die eine
ganzheitliche und dynamische Betrachtungsweise des Menschen
geradezu erzwingen: Der Blick über die Grenzen unserer Schulmedizin hinaus mag uns dabei helfen.

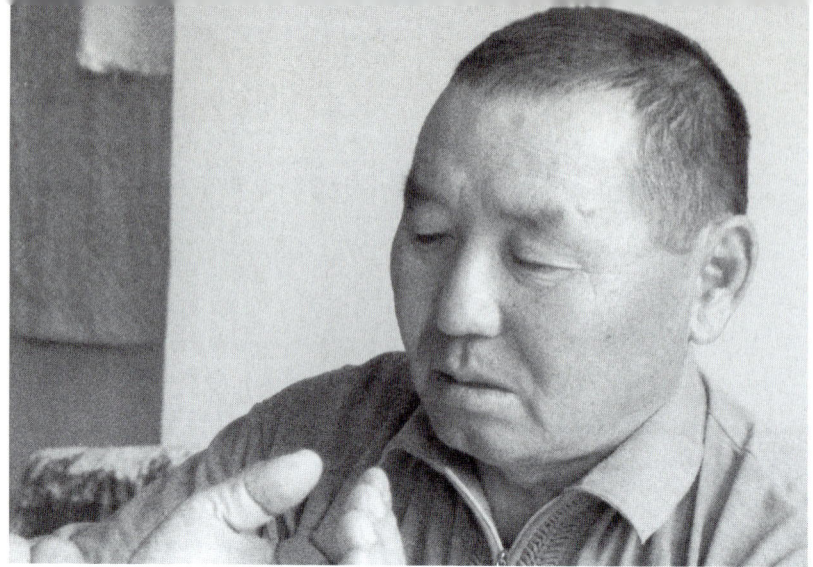

Tschimit-Dorschi Dugarow bei einem Patienten-Hausbesuch.

EIN TIBETISCHER ARZT IN BURJATIEN

Tschimit-Dorschi Dugarow, ein Einzelgänger in den nordmongolischen Steppen.

Die Burjaten sind der nördlichste Stamm der Mongolen. In den letzten Ausläufern der mongolischen Steppen und den angrenzenden Taigawäldern um den Baikalsee machten sie sich sesshaft. Schon im Jahre 1235 soll der Lama-Arzt Sakja die tibetische Medizin in die Mongolei gebracht haben. Der Buddhismus hat sich aber bei den Burjaten erst im 17. Jahrhundert durchgesetzt. Davor waren sie Schamanisten, ähnlich den Bön in Tibet. Das erste burjatische Kloster, Sartulski Dazan, wurde 1707 erbaut. Es folgten 23 weitere, bis mit dem Azagazki Dazan 1825–1831 ein Kloster mit einer bedeutenden tibetischen Medizinschule errichtet wurde. Andere Klöster Burjatiens hatten ihre eigene Medizinabteilung. 1936 und 1937 zerstörten die Sowjets praktisch sämtliche Klöster, verhafteten die Mönche und verbrannten alle Schriften. So kamen auch wichtige tibetische Medizinmeister ums Leben. Einer der überlebenden war

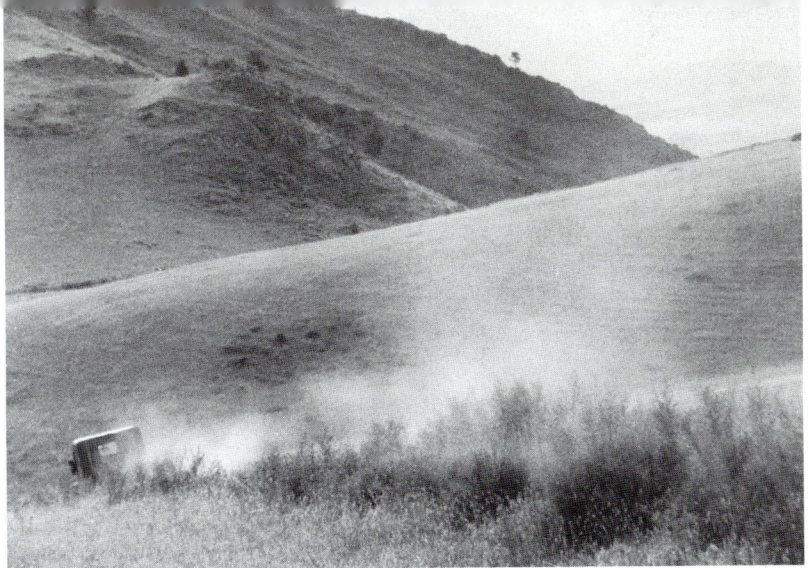

In Burjatien zum Kräutersammeln unterwegs.

Zyren Basar Garmajew, der im wiederaufgebauten Kloster Aga (russisch: Aginsk) als Heiler arbeitete. Bei seiner Arbeit half ihm als Dolmetscher der junge Schulabgänger und Burjate *Tschimit-Dorschi Dugarow* aus dem nahe gelegenen Dorf Tschelotai. Tschimit-Dorschi übersetzte für ihn aus dem Burjatischen ins Russische. Er half beim Kräutersammeln und Herstellen der Arzneien und eignete sich dadurch erste Kenntnisse in den Grundlagen der tibetischen Medizin und Pharmakologie an. Das war Mitte der sechziger Jahre.

Tschimit-Dorschi war das älteste von fünf Kindern. Sein Vater war ein guter Tierarzt, seine Mutter Näherin und Hausfrau. 1968 zog er nach *Ulan-Ude*, in die Hauptstadt Burjatiens mit etwa dreihunderttausend Einwohnern. Während zwei Jahren arbeitete er in der ‹Arbeitsgruppe für Indo-Tibetische Medizin› am wissenschaftlichen Zentrum der burjatischen Filiale der Akademie der Wissenschaften Sibiriens. Dort wurden unter anderem tibetische medizinische Schriften, die während der Repression zum Teil in der Taiga versteckt worden waren, ins Russische übersetzt.

Nun entschloss sich Tschimit-Dorschi endgültig für die tibetische Medizin und studierte von 1970 bis 1976 in *Ulan Bator* an der neu eröffneten buddhistischen Hochschule tibetische Medizin. Er schloss mit einem Diplom und der Auszeichnung ‹sehr gut› ab. Zurück in Burjatien, trat er als Mönch ins buddhistische Kloster *Iwolginsk* ein, etwa 30 Kilometer ausserhalb von Ulan-Ude. Er praktizierte als Mönchsarzt während gut zehn Jahren tibetische Medizin und wurde zum Administrativchef des Klosters ernannt. 1988 reiste er ins nordindische Dharamsala zur zweijährigen Weiterbildung am Tibetan Medical & Astro. Institute bei Dr. Tenzin Choedrak, Dr. Lobsang Wangyal, dem zweiten Leibarzt S.H. des Dalai Lama, und bei Dr. Lobsang Tschöphel, dessen Privatschüler er war. In Dharamsala schloss er wiederum mit ‹sehr gut› ab.

Während einem Jahr arbeitete und heilte Tschimit-Dorschi in Moskau im Zentrum für traditionelle Medizin und wurde Vorsitzender der tibetischen Mediziner Russlands. Im offiziellen russischen Hilfsprogramm für die Geschädigten von *Tschernobyl* beschäftigte er sich mit der Heilung von Krankheiten, die durch Strahlenschäden entstanden waren. 1991 wurde er nach *Elista*, der Hauptstadt der Kalmückischen Republik in Südrussland geschickt, wo drei Jahre zuvor 76 Kinder in einem Spital durch unsaubere Spritzen mit dem HI-Virus infiziert worden waren. Mit den 46 überlebenden Kindern arbeitete er ein Jahr lang. Er bestimmte für jedes einzelne Kind die Kurart, je nach Alter, Schwäche und Anfälligkeit einzelner Organe. Diejenigen Kinder *und* Eltern, die den Mut aufbrachten, die Antibiotika ganz abzusetzen und nur seine natürlichen tibetischen Arzneien zu nehmen, hatten die besten Erfolge; sie fühlen sich heute wohl, obschon das Virus noch da ist. Leider waren dies nur wenige Fälle. Die anderen nahmen seine Arzneien nicht regelmässig oder hatten Angst, auf die chemisch-pharmazeutischen Arzneien zu verzichten.

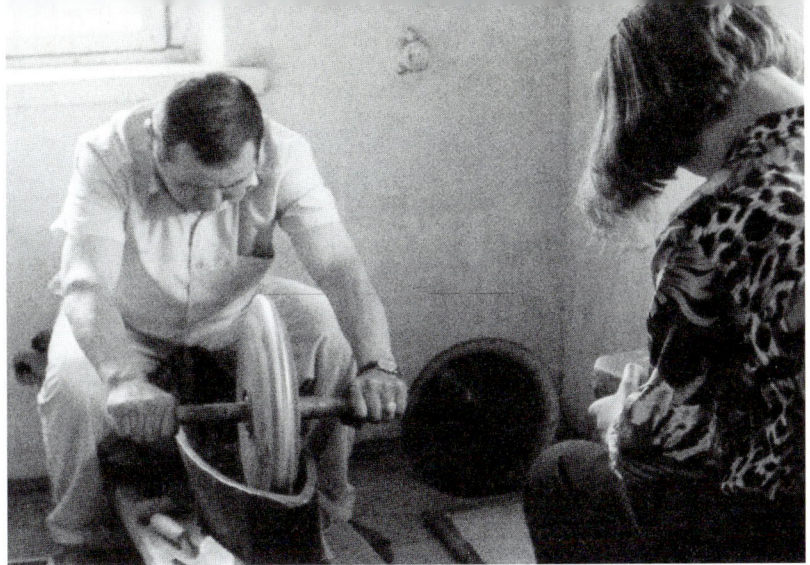

Tschimit-Dorschi und eine seiner drei Schülerinnen beim Herstellen von Arzneien.

Seitdem beschäftigt sich Tschimit-Dorschi vermehrt mit Krankheiten, denen die westliche Medizin nicht gewachsen ist. Im Kloster Iwolginsk bei Ulan-Ude wollte man ihn zum Abt wählen, aber er lehnte ab mit der Begründung, er müsse noch viel lernen und heilen.

Tschimit-Dorschi verwendet für seine Arzneien mehr und mehr auch Rohstoffe aus der Baikalgegend und ‹züchtet› in der Taiga und auf nahen Bergen Pflanzen, die sonst im Himalaja wachsen. Alle Rohstoffe sammelt er zur geeigneten Jahreszeit selbst und besucht auf diesen zum Teil langen Reisen als ‹Wanderarzt› einzelne Patienten. Wenn er nachts in einem Dorf ankommt, steht am andern Morgen schon eine Schlange von Patienten, die sich von ihm untersuchen lassen wollen, vor dem Häuschen. Sein ‹Sprechzimmer› ist dann je nach dem ein Schlafzimmer, eine Küche oder unter freiem Himmel. Eine Reisetasche mit den wichtigsten Arzneien hat er immer bei sich.

Von grossem Vorteil ist, dass Tschimit-Dorschi seine Arzneien nach der alten, überlieferten Tradition herstellt, wie es der grossen Mengen wegen nicht einmal mehr in Dharamsala gemacht wird. Er mahlt jeweils für kleinere Mengen die Rohstoffe mit einer Art

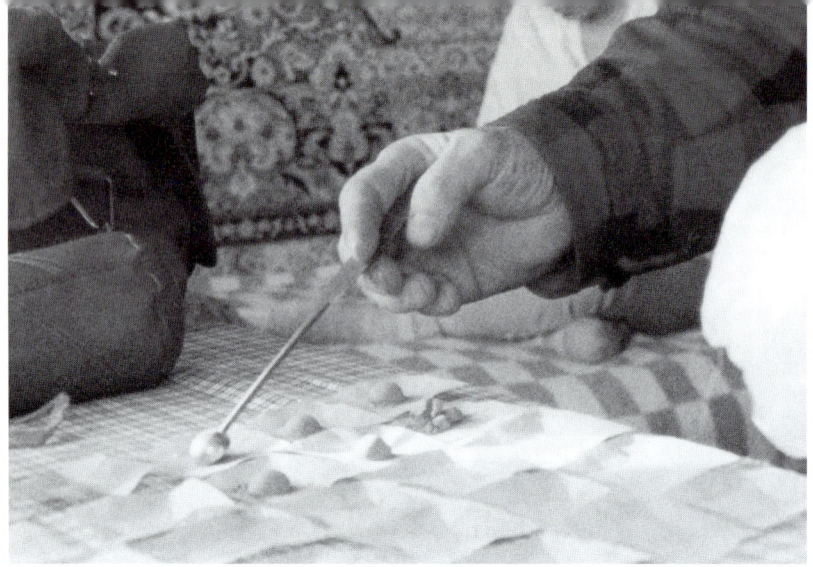

Verteilen der Arznei-Portionen bei einem Hausbesuch.

Hantel in einer alten, schweren Eisenform zu Hause. So kann er je nach Krankheitsbild, je nach Schweregrad und Charakteristik der Krankheit die Arzneien herstellen und braucht sie nicht vorrätig zu produzieren. Die fertig zusammengestellten Arzneien aus gemahlenen und gesiebten Pulvern bewahrt er in alten Lederbeutelchen oder Plastiksäcklein auf. In einem Etui führt er zurechtgeschnittene Papierchen mit, auf die er mit den traditionellen Masslöffelchen die Portionen verteilt. Dann faltet er die Papierchen zu einzelnen winzigen Päcklein zusammen. Dies dauert zwar länger als die Verabreichung von Pillen, zieht aber als Handlung mehr Aufmerksamkeit auf sich und lässt dem Arzt und dem Patienten Zeit zum Nachdenken oder für ein Gespräch.

Die Palette von Krankheiten ist sehr breit, und die Schweregrade sind sehr unterschiedlich. Soja Matuschkejewa, eine Patientin aus Nischni Sajantui bei Ulan-Ude, die Tschimit-Dorschi von einer Lähmung und fortschreitendem Hirntumor geheilt hat, sagt, sie kenne keinen einzigen Fall, wo er nicht habe helfen können. Nachdem sie geheilt worden war, schickte sie alle Verwandten und guten

Bekannten zu Tschimit-Dorschi, «aber erst, wenn alles andere versagt hatte oder wenn die offizielle Medizin nicht weiter wusste. Ich hätte Hemmungen, die Heilkraft von Tschimit-Dorschi für ‹Kleinigkeiten› zu verschwenden.»

Tschimit-Dorschi ist verheiratet. Das ist für einen Mönch ungewöhnlich. Man hat aber in Burjatien in der Nach-Sowjetzeit den Mönchen das Heiraten in einer Übergangszeit gestattet. Vorher war das Kloster fast leer und überaltert. Eine Art Vorzeigemönche, die vom staatlichen Komitee für Religion bewilligt wurden, lebten dort. Jetzt hofft man durch diese Massnahme auf einen regeren Klosterbetrieb. Die verheirateten Mönche leben jedoch nicht auf dem Territorium des Klosters.

FARBBILDER

Aus dem Film ‹Das Wissen vom Heilen›,
mit kurzer Erzählung des Films.

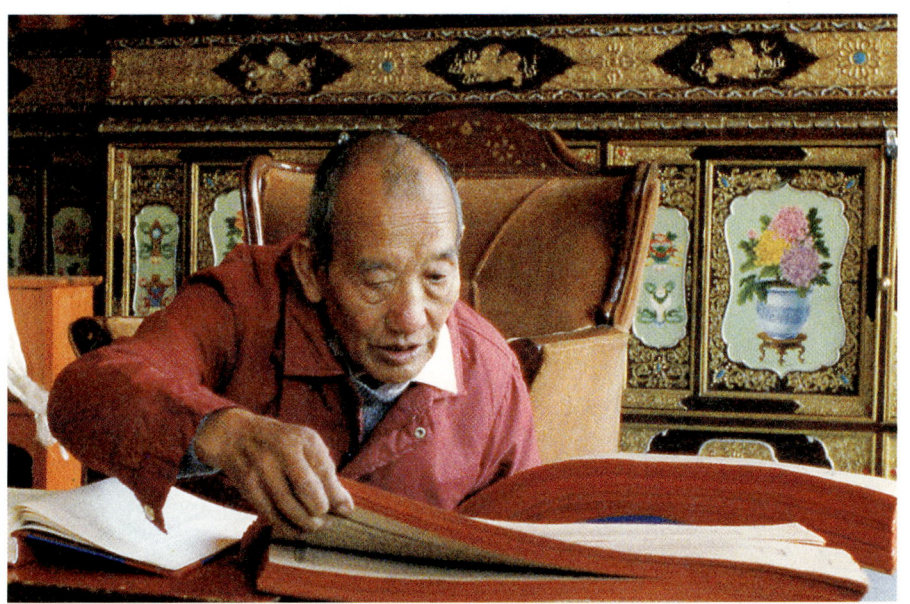

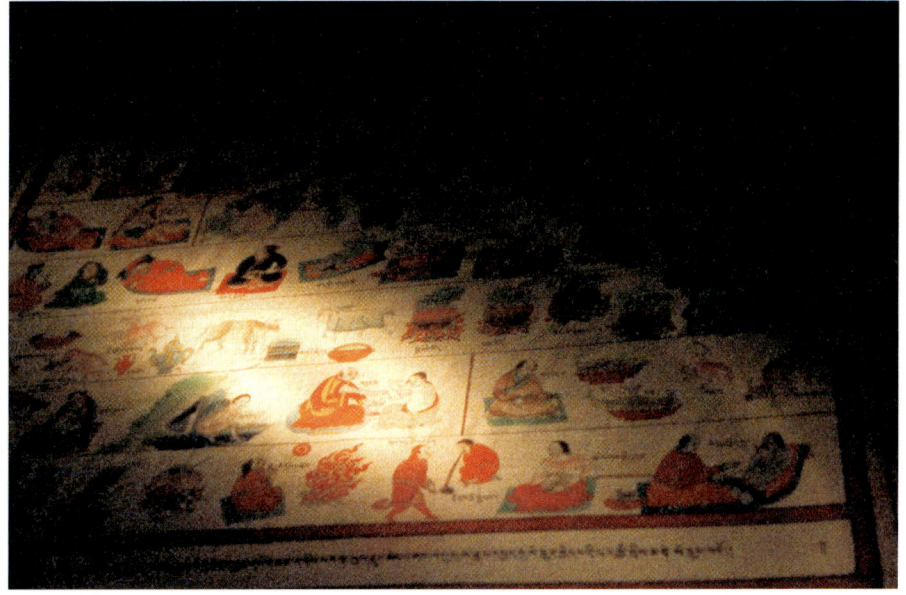

Mit den wichtigsten tibetischen Medizinbüchern aus dem 12. und 17. Jahrhundert in der Hand blüht Dr. Tenzin Choedrak, der Leibarzt des Dalai Lama, richtig auf.

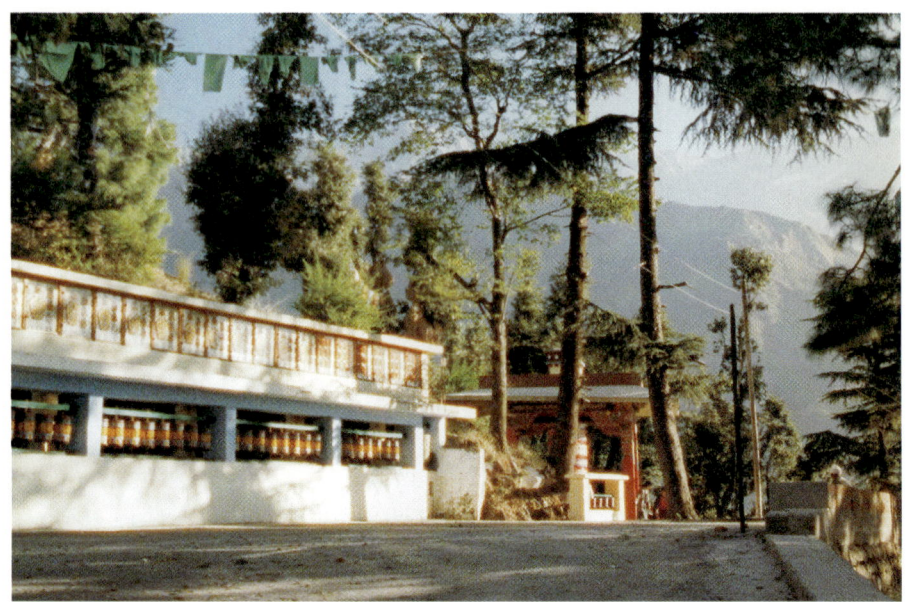

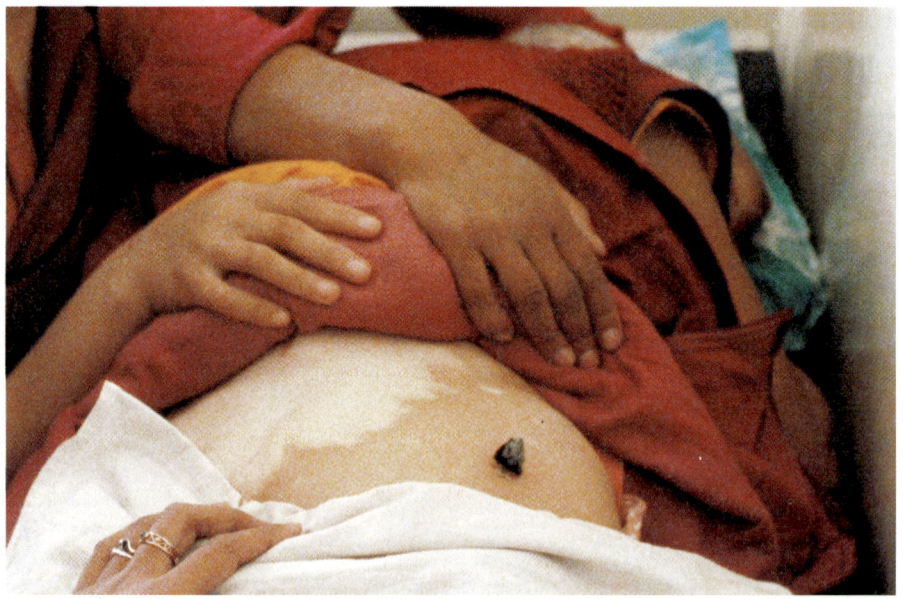

Grossmeisterliche Erfahrung und Mitgefühl werden deutlich spür-
bar, wenn man Dr. Choedrak bei der Moxa-, Goldbrennstab- und
Schröpfbehandlung zuschaut. In Dharamsala empfängt, diagnostiziert, berät und behandelt er die Patienten.

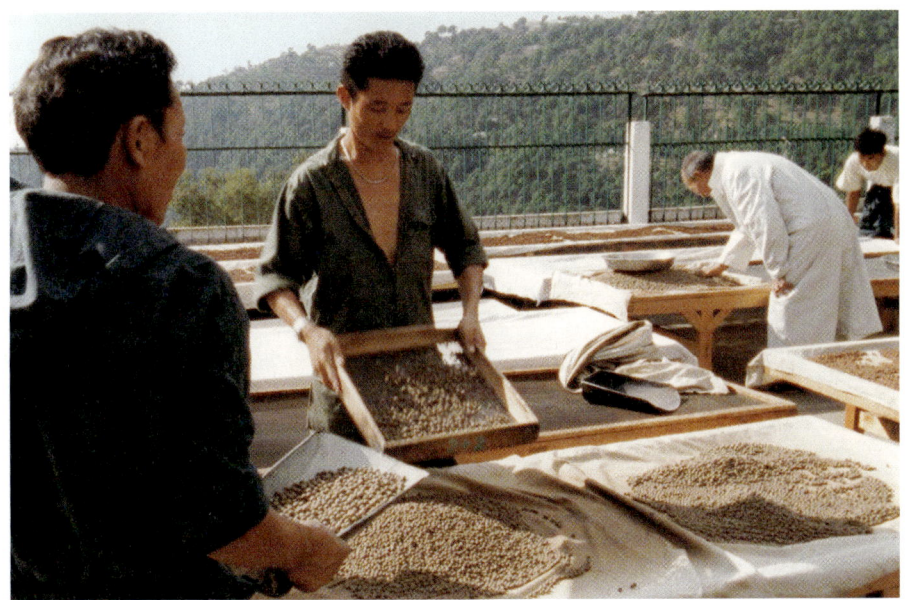

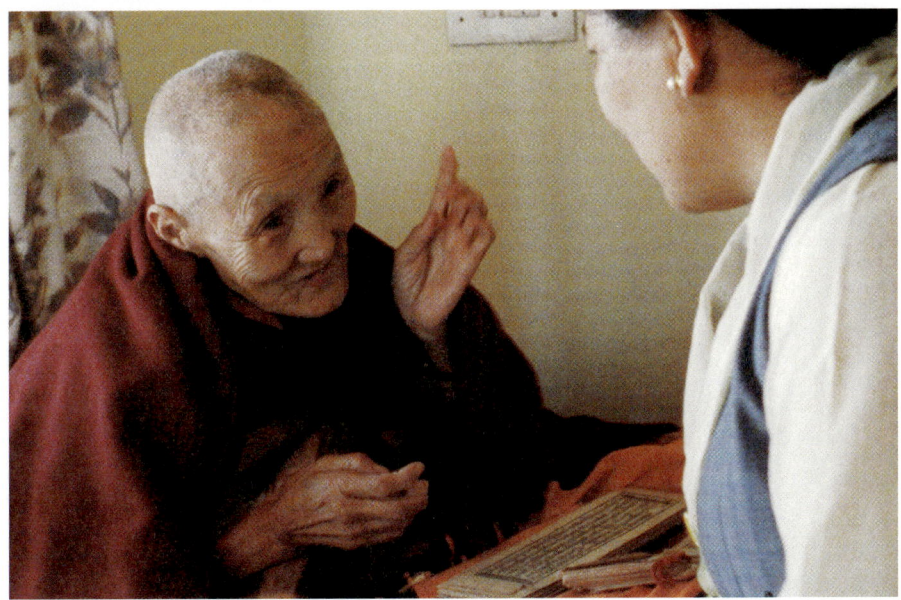

Im ‹Men-Tsee-Khang› kontrolliert Dr. Choedrak die Pillenherstel-
lung. In der Klinik des Medizinzentrums freut sich die Nonne
Lobsang Dolker wenige Tage nach der Moxa-Behandlung über ihre
Fortschritte.

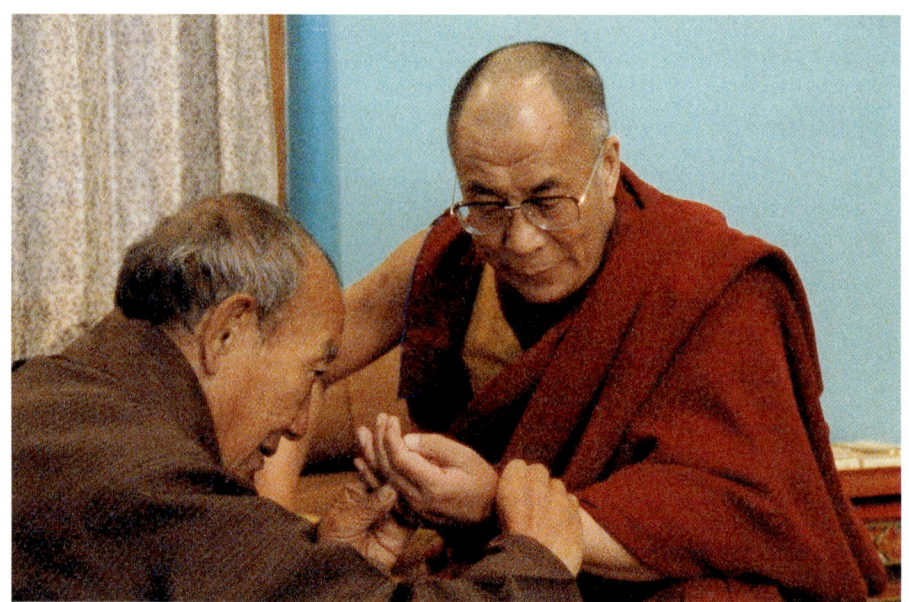

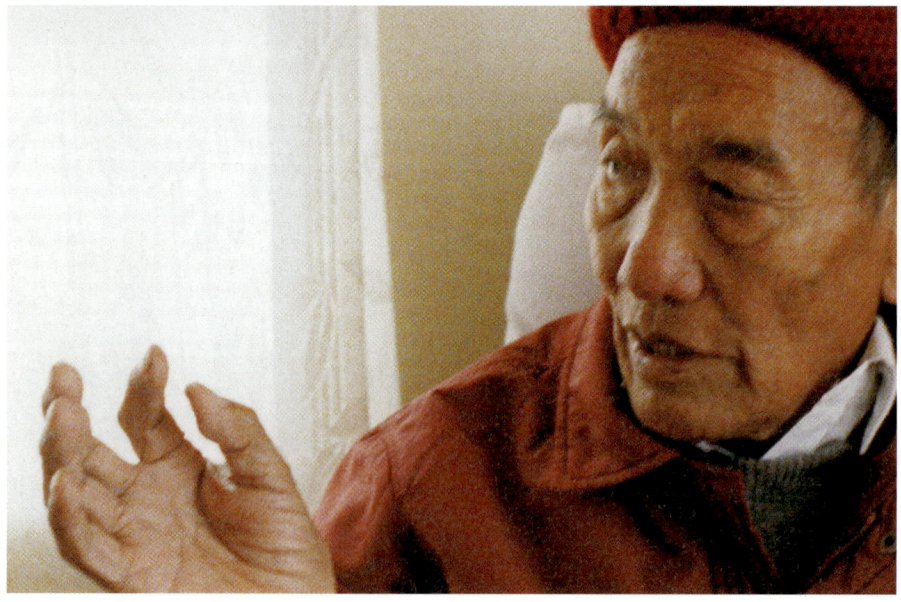

S.H. der Dalai Lama empfängt seinen Leibarzt zur Morgenvisite und erzählt von der konkreten und der religiösen Bedeutung der tibetischen Medizin. Dr. Choedrak erläutert das Pulsfühlen, die Ursachen von Krankheit und die Aufgabe des Arztes.

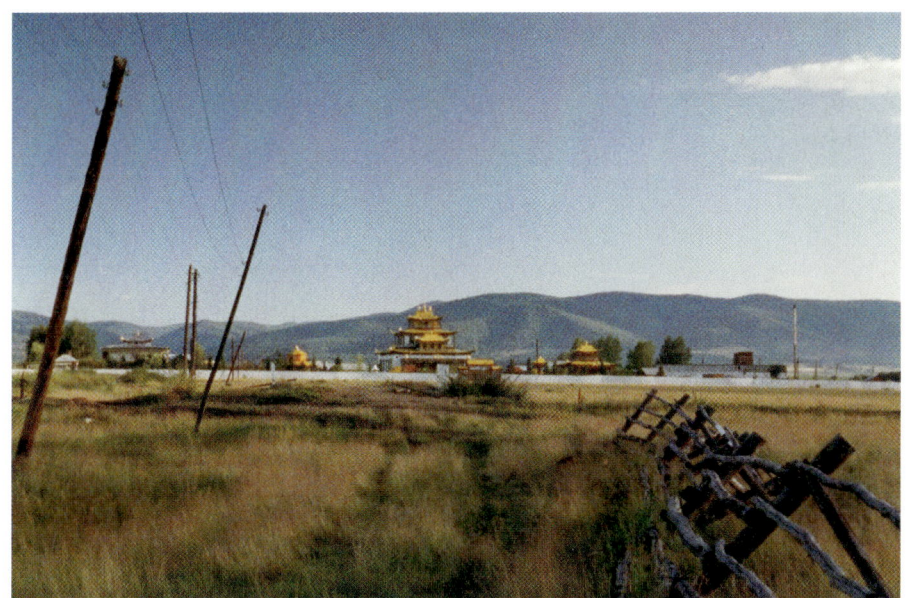

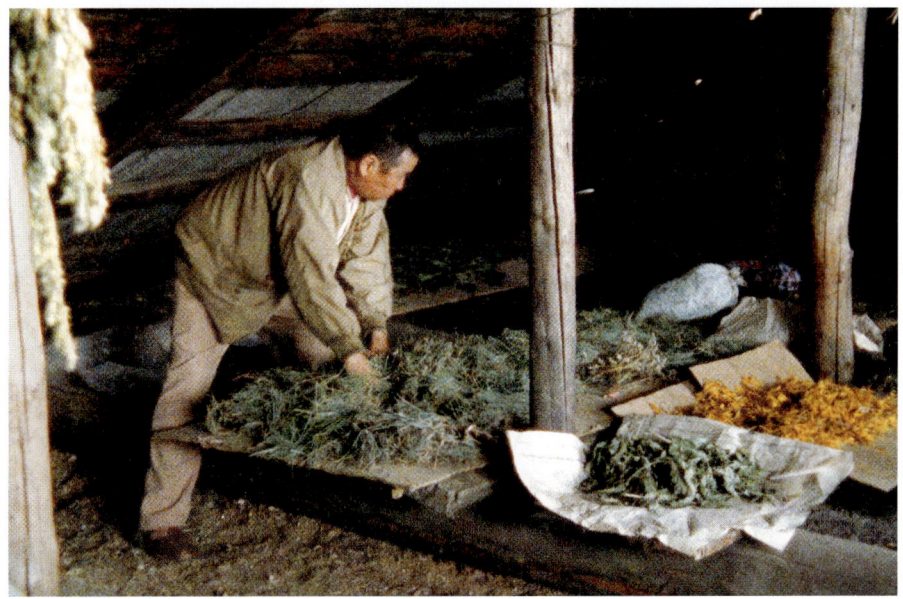

Burjatien hängt kulturell seit Jahrhunderten direkt mit Tibet zusammen. In Ulan-Ude praktiziert Tschimit-Dorschi Dugarow klassische tibetische Medizin. Er sammelt und trocknet Kräuter und stellt nach alten Medizintexten die Rezepturen zusammen.

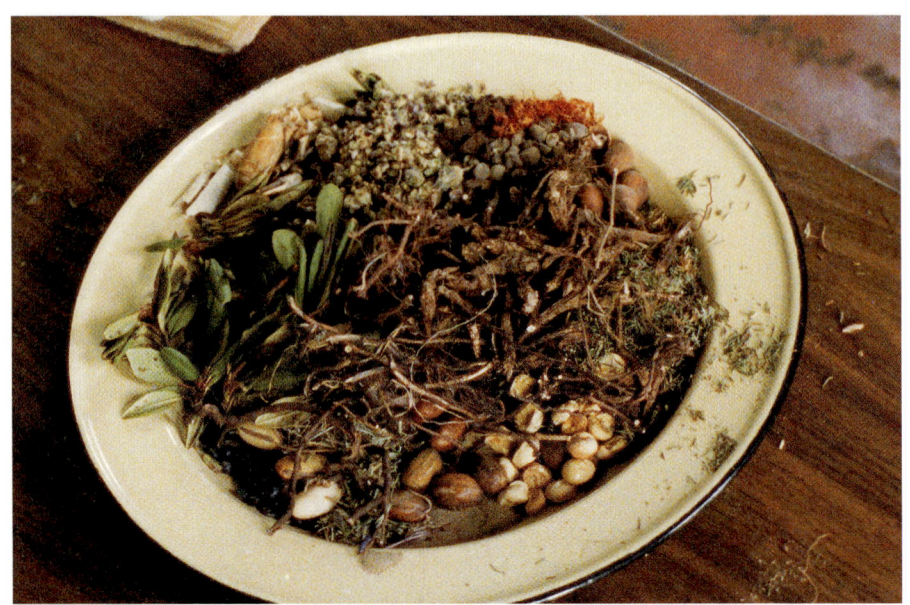

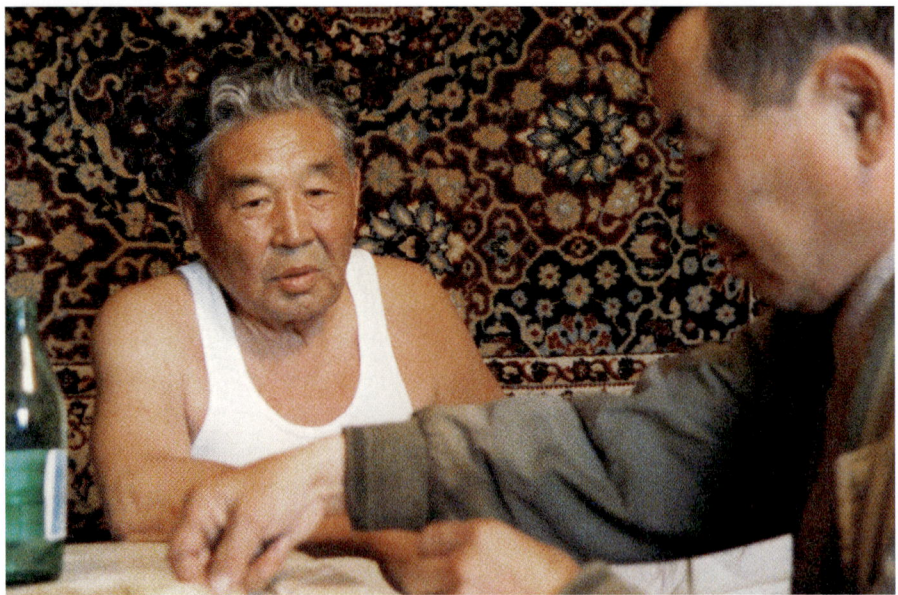

*Eine Arznei aus 18 Komponenten für den Nierenkrebspatienten
Nikita. Er wurde nach gründlichen Untersuchungen aus dem Notfall-
spital entlassen; die Lymphknoten waren schon zu gross, eine Operation kam nicht mehr in Frage. So suchte er Tschimit-Dorschi auf.*

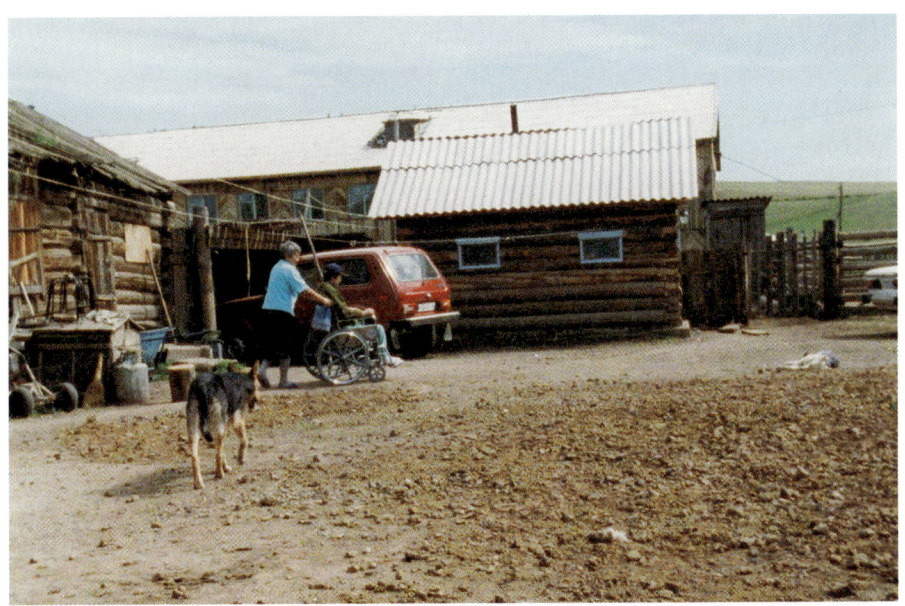

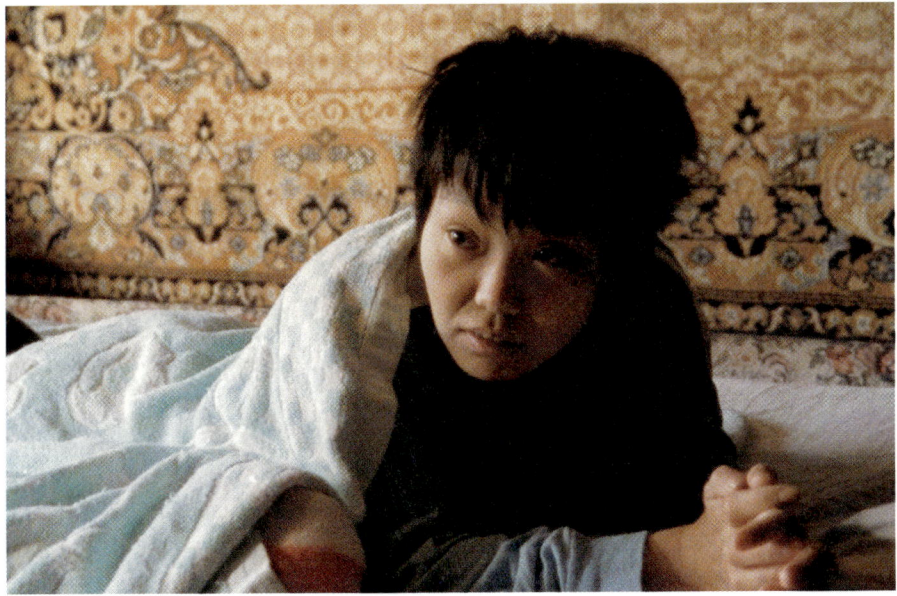

Wika ist 23 Jahre alt, lebt auf dem Lande. Durch einen Autounfall ist sie querschnittgelähmt, kann nur Kopf und Handgelenke ein wenig bewegen. Sie erhofft sich von Tschimit-Dorschis Arzneien eine Besserung.

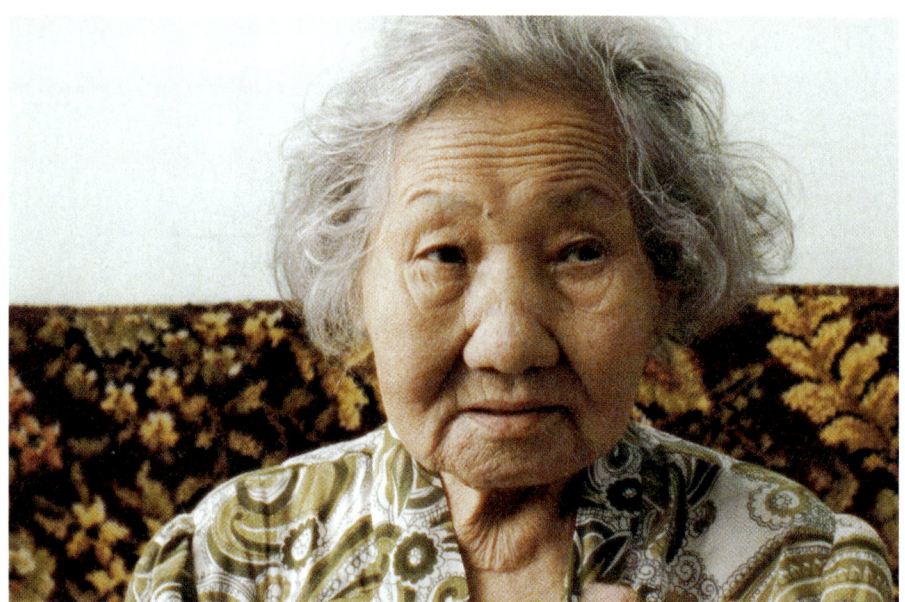

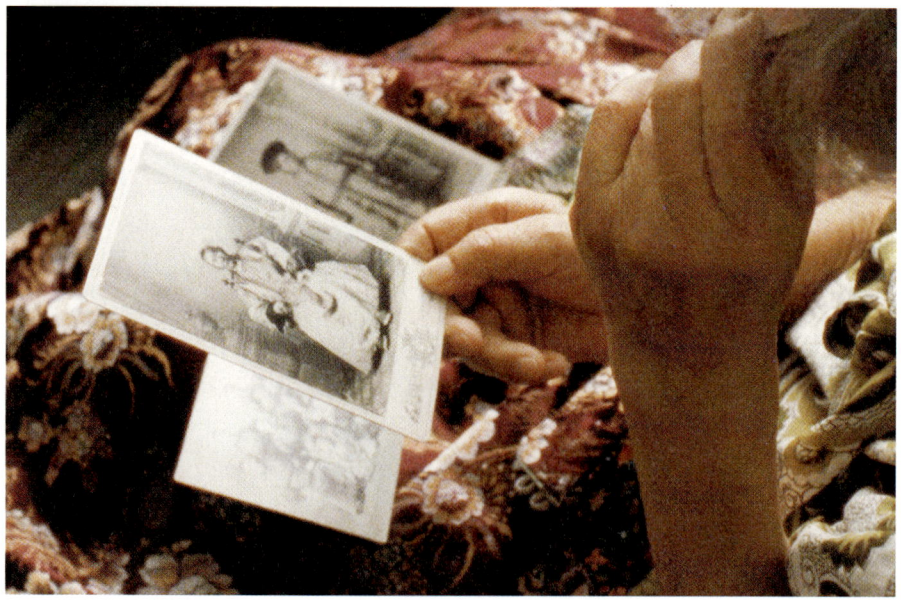

Dolgor erinnert sich an ihre Vorfahren, die tibetischen Badmajew-Ärzte, und an ihren Geburtsort in den Steppen nördlich der Mongolei: Sultim und Pjotr Badmajew zogen nach St. Petersburg. Wladimir Badmajew ging später nach Polen.

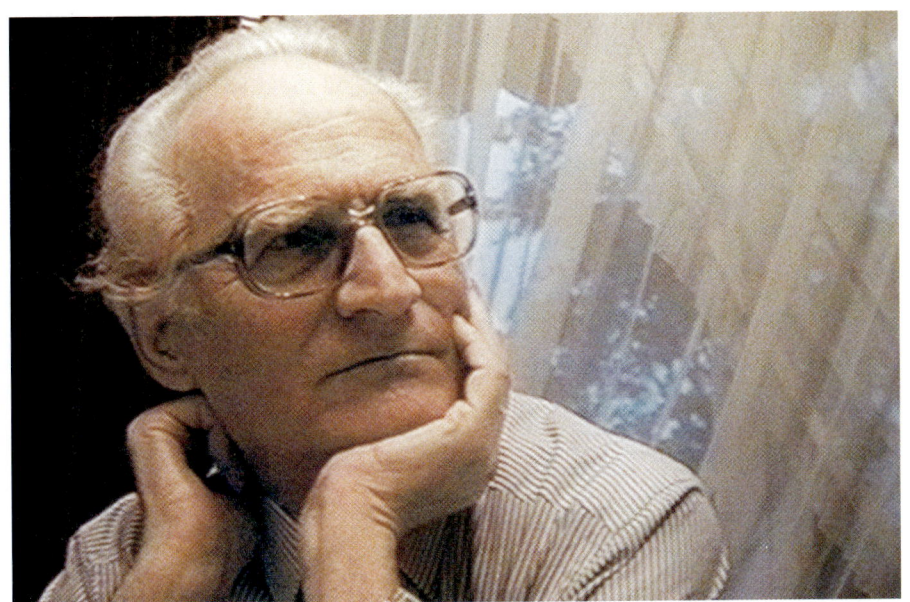

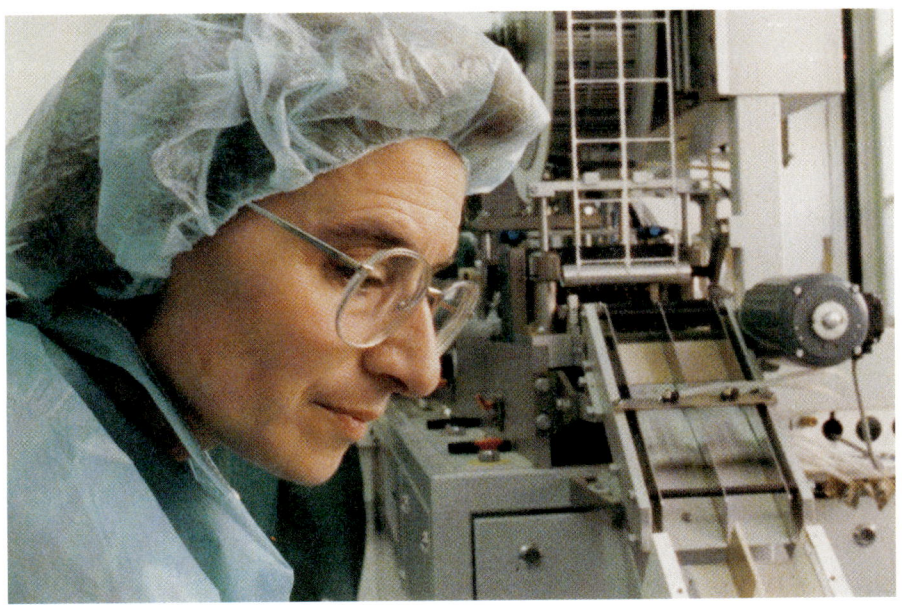

Wladimirs Sohn brachte nach seines Vaters Tod die tibetischen Rezepte in die Schweiz, wo Karl Lutz danach industriell Pillen herstellt. Bald darauf staunen Schweizer Ärzte über die Heilerfolge zweier Arzneien.

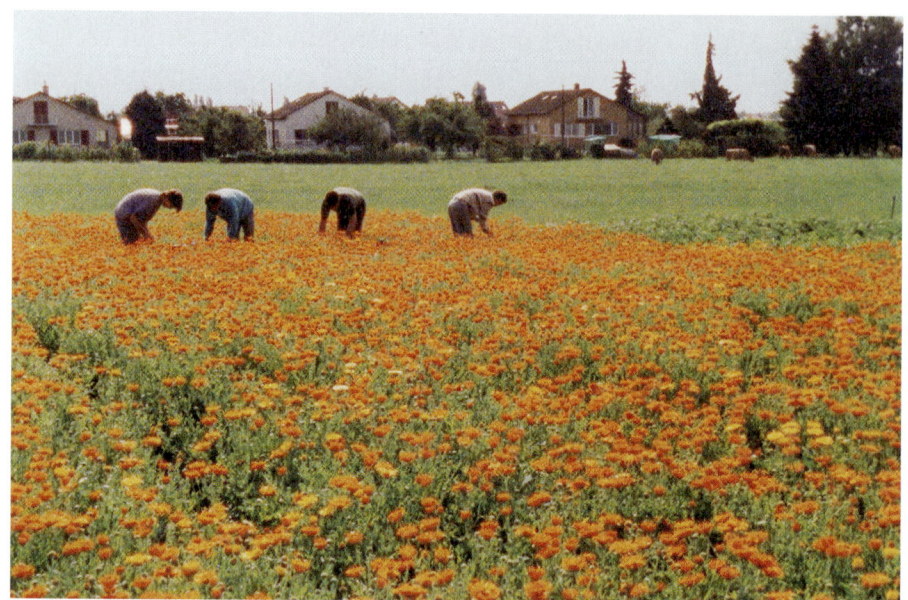

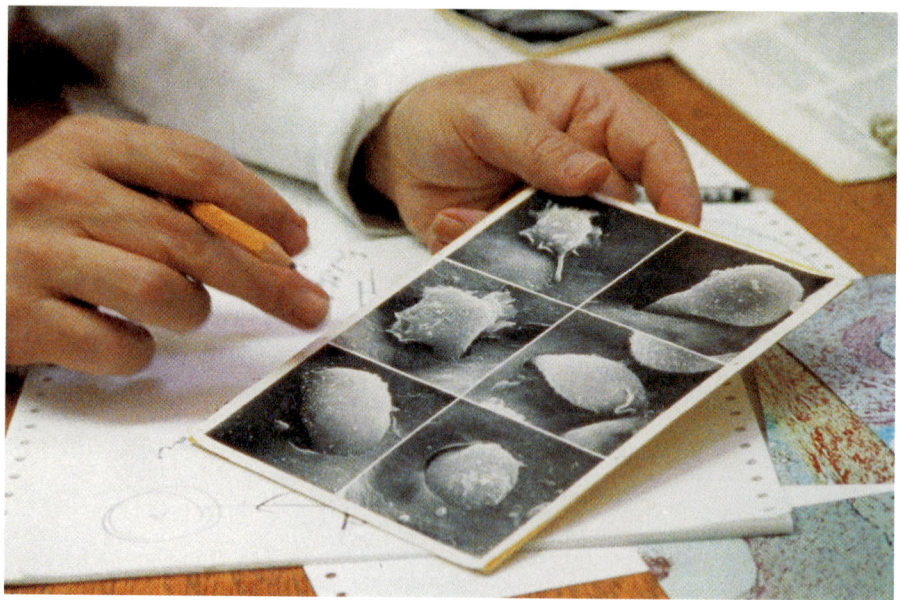

*Karl Lutz lässt Arzneipflanzen, die auch in Europa heimisch sind,
anbauen und die Wirkung der tibetischen Arzneien klinisch prüfen.
Er regt naturwissenschaftliche Forschungen an und erhält aus der
Schweiz, Wien und Jerusalem erstaunliche Ergebnisse.*

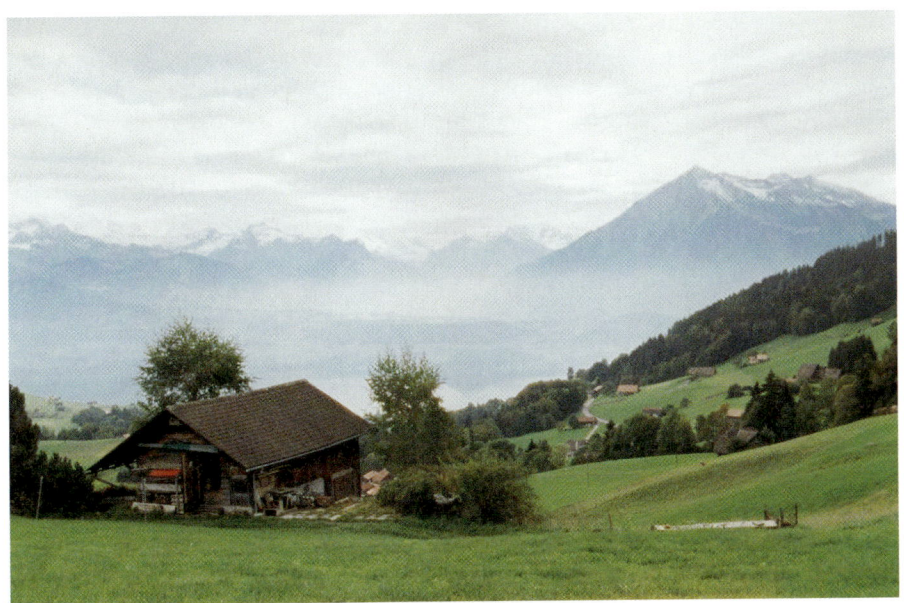

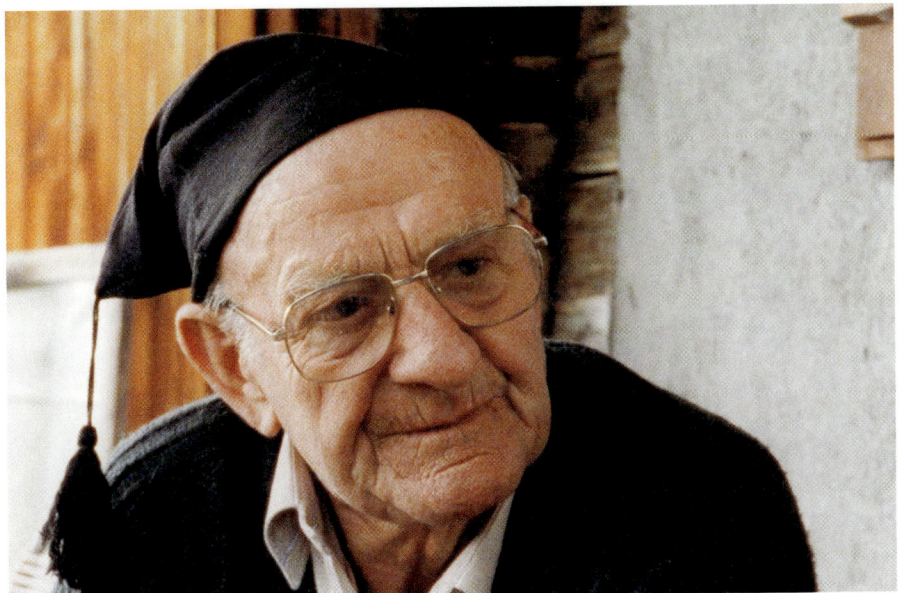

Fritz schwärmt regelrecht von der tibetischen Arznei, auf die er ganz zufällig stiess und dank der er schon zehn Jahre länger lebt, als es ihm die Schweizer Herzspezialisten voraussagten.

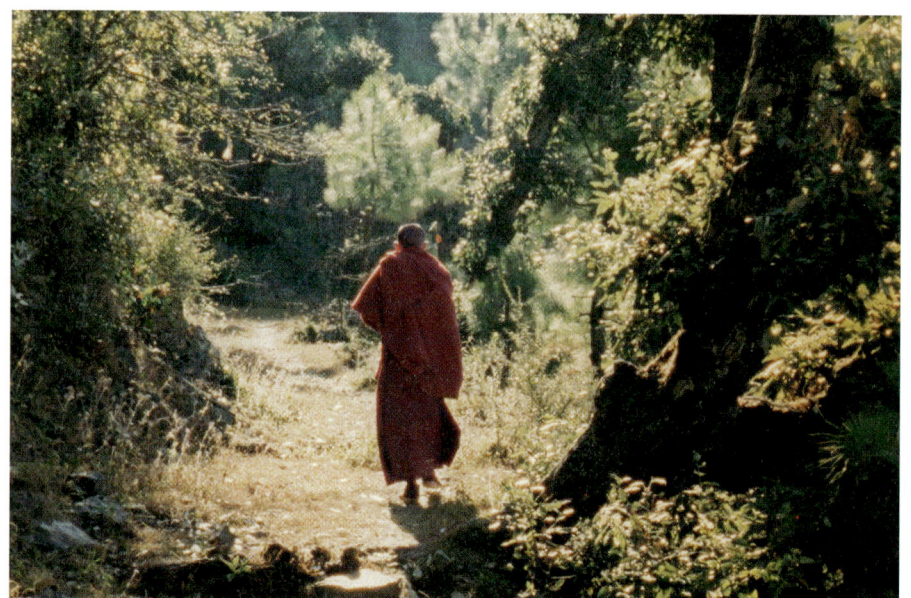

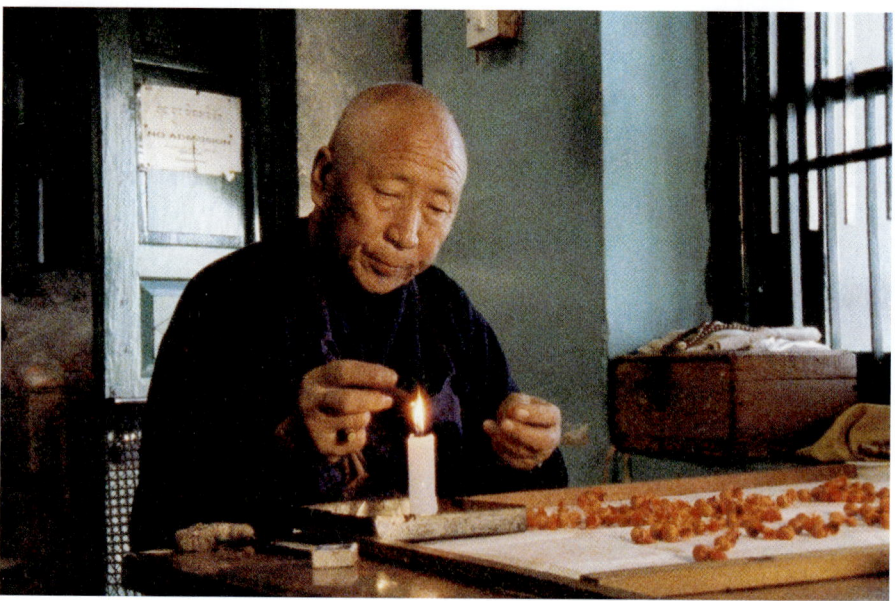

In Dharamsala werden in komplizierten und langwierigen Proze-
duren Juwelenpillen hergestellt, mit denen Dr. Choedrak unter
anderem in Tschernobyl verstrahlte Patienten behandelte und gute
Erfolge erzielte.

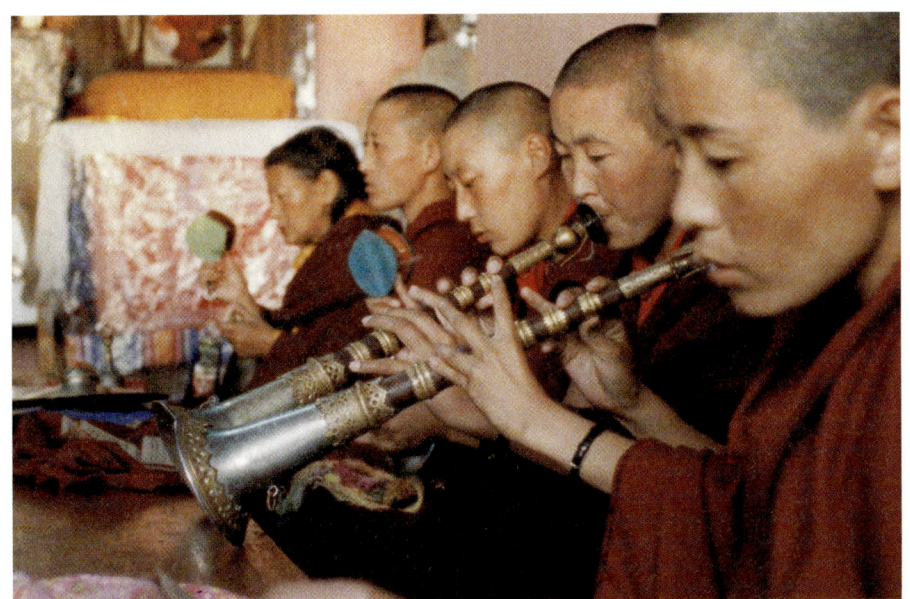

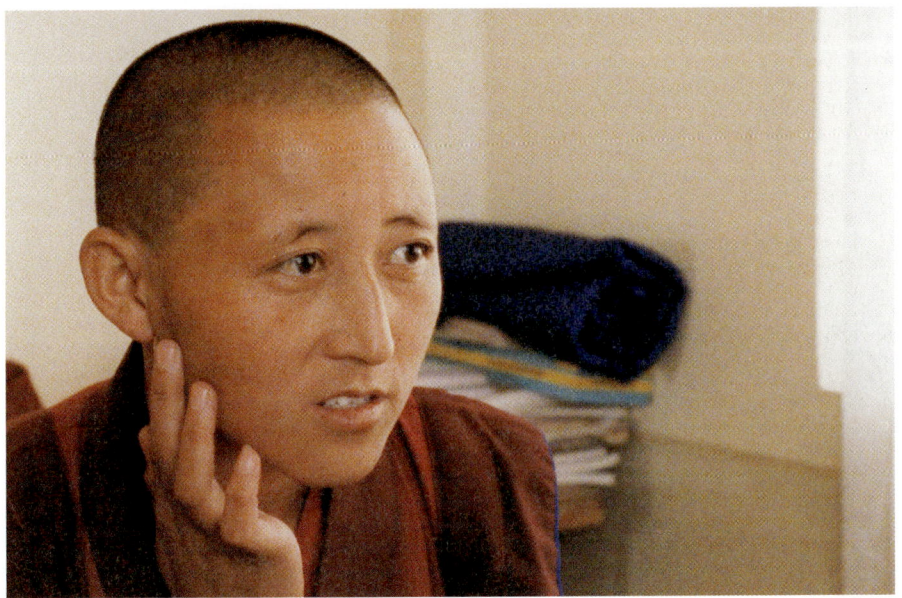

Die Nonne Tenzin Choedon hat schwere Kopfschmerzen. Sie wurde in Tibet von chinesischen Soldaten gedemütigt und gefoltert. Zur Behandlung bekommt sie Juwelenpillen. Eine kleine Besserung tritt ein.

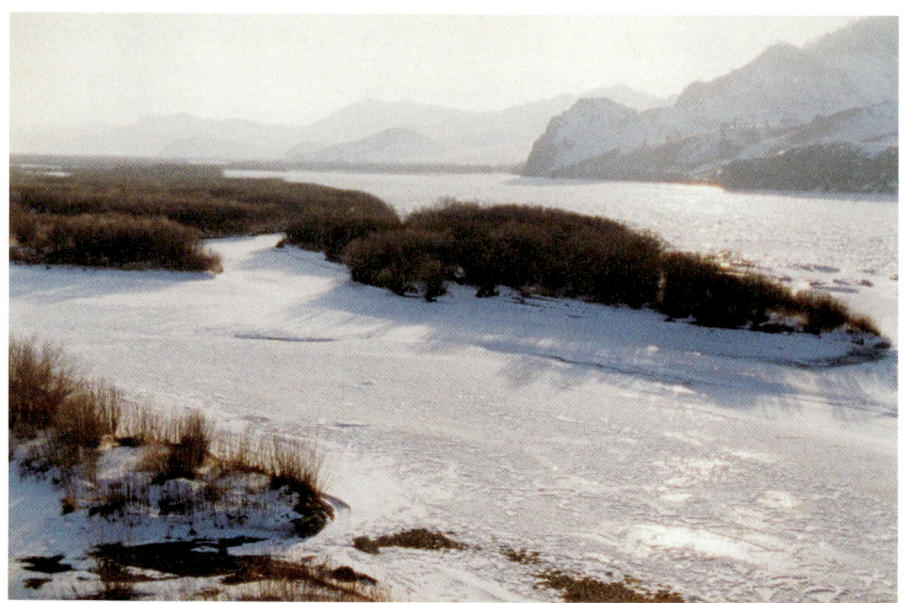

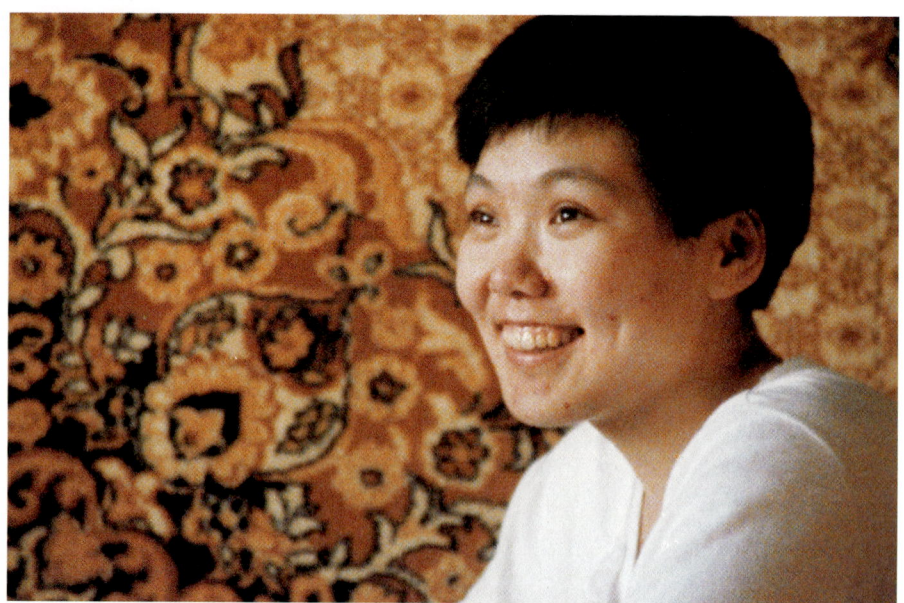

Der sibirische Winter macht sich breit. Sieben Monate sind seit dem Beginn der Behandlungen in Burjatien vergangen. Bei Nikita und Wika sind Besserungen ihrer schweren Krankheiten eingetreten. Beide fahren mit der Einnahme tibetischer Arzneien fort.

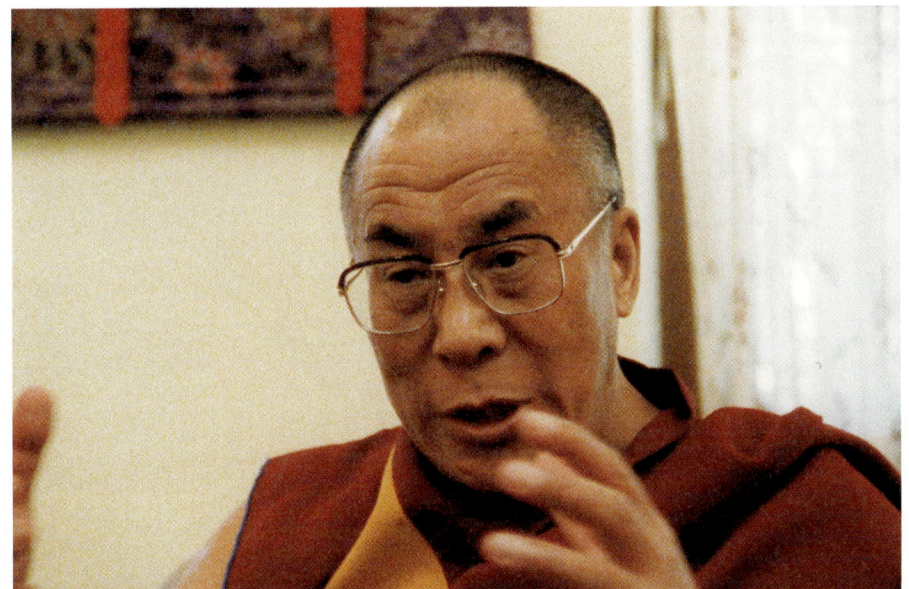

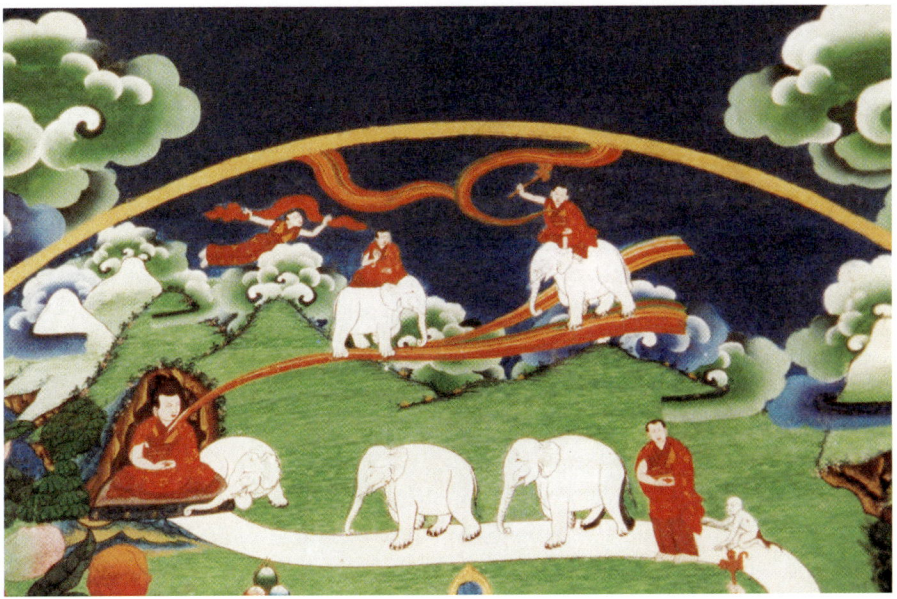

S.H. der XIV. Dalai Lama gibt einige Gedanken zur Philosophie der tibetischen Medizin mit auf den Weg. Er spricht von Möglichkeiten, ganz von Leiden frei zu werden, und über die Bedeutung eines gesunden Geistes und den Sinn der Wiedergeburtszyklen.

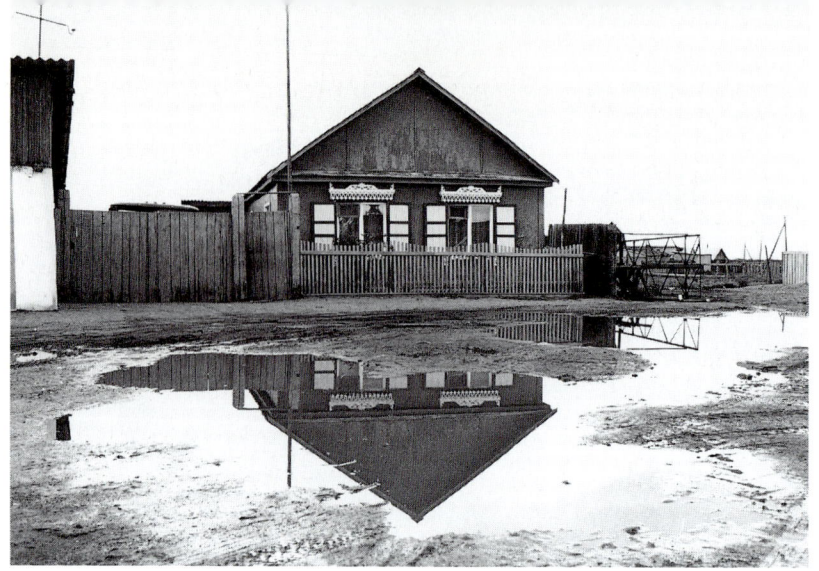

Das Haus der Familie Bodrow am Rande von Nischni Sajantuj.

EINE SEHR SCHWERE HEILUNG

Ein Patient mit Leberkrebs im vierten Stadium.

Republik-Spital Ulan-Ude.

Im Sprechzimmer sitzt ein russischer Arzt mit weisser Mütze. Vor ihm sitzt Lidia Bodrowa, eine 27jährige Russin. Der Arzt erklärt anhand der Röntgenaufnahmen, Ultraschallbilder und schriftlichen Befunde, dass die Geschwulst auf der Leber ihres Mannes Oleg sehr gross sei und die Diagnose sehr genau. Für eine Operation sei es zu spät. Lidia kommen die Tränen. Der Arzt: «Bitte bereiten Sie sich auf die schweren Stunden vor! Haben Sie Kinder?» «Ja, wir haben zwei Kinder.» «Leben Sie für die Kinder! Beruhigen Sie sich bitte, es gibt keine andere Möglichkeit. Noch eineinhalb oder zwei Monate wird es dauern. Die Leber zerstört sich im jungen Organismus sehr schnell.»

Nischni Sajantui, ein kleiner Vorort von Ulan-Ude.

Vom Auto bis zum Eingang ihres russischen Holzblockhäuschens in Nischni Sajantui muss Lidia ihren sichtlich geschwächten Oleg stützen. Das Häuschen ist klein, die Zimmer sind ohne Tür, überall ist alles zu hören. Beim Durchgang zum Schlafzimmer schauen die zwei kleinen Töchter der Krankenhelferin zu, wie sie eine Infusion für Oleg vorbereitet. Sie wird nun täglich vorbeikommen und die Infusionen einleiten. Die Nachbarin klopft, bietet ihre Hilfe an. Lidia erzählt ihr in der Küche von der Diagnose. Jemand hatte empfohlen, das buddhistische Kloster aufzusuchen. Lidia und Oleg waren bei einem jungen tibetischen Arzt gewesen, der ihnen Arzneien mitgegeben hatte. Die Nachbarin, eine Burjatin, sagt, sie kenne auch einen guten tibetischen Arzt mit viel Erfahrung, der schon oft habe helfen können. Oleg bewegt sich kaum, die Infusion läuft. Es ist Abend. Lidia geht mit der Nachbarin weg.

Zwei Stunden später.

Draussen schlagen Autotüren zu. Die Bretter vor dem Häuschen knarren. Lidia und die Nachbarin kommen mit Tschimit-Dorschi herein. Lidia reicht ihm die Dokumente vom Spital, aber Tschimit-Dorschi beachtet sie nicht. Er schaut Oleg an, setzt sich neben ihn an den Bettrand, nimmt mit seiner rechten Hand das linke Handgelenk von Oleg und fühlt mit drei Fingern seinen Puls. Ab und zu verändert er die Stellung der drei mittleren Finger, manchmal hebt er einen ab und setzt ihn wenig später wieder neben die anderen Finger. Mal drückt er mit einer der Fingerspitzen etwas mehr auf das Handgelenk, mal etwas weniger. Tschimit-Dorschi macht einen sehr konzentrierten Eindruck. Niemand spricht, kein Laut ist zu hören. Oleg hat seine Augen geschlossen. Das Gesicht ist gelb. Tschimit-Dorschi fasst jetzt mit seiner Linken das rechte Handgelenk von Oleg und fühlt wieder den Puls, sehr lange, nimmt Olegs linken Arm und fühlt jetzt gleichzeitig beide Pulse. Er betastet seinen Körper, klopft an manchen Stellen, sagt aber nichts, geht in die Küche, nimmt ein Etui und einen Beutel aus seiner Tasche, bindet das Etui auf, entnimmt einen Masslöffel und einige Papierchen und füllt Arzneien ab. Lidia zeigt ihm die Arzneien, die sie vom jungen tibetischen Arzt im Kloster bekommen haben. Tschimit-Dorschi macht eines auf und probiert mit der Zunge. «Nein, auf keinen Fall dieses!» und verteilt weiter von seinen Arzneien. «Er muss diese vor dem Schlafengehen mit abgekochtem Wasser einnehmen. Morgen kommen Sie zu mir, und ich gebe Ihnen alle Arzneien für die ganze Kur.»

Am nächsten Morgen.

Tschimit-Dorschi liest laut. Auf einem niedrigen, mit farbigen Seidentüchern bedeckten Tischchen in seiner ‹Praxis› liegen mehrere Häufchen von Arzneiportionen und ein geöffnetes tibetisches Buch mit Mantras. Er blättert um, betet weiter, taucht eine Pfauenfeder in ein silbernes Gefäss und tropft mit der Flüssigkeit in den Raum. Ihm gegenüber sitzt Lidia auf einem Hocker. Von der Decke hängen getrocknete Kräuter. Tschimit-Dorschi nimmt die Arznei und hüllt sie in Papier.

Zu Hause bei Lidia sucht Tschimit-Dorschi den Küchenschrank nach einem bestimmten Gefäss ab, findet eine kleine gusseiserne Bratpfanne und sagt: «Diese, nur diese, keine andere! Legen Sie eine Nähnadel hinein und diese zwei Früchte.» Er gibt ihr aus seiner Jackentasche zwei trockene, fast baumnussgrosse Früchte (Myrobalani fructus, Terminalia chebula). Er öffnet eines seiner Arzneipäckchen. «Morgens geben Sie drei Gläser Wasser in das Pfännchen und eines von diesen Pülverchen, kochen es mit der Nadel und den Früchten bis nur noch ein Glas Flüssigkeit übrigbleibt. Das muss er um sieben Uhr früh trinken. Sie können jetzt beginnen. Für heute macht es nichts, wenn es etwas später ist.» Er öffnet das nächste Papierpaket. «Dieses muss er um zehn Uhr einnehmen und danach ein Glas abgekochtes Wasser trinken. Es ist gegen das Fieber. Dieses hier muss er um eins einnehmen, mit Wasser. Diese Pülverchen um vier, auch mit Wasser einnehmen, dieses um sieben, abgekocht wie am Morgen, mit Nadel und Früchten, und dieses hier vor dem Schlafengehen. Das ist das Programm für die nächste Zeit. Die anderen Mittel und Spritzen dürfen Sie ihm nicht mehr geben, Infusionen nur noch einmal in zwei Tagen. Gehen Sie nicht mehr ins Spital. Machen Sie nur, was ich Ihnen sage. Sollte es ihm sehr schlecht gehen, so wissen Sie, wo Sie mich finden.» Er schaut ins Zimmer, wo Oleg liegt, und geht dann zur Tür hinaus.

Eine Woche später.

Lidia fährt spät abends in die Stadt und sucht Tschimit-Dorschi. Er ist zu Hause, sitzt im Trainingsanzug auf dem Sofa und fühlt einer älteren Burjatin den Puls. Der Fernseher läuft. Lidia erzählt, dass es Oleg sehr schlecht geht: «Er isst nichts, muss ständig braunes Zeug kotzen, und abends schwitzt er ganz gelbe Flüssigkeit. Ich holte die Nachbarin, wir haben Angst.» Tschimit-Dorschi ist ganz ruhig: «Ich habe darauf gewartet, der Umbruch im Organismus hat begonnen. Er beginnt, die Krankheit zu bekämpfen. Es muss so sein, er muss das durchstehen.» Er fühlt wieder den Puls bei der Burjatin, sagt noch zu Lidia: «Ich komme morgen vorbei.» Dann aber sagt er: «Warten Sie!» Nach einer Weile holt er den tibetischen Astrologiekalender und studiert darin. Dann sagt er: «Nein, ich muss heute noch kommen.» Sie gehen zusammen weg. Es ist bald Mitternacht.

Oleg liegt im Bett. Die zwei kleinen Mädchen im Pyjama stehen barfuss am Fussende des Bettes. Lidia trocknet Olegs Bauch und Rücken mit einem Badetuch. Am Boden neben dem Bett steht eine grosse, weisse Emailschüssel. Tschimit-Dorschi sitzt auf einem Küchenhocker vor dem Bett und liest laut Mantras auf tibetisch. Lidia legt Oleg auf die andere Seite und deckt ihn zu. Oleg bewegt sich nicht. Seine Augen sind geschlossen.

Drei Wochen später.

Oleg geht allein von der Küche ins Wohnzimmer, hält sich aber am Herd, an der Stuhllehne, an der Wohnwand und zuletzt am Fenstersims fest. Das Fenstersims ist voller Grünpflänzchen. Oleg schaut hinaus. Vor dem Fenster rennen Schulkinder mit Tornistern auf ihren Rücken im Kreis um einen grossen Tümpel herum. Zwei ältere Frauen mit voll beladenen Einkaufstaschen gehen gemächlich die Strasse entlang, plaudern, bleiben stehen. Oleg geht an der

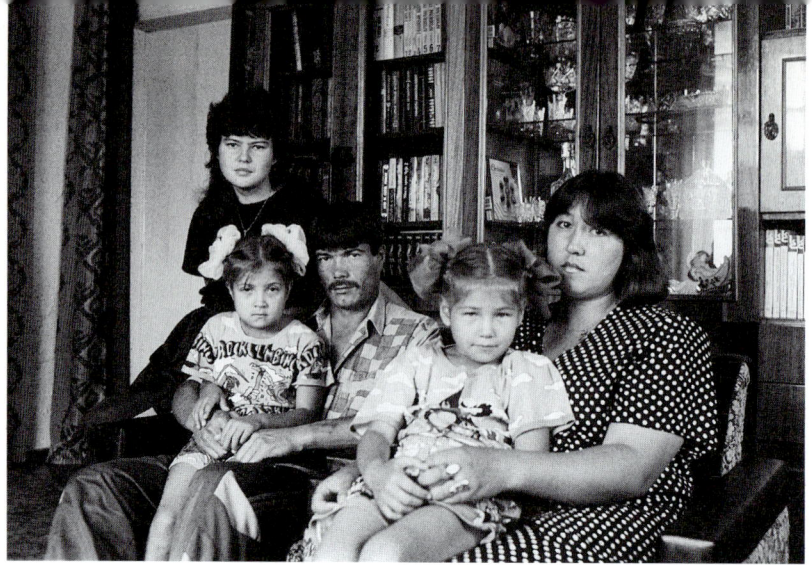

Zwei Jahre nach der Heilung. Familie Bodrow zu Hause: Oleg, Lidia, zwei Töchter und eine Schwester von Oleg.

Wohnwand vorbei ins Schlafzimmer, lässt sich auf das Bett sinken und deckt sich selbst zu.

Eineinhalb Monate später.

Oleg und Lidia besuchen Tschimit-Dorschi in seiner ‹Praxis› im Kloster. Er nimmt gerade aus einer der vielen Holzschubladen Wurzeln heraus, wiegt sie und legt sie auf einen grossen Messingteller, wo bereits Kräuter liegen. Lidia ist ganz aufgebracht: «Wir waren soeben im Krankenhaus zur Untersuchung. Ich wollte wissen, wie es mit Oleg steht. Der Chefarzt hat die Röntgenbilder und alles angeschaut und gesagt, es sei alles in Ordnung. Er sagte: ‹Warum sind Sie überhaupt hierhergekommen? Sie verschwenden unsere teuren Kontrastmittel, und dabei ist er gesund!› Ich sagte ihm: ‹Schauen Sie doch in den Unterlagen, was dort steht!› Wissen Sie, was darauf der Chefarzt gemacht hat? Er sagte: ‹Sowas ist bei uns nicht möglich!› Er riss alle Dokumente aus den Unterlagen heraus.» Tschimit-Dorschi sagt zu Oleg: «Wenn sie dich im Krankenhaus geheilt hätten, würden sie die Krankenkarten sorgfältig aufbewahren.» Er geht wieder zu seinen Holzschubladen und sagt: «Wir werden noch einige Zeit mit der Kur weiterfahren.»

Zwei Jahre später.

Oleg ist von Gesetzes wegen ein Invalider. Im Sommer geht er heuen und hilft zum Dank für seine Heilung Tschimit-Dorschi beim Kräuterpflücken in der Taiga und den Steppen. Die Lebensgewohnheiten sind normal. Hin und wieder nimmt Oleg während einigen Wochen tibetische Kräuterarzneien von Tschimit-Dorschi ein, zur Vorbeugung und allgemeinen Stärkung.

Viele Heilungsgeschichten sehen dem Verlauf nach ähnlich aus: Etwa eine Woche nach Beginn der Behandlung kann eine Verschlechterung eintreten. In ganz schweren Fällen kann der Patient sogar das Gefühl haben, er überlebe diese Zeit nicht. Um diese Zeit besser durchzustehen, liest Tschimit-Dorschi Mantras und macht Rituale, die den Patienten während dieser schweren Zeit beruhigen sollen und ihm Kraft geben, durchzuhalten. Die Gebete und Rituale haben aber nichts mit dem eigentlichen Heilungsprozess zu tun. In der Regel dauert diese schwere Zeit nur einige Tage. Danach setzt eine fast kontinuierliche Besserung, die eigentliche Heilungsphase ein, die sich über einen oder mehrere Monate hinziehen kann, weil die tibetischen Arzneien sanft, aber gründlich ausheilen sollen.

Die Heilungsgeschichte von Oleg Bodrow darf nicht als Verallgemeinerung gelten und heissen, dass die tibetische Medizin Krebskrankheiten heilen kann. Eine besondere Stärke der tibetischen Medizin besteht jedoch darin, Leber- und Nierenkrankheiten zu heilen.

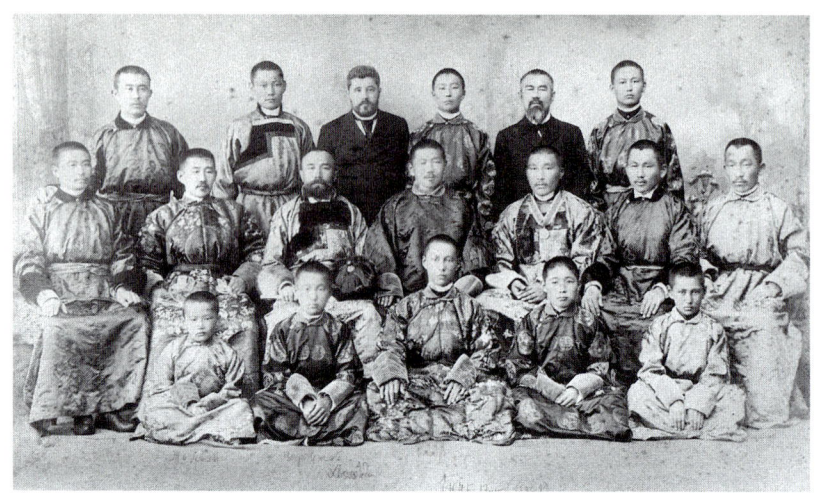

Burjatenschule in St. Petersburg 1894; hinterste Reihe, zweiter von rechts: Pjotr A. Badmajew; ganz vorne, erster von rechts: Wladimir N. Badmajew im Alter von zwölf Jahren.

BERÜHMTE ÄRZTE AUS TAPTANAI

Wie die tibetischen Rezepte von Burjatien in den Westen kamen.

Nur etwa zwei Autostunden von *Aga*, dem heutigen Aginsk entfernt, mitten in den letzten nordmongolischen Steppenausläufern, liegt *Taptanai*, ein kleines, russisch anmutendes Dörfchen. Hinter dem ersten Hügel finden wir in der Ebene eine Vertiefung im Boden. Hier soll die Zisterne eines berühmten Burjatenhofes gewesen sein, der nach der russischen Revolution aufgelöst werden musste. Die Burjaten, die hier bis zum Beginn dieses Jahrhunderts lebten, stammen nach der Überlieferung in einer ‹geraden Linie› von Dschingis Khan ab. Vor hundertfünfzig Jahren war *Badma* der Gutsherr hier.

Sultim Badma war der zweitälteste von sieben Söhnen. Er wurde als Sechsjähriger von den Lamas des Klosters Aga zum Studium der tibetischen Medizin auserwählt. Als Halbwüchsiger war er bereits Hauptarzt der ‹Stepnaja Duma›, der regionalen Regierung. Mitte des 19. Jahrhunderts brach im Tschitinsker Gebiet in Ostsibirien eine Typhusepidemie aus. Der ostsibirische Generalgouverneur Nikolaj

Nikolajewitsch Murawjow suchte als letzte Hoffnung die tibetischen Mediziner des Klosters Aga auf, wo man ihm Sultim Badma empfahl. Mit Hilfe der Strategie, die Sultim dem Gouverneur als Massnahmen seitens der Armee vorschlug, und seinen tibetischen Arzneien gelang es, die Epidemie zu stoppen. Zum Dank wurde Sultims Wunsch erfüllt, nach St. Petersburg reisen zu können.

Im Herbst 1857 kam Sultim in *St. Petersburg* an. Er eröffnete dort eine Praxis, liess sich russisch-orthodox taufen und nahm den Namen Alexander Alexandrewitsch (nach dem Zaren Alexander II.) an. Sein zweiter Name Badma, der nach der burjatischen Tradition kein Familienname, sondern lediglich die Übernahme von Vaters erstem Namen war, wurde zum Familiennamen gemacht und erhielt die russische Endung ‹jew›. Sultim Badma hiess nun Alexander Alexandrewitsch Badmajew. Bald hatte Sultim mit seinen tibetischen Arzneien so grossen Erfolg, dass die russischen Ärzte anfingen, sich Gedanken über die Zulässigkeit dieser exotischen Heilmittel zu machen. Zu jener Zeit begann sich von Europa her auch die naturwissenschaftliche Medizin durchzusetzen. Zar Alexander II. schrieb 1860 in einem Brief an Sultim:

«*Der Lama Badmajew ist angewiesen, seine Kräuterheilmittel bei Patienten anzuwenden, die von Tuberkulose aller Schweregrade befallen sind. Er soll seine Mittel auch an Krebskranken erproben. Diese Behandlung soll unter Aufsicht der Krankenhausärzte stattfinden. (...) Versagt er bei der Behandlung der Patienten, wird er keine Erlaubnis erhalten, in unserem Land als Arzt zu arbeiten.*»

Sultim bestand die vierjährige Probezeit. Er wurde sogar eingeladen, an der medizinisch-chirurgischen Akademie St. Petersburg zu arbeiten und nebenbei auf Wunsch des Zaren das tibetische Medizinlehrbuch *Gyüschi* ins Russische zu übersetzen. Badmajew holte 1870 als Hilfe seinen jüngsten Bruder *Schamsaran Badma* nach dessen Abschluss am Irkutsker Gymnasium nach St. Petersburg. Sultim sprach Burjatisch, Mongolisch und Tibetisch, aber schlecht Russisch. Der neunzehnjährige Schamsaran Badma studierte in St. Petersburg westliche Medizin und wurde nebenbei von seinem älteren Bruder Sultim in die tibetische Medizin eingearbeitet. Er liess sich am 8. April 1872 ebenfalls taufen und wählte den Namen Pjotr Alexandrewitsch Badmajew.

Am 27. September 1873 starb Sultim. Pjotr führte die Apotheke von Sultim weiter und gründete eine Schule zur Ausbildung von Burjaten. Er holte auch seine Neffen aus Taptanai nach Petersburg. Um 1890 kam *Zyrenschap* als Zwölfjähriger nach. Zyrenschap, der später zu *Wladimir Nikolajewitsch Badmajew* wurde, war der Sohn von Pjotrs Bruder Buda und hatte schon vier Jahre im Kloster Aga verbracht. In St. Petersburg machte er Abitur, studierte westliche Medizin, promovierte und arbeitete daneben in Pjotrs Apotheke. Pjotr übersetzte drei Bände des *Gyüschi* ins Russische und gab Bücher über tibetische Medizin heraus.

1914, nach Ausbruch des 1. Weltkrieges, wurde Wladimir leitender Arzt eines russischen Lazarettzuges. Pjotr wurde kurz vor Beginn der Revolution verhaftet. 1918 wurde das Haus am ‹Poklonna Berg› konfisziert. 1922, einige Tage nach seiner Entlassung aus der Haft, starb Pjotr. Legenden sprechen von einem Alter von über hundert Jahren. Laut einem kürzlich aufgefundenen Dokument über seinen Studienabschluss in Irkutsk starb er mit zweiundsiebzig Jahren. Wladimir zog nach *Polen*.

Dort erhielt er den Namen Wlodimierz und durfte als Arzt arbeiten. Zuerst in der Kreisstadt Tomaszów-Mazowiecki in der Woiwodschaft Lodz mit 33'000 Einwohnern, etwa 100 km von Warschau entfernt. Im Winter 1924/25 zog er mit seiner Frau nach Warschau und richtete an der Rosenallee 2 eine Praxis ein (heute befindet sich in diesem Haus die ‹Schweizerapotheke Dr. Bircher›). Wladimir praktizierte neben der westlichen leidenschaftlich die tibetische Medizin und machte die Rezepte selber.

1925 heilte er den neunzehnjährigen Pianisten *Johannes von Korvin-Krasinski*. Der Junge hatte sich auf das Pariser Konservatorium vorbereitet, war aber immer schwächer geworden, bis er sich kaum mehr bewegen konnte. Niemand wusste, was für eine Krankheit das war, und niemand konnte ihm helfen. Sein Vater, Graf Heinrich von Korvin-Krasinski, war in Jugendjahren mit *Robert Koch* und dem Neurologen *Jean-Martin Charcot* befreundet gewesen. Darum musste die Behandlung durch Wladimir Badmajew geheim gehalten werden.

Wladimir wandte die tibetische Methode der *trockenen Operation* an, neben den üblichen tibetischen Arzneien. Laut dem Buch *Chi, Schara, Badahan* (Wind, Galle, Schleim) welches Wladimir Badmajew 1929 auf polnisch herausgab, handelt es sich dabei um eine äussere Heilmethode, die wie eine Kur mehrmals angewendet wird und ohne die genauen wissenschaftlichen Kenntnisse der tibetischen Medizin nicht wirksam durchgeführt werden kann. Dabei geht es darum, ‹die träge gewordenen, eingeschlafenen oder zeitweise völlig gehemmten Funktionen dieser oder jener Körperorgane oder ganzer Körperpartien wieder zum Leben zu erwecken. Der Arzt zwingt gewissermassen diese Organe und Zentren zum Kampf und Widerstand, indem er auf sie drückt, sie knetet und erschüttert.› Der schon vor dem Tod stehende junge Krasinski wurde geheilt, ging aber nicht ans Pariser Konservatorium. Er trat als *Pater Cyrill von Korvin-Krasinski* ins Benediktinerkloster Maria-Laach ein und beschäftigte sich sein ganzes Leben lang mit der tibetischen Medizinphilosophie, schrieb Bücher darüber und hielt Vorträge.

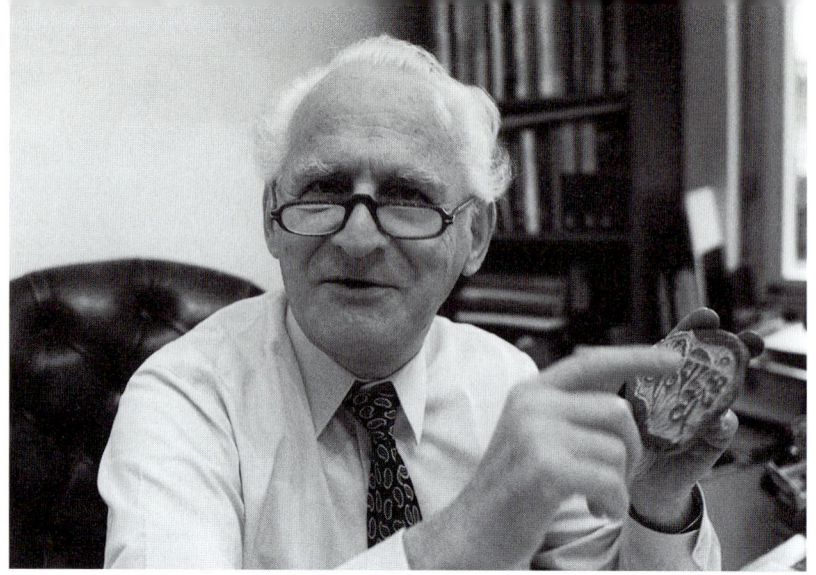

Karl Lutz 1994 in seinem Büro. Auf dem Stein das älteste tibetische Mantra ‹Om mani padme hum›.

EIN SCHWEIZER PIONIER

Karl Lutz kämpft um die Zulassung tibetischer Heilmittel.

1954 hielt Pater Cyrill von Korvin-Krasinski in Zürich einen Vortrag über die tibetische Medizin, der den gut dreissigjährigen Schweizer Pharmakaufmann Karl Lutz gedanklich derart fesselte, dass er sein Leben lang nicht mehr davon loskam.

Karl Lutz fing an, sich intensiv mit Konzeption, Philosophie und praktischer Anwendung der tibetischen Medizin zu beschäftigen. Zehn Jahre lang führte er einen Briefwechsel mit Pater Cyrill, und die beiden trafen sich in dieser Zeit einige Male. Karl Lutz ging aber weiterhin seiner angestammten Tätigkeit nach. 1959 wurde er beauftragt, für den Pharmakonzern Schering AG Berlin eine schweizerische Tochterfirma zu gründen und zu leiten, was er in der Folge auch tat. Sein Interesse an der tibetischen Medizin blieb aber ungebrochen. Lutz suchte nach Möglichkeiten, die tibetischen Heilmittel für den Westen nutzbar zu machen, d.h. die Arzneien mit modernen Methoden herzustellen. Korvin-Krasinski verhalf ihm zum Kontakt mit den Badmajews (siehe vorangehendes Kapitel), und 1965 reiste Karl Lutz nach Warschau. Wladimir Badmajew war drei Jahre vorher gestorben. Lutz lernte Wladimirs Witwe und seinen Sohn Peter kennen. Diesen lud er ein, im Zürcher Kantonsspital einen Vortrag über tibetische Medizin zu halten, aufgrund des Wissens und der Erfahrungen seines Vaters. Peter Badmajew selbst war westlicher Chirurg. Er wollte dem Staat Polen den Nachlass seines Vaters offiziell vermachen. Die staatlichen Pharmabetriebe interessierten sich jedoch nicht dafür und lehnten das Geschenk ab.

Noch im Sommer 1965 kam Peter Badmajew nach Zürich, hielt den Vortrag und übergab Karl Lutz ‹den ganzen Bettel seines Vaters›. Lutz überredete Badmajew, in der Schweiz zu bleiben, um bei der probeweisen Herstellung einiger Arzneien behilflich zu sein. Peter Badmajew erinnerte sich, welche Rezepte sein Vater am meisten gebraucht hatte, und Lutz besorgte die dafür nötigen Rohstoffe. Noch im gleichen Jahr stellte Karl Lutz gemeinsam mit seiner Frau Johanna und mit Peter Badmajew in St. Gallen bei der Kräuterfirma Dixa erstmals mit modernen Methoden tibetische Arzneien her: die Rezepte Nr. 13, 96, 147, 156 und 162 als Decoctum (das vor der Einnahme in Wasser gekocht wird) und die Rezepte Nr. 8, 28, 34, 115, 137, 173, 178 und 179 zur trockenen Einnahme als Kräuterpille. Lutz gab diesen Rezepten den Namen ‹Padma› (Sanskrit = Lotos), wohl auch in Anlehnung an ihre Herkunft, die Badmajews, welche in Burjatien vor der Russifizierung Badma hiessen. Karl Lutz und Peter Badmajew erarbeiteten miteinander systematisch die erste (und bisher einzige) Indikationsliste der tibetischen Arzneien, die im Anhang dieses Buches zum ersten Mal vollständig veröffentlicht wird.

Karl Lutz gab einigen Ärzten, die er von seiner Tätigkeit als Pharmakaufmann und als Direktor der Schering Schweiz kannte, die Arzneien mit der Indikationsliste. Bald darauf, 1966, erregte der Fall Schmiedli, ehem. Gemeindepräsident von Pfungen bei Winterthur,

grosses Aufsehen. Der behandelnde Arzt Dr. Charles in Winterthur
verschrieb dem Patienten als letzte Hoffnung gegen dessen fortge-
schrittene periphere arterielle Verschlusskrankheit Padma Nr. 28.
Der Patient war vorher zweimal erfolglos an den Beinen operiert
worden. Nach der Behandlung mit dem tibetischen Mittel konnte
der Patient schmerzfrei mehrere Kilometer gehen. Dr. Charles gab
daraufhin auch anderen Patienten mit Arteriosklerose Padma 28 und
schickte 1967 einige von ihnen zu Untersuchungen an die Zürcher
Universitätsklinik zum Angiologieprofessor Dr. Alfred Bollinger.
Dieser wunderte sich, dass es diesen Patienten immer besser ging
und dass sie schmerzfrei gehen konnten, obwohl die angiologischen
Untersuchungen einen immer grösseren Verschluss der Arterien
zeigten.

*(Anmerkung des Herausgebers: Bei Verschluss von Gefässen wird
ein ‹Ersatzsystem›, das sogenannte kollaterale arterielle System im
Körper aktiviert, wobei während der ‹Umstellfrist› bereits Zehen
oder Füsse absterben können. Padma 28 soll den Umstellungsprozess
der Kollaterisation beschleunigen.)*

Karl Lutz bot der Schering AG Berlin seine tibetischen Rezepturen an. Er fand kein Gehör, obwohl sich Schering seit einiger Zeit
über das Aufkommen der ‹Grünen Medizin› bewusst war. Als die
Schering erfuhr, dass er angefangen hatte, die Arzneien herzustellen
und zu testen, wurde er 1969 fristlos entlassen. 1971 wurde von der
Interkantonalen Kontrollstelle für Heilmittel in der Schweiz IKS das
Rezept Padma 179 als ‹Padma Lax› zum Verkauf freigegeben. 1977
führte der Angiologe Dr. Franz Hürlimann, vormals leitender Arzt
der angiologischen Abteilung am Kantonsspital Luzern, eine Doppelblindstudie mit Padma 28 durch, da er zahlreiche Patienten mit Ver-
schlusskrankheiten behandelte, bei denen sich die handelsüblichen
Vasodilatatoren (gefässerweiternde Mittel) als wirkungslos erwiesen
hatten. Die Strecke des schmerzfreien Gehens wuchs in der Verum-
gruppe dieser Studie im Durchschnitt um 54 Prozent. Dr. Hürli-

mann schrieb später, das Ergebnis habe ihn umso mehr überrascht, als frühere Doppelblindversuche unter gleichen Bedingungen mit Vasodilatatoren nur eine Steigerung von 4 und 10 Prozent ergeben hatten.

1978 wurde nach einigem Zögern Padma 28 von der IKS zum Verkauf freigegeben. Karl Lutz meldete es zur Aufnahme in die soge-nannte Spezialitätenliste an, d.h. in die Liste der von den Kranken-kassen vergüteten Arzneien. Laut Gesetz waren die Anforderungen erfüllt (Verordnung VIII über die Krankenversicherung betreffend die Auswahl von Arzneimitteln und Analysen vom 30.10.1968 sowie Verordnung 10 des EDI über die Krankenversicherung betreffend die Aufnahme von Arzneimitteln in die Spezialitätenliste vom 19.11.1968). Die Aufnahme wurde mit der Begründung abgelehnt, es bedürfe noch einer zweiten Studie, obwohl das Gesetz dies nicht verlangte. Hingegen hatten Angiologen schon in den sechziger Jahren auf negative Effekte der chemischen Vasodilatatoren hingewiesen: Diese erweitern die Gefässe überall im Körper, so dass die nicht ver-stopften Gefässe das Blut von den kranken Gefässen abziehen. Diese Wirkung wird als ‹steal-effect› bezeichnet. 1980 wurden die Vaso-dilatatoren von der grossen amerikanischen Ärztevereinigung AMA als ‹nutzlos›, von der Deutschen Ärztekommission 1981 als ‹bei organischen Störungen unangebracht› bezeichnet. Danach kamen sie, unwesentlich verändert, als ‹durchblutungsfördernde Mittel› wieder auf den Markt und erhielten Attribute wie ‹vasoaktiv› und ‹gefässwirksam› usw. Nach den schweizerischen Verordnungen hätten sie aus der ‹Spezialitätenliste› gestrichen werden sollen, da sie den Anforderungen nach neusten Erkenntnissen nicht mehr entsprachen. Das ist bis heute nicht geschehen. Allein in der Schweiz erbringen sie einen Jahresumsatz von rund 30 Millionen Franken. Der Zürcher Internist Dr. W. Bupp setzte sich in der Schweizerischen Ärztezeitung Anfang der achtziger Jahre für das nebenwirkungsfreie tibetische Rezept 28 von Karl Lutz ein, da es die Wirksamkeit der Vasodilatatoren bei weitem übertraf, nebenwirkungsfrei und

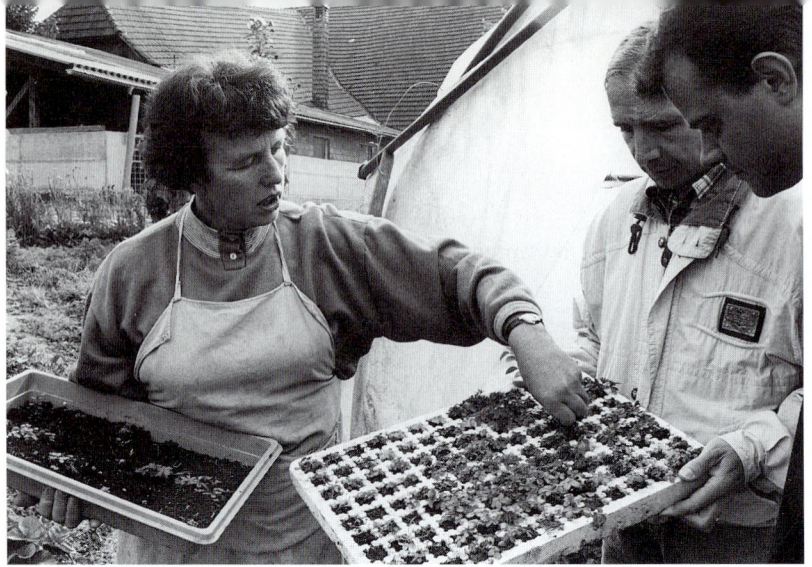

Im schweizerischen Emmental werden Kräuter für tibetische Arzneien gezogen und angebaut, zum Beispiel Goldfingerkraut.

ausserdem noch billiger war, so dass es die Kassen nicht unnötig belastete.

Die Nachfrage nach Padma 28 war gross, aber Lutz hatte keine Produktionsmöglichkeiten mehr. Sein ganzes eigenes Geld hatte er bereits investiert. Ausserdem hatte er keine Rohstoffe mehr. Das Projekt schien am Ende. Dank der sofortigen Hilfe und grosszügigen Unterstützung des Genfer Bankiers Fernand Oltramare, eines Freundes von Korvin-Krasinski, konnte Lutz weiterproduzieren und eine eigene kleine Produktionsstätte aufbauen. Am 28. September 1983 brachte die Nationalrätin Doris Morf eine Interpellation im Parlament ein, die von 19 Nationalräten unterzeichnet war. Sie kritisierte die Tatsache, dass zwar die wirkungslosen oder gar schädlichen Vasodilatatoren, nicht aber das einzige erwiesenermassen wirksame Medikament gegen periphere Durchblutungsstörungen – nämlich Padma 28 – kassenzulässig seien. Sie forderte einen Zulassungsentzug oder ein Verkehrsverbot für die vasoaktiven Mittel und die Zulassung von Padma 28: «Es drängt sich auf, die Kriterien für die Arbeit der Arzneimittelkommission vom Bundesamt für Sozialversicherung vor allem in bezug auf die Patienteninteressen überprüfen zu lassen und die personelle Zusammensetzung neu festzulegen...»

1984 wurde an der Berner Universität unter Professor Mahler die Dissertation von Ruke Schräder über die Wirksamkeit von Padma 28 abgeschlossen. Obwohl für die Doppelblindstudie nur schwere Fälle verwendet worden waren, war das Resultat klar: Padma 28 figuriert auf der Wirksamkeitsskala im obersten Bereich. Karl Lutz reichte auch diese Arbeit beim Bundesamt ein. Bis heute wird eine Aufnahme von Padma 28 in die Liste der kassenzulässigen Medikamente abgelehnt. Jedes Jahr findet die zuständige Kommission neue formelle ‹Mängel›, die nicht Bestandteil von Bestimmungen sind. Einige Krankenkassen jedoch vergüten die Kosten bis zu 90 Prozent auf freiwilliger Basis, wenn das Mittel vom Arzt verordnet wird.

Karl Lutz kämpfte weiter um die offizielle Akzeptanz dieser einen Arznei, die anderen Rezepte blieben in der Schublade. Sie wurden bisher nur von ein paar wenigen Ärzten eingesetzt.

Am 17. Mai 1995 starb der Pionier Karl Lutz, der als erster diese reale Brücke von der tibetischen Medizin zu uns gebaut und sich bis zum letzten Tag seines Lebens dafür eingesetzt hat, dass primär das Wohl der Patienten und nicht die Kasse der Unternehmungen stimmt.

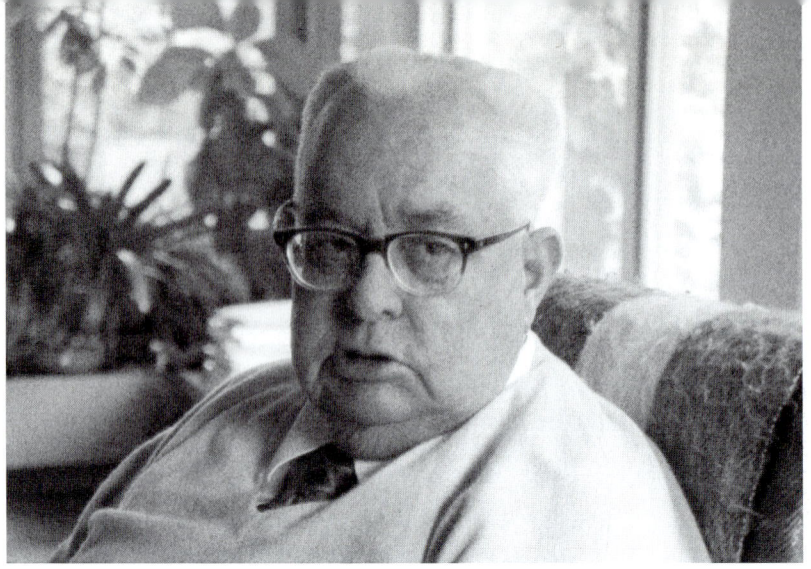

Prof. Dr. med. Alfred Hässig, Immunologe in Bern.

ERNÄHRUNG UND IMMUNITÄT

Das innere Gleichgewicht und die Zivilisationskrankheiten aus der Sicht eines westlichen Immunologen.

Wie hält der Körper seine Einmaligkeit, seine im Erbgut verankerte Individualität gegenüber der Umwelt aufrecht? Das ist die Aufgabe des *Immunsystems*. Das Immunsystem muss alles Körperfremde, das von aussen eindringt, abwehren, und es hat gleichzeitig die Aufgabe, das innere Milieu des Organismus intakt zu halten. Die Immunreaktionen sind entweder normal, gesteigert oder geschwächt. Bei der Auseinandersetzung mit körperfremden Stoffen, die von aussen eindringen, ist das Immunsystem gefordert. Wenn es dieser Forderung nicht gerecht werden kann, entstehen Immunschwächezustände.

Die heutige Menschheit wanderte vor rund 100'000 Jahren aus Ostafrika in alle anderen Kontinente aus. Etwa 90'000 Jahre davon zogen die Menschen als Jäger, Sammler und Nomaden durch die Lande, waren demnach nicht sesshaft. Die Frauen beschafften pflanz-

liche Nahrung verschiedenster Art, und die Männer erlegten dann
und wann ein Tier. Mit der Zeit lernten sie, Feuer zu machen und zu
kochen. Sie ernährten sich sehr *vielfältig* und vornehmlich von
rohen Speisen. Vor 10'000 Jahren wurden sie sesshaft. Im Westen
wie im Osten entwickelte sich eine Agrikultur, im Westen mit Vieh-
haltung und Milchwirtschaft. In den asiatischen Ländern kannte
und kennt man bis heute eigentlich keine Milchprodukte, weil den
dortigen Menschen Milchzucker unverträglich ist. Während dieser
langen Geschichte hat sich der menschliche Organismus mit seiner
vielfältigen Funktionsweise den natürlichen Bedingungen angepasst.
Erst vor 100 Jahren ist die Chemie und die Industrie in die Ernährung eingebrochen. Die Nahrung hat sich erstmals wesentlich verändert. Der Organismus ist aber genetisch nicht in der Lage, sich in
so kurzer Zeit solchen Veränderungen anzupassen. Der Organismus
wird durch die körperfremden Stoffe, die er verarbeiten muss, in
grösserem Masse belastet. Es wird mehr Leistung von ihm gefordert.

Das Immunsystem ist abhängig vom *Gleichgewicht zwischen Leistung und Erholung*. Jedes lebende Wesen bewegt
sich in einem Fliessgleichgewicht. Man isst, trinkt, atmet, setzt
Stuhl ab und löst Urin. Es ist ein ständiger Durchlauf durch den
Organismus, und der Organismus als Ganzes bleibt einigermassen
konstant. Wir werden dann krank, wenn wir zuviel Leistung von uns
fordern und dabei zuwenig Erholung gewähren. Das hat
zwangsläufig Auswirkungen auf das Immunsystem. Bei einer
andauernden Leistungsüberforderung wird das Immunsystem
geschwächt, und zwar in dem Sinne, dass die innere Ordnung im
Organismus nicht aufrechterhalten wird und das Immunsystem sich
verstärkt der Abwehr von Ausseneinflüssen, von körperfremden
Eindringlingen, zuwenden muss. Alles was im Innern, im
Stoffwechsel an alternden, an zugrundegehenden Zellen,
Infektionen im intrazellulären Bereich, im Zellinnern anfällt, kann
das Immunsystem nicht mehr richtig verarbeiten. Darum ist es
wichtig, dass man zwischen Leistung und Erholung ein gesundes

Mittelmass findet. Dafür ist auch eine ausgewogene Ernährung äusserst wichtig.

Der ungarische Physiologe Selye hat 1936 den Stressbegriff charakterisiert und so definiert, dass Ausseneinflüsse, seien es toxische, also Giftwirkungen, psychische Einwirkungen, entzündliche Einwirkungen oder Ernährungseinwirkungen, eine gleichartige Umstellung des Stoffwechsels zur Folge haben. Unter diesen Stressbedingungen ist alles auf eine momentane hohe Leistung ausgelegt. Der Stoffwechsel und alles, was eigentlich der Wiederherstellung, dem Aufbau und der Regeneration dient, wird in den Hintergrund gedrängt. Derartiger Stress ist für das Überleben in einer kurzen Gefahrensituation durchaus nützlich. Aber wenn der Stress anhält, wird er schädlich, weil die Wiederherstellungsvorgänge, die Regeneration im Organismus, unter diesen Bedingungen gehemmt und geschwächt sind.

Bei der Ernährung muss man folgendes unterscheiden: Im Dünndarm wird die Nahrung durch nichtbakterielle Verdauungsmechanismen, durch die Enzyme, die der Magensaft, der Bauchspeicheldrüsensaft und die Galle bereitstellen, abgebaut. Das ist ein nichtmikrobieller, nichtbakteriologischer Abbau der Ernährung. Auf der andern Seite ist der Dickdarm voll von Bakterien. Diese Bakterien bauen jene Nahrung ab, die im Dünndarm nicht gespalten werden konnte. Sie wird im Dickdarm durch Bakterien vergoren. Diese Produkte sind ebenso wichtig wie die, die im Dünndarm entstehen. Die Dickdarmverdauung und die Dünndarmspaltung müssen sich in einem Gleichgewicht befinden. Gerade bei den westlichen Zivilisationserkrankungen ist eben dieses Gleichgewicht gestört. Vor allem ist der Dickdarmabbau der Nahrung durch Bakterien geschwächt, und die Dünndarmaktivität steht im Vordergrund. Das bewirkt langfristige Störungen. Man kann zum Beispiel sagen, dass die Arterienverkalkung, die Arteriosklerose, auf einer Schwächung der Dickdarmfermentation gegenüber der Dünndarmverdauung beruht.

Ein Grund für diese Annahme ist, dass Wiederkäuer, die schon vor dem Magen einen mikrobiellen Abbau der Nahrung haben, nie Arteriosklerose bekommen. Auch die älteste Kuh weist keine Anzeichen von Arteriosklerose auf. Dies deutet darauf hin, dass die Ernährung und die Tätigkeiten von Dünn- und Dickdarm eine entscheidende Auswirkung auf chronisch-entzündliche, unterschwellige Alterserkrankungen haben und dass es deswegen wichtig ist, sich richtig zu ernähren und damit den westlichen Zivilisations- und Alterserkrankungen vorzubeugen.

Man sagte früher, die entscheidenden Ernährungsstoffe seien die Kalorienträger, die Energielieferanten und die Lieferanten der Baustoffe, also Eiweiss, Fett und Kohlenhydrate. Und später sagte man: Kohlenhydrate sind Zuckerverbindungen, Fette sind Fettsäuren und Glycerinverbindungen, die Eiweisse bestehen aus Aminosäuren. Also wurde gereinigtes, raffiniertes Material als Lebensmittel angeboten. Das aber war ein grosser Irrtum, weil man später gesehen hat, dass es auch kalorisch bedeutungslose Nahrungsmittel braucht, nämlich Vitamine, Spurenelemente, Mineralien. Heute lernt man, dass selbst das nicht genügt, sondern dass es im Rahmen dieser Hauptnährstoffe – makronutritive Stoffe – Eiweiss, Fett- und Kohlenhydrat-Verbindungen gibt, die in der Nahrung unerlässlich sind. Namentlich bei den Kohlenhydraten kennt man solche Verbindungen, die sogenannten Ballaststoffe.

Die Ballaststoffe sind im Dünndarm nicht abbaubar, sondern stellen Nahrungsmittel für die Dickdarmbakterien dar, so dass das Gleichgewicht zwischen dem Abbau im Dickdarm und dem Abbau im Dünndarm hergestellt wird. Man hat die Dickdarmverdauung lange vernachlässigt. Die Verstopfung als generelles Leiden ist viel bedeutungsvoller, als man bis jetzt angenommen hat.

Man hat Abführmittel verabreicht, aber das beste ‹Abführmittel› besteht darin, die Darmbaktieren wachsen zu lassen, weil der Stuhl zu einem grossen Teil aus Bakterien besteht. Das Beste ist die

Harmonisierung der Mikrobenflora, des Bakteriengehalts im Dick-darm. Eine normale bakterielle Darmflora will gut gefüttert sein. Das lehrt man erst heute wieder. Der industrielle Fortschritt hat die eigentliche Ernährung in ihrer Leistungsfähigkeit geschwächt. Hier hat man gesündigt. Man legte zu wenig Gewicht auf die komplexen, natürlichen und unerlässlichen Bestandteile der Hauptnahrungs-mittel.

Der Zucker wächst nicht an einem Baum, sondern wird indu-striell aus Zuckerrübe und aus Zuckerrohr gewonnen. Man entfernt dabei die pflanzlichen Mitbestandteile und raffiniert einen einzigen Bestandteil heraus, würfelt diesen und gibt ihn in Paketen ab. Das ist ein Beispiel für eine reine Industrienahrung. Jetzt lernt man all-mählich, dass es in den Hauptnahrungsmitteln Untergruppen gibt, die für die Gesundheit unerlässlich sind. Es gilt, zur Natur zurück-zubuchstabieren.

Was uns heute krank macht, sind nichtansteckende, sogenannte Zivilisationskrankheiten. Unter diesen versteht man Entzündungs-krankheiten, die darauf zurückzuführen sind, dass körpereigene Strukturen geschädigt werden. Das sind im wesentlichen der ganze arteriosklerotische Formenkreis, die bösartigen Geschwulste, also Krebserkrankungen, und im übrigen die Alterserkrankungen, der Altersabbau. Heute besteht die grosse Aufgabe der Medizin darin, diesen Zivilisationskrankheiten vorzubeugen und sie unter Kontrolle zu bringen. Dabei ist wiederum die Beeinflussung des Immunsystems durch die Ernährung ein zentrales Thema, das im schulmedizi-nischen Studium leider nur sehr kurz behandelt wird. Aus diesem Grund haben wir die Studiengruppe für Ernährung und Immunität in Bern gegründet.

Sehr wichtig ist, dass das immunologische Verhalten des Organismus zwischen der Antikörperbildung, der Abwehr nach aussen, und dem inneren Reinigungssystem im Gleichgewicht ist. Das Gesunderhalten des Intrazellulärraumes, der Zellen und ihrem

Innenleben, muss funktionieren. So können alternde Strukturen ordnungsgemäss abgebaut werden und geben nicht zu chronischen Entzündungen Anlass. In diesem Zusammenhang scheint es von Interesse zu sein zu wissen, dass wir die Wirkung eines tibetischen Pflanzenpräparates von Karl Lutz und seiner Firma für tibetische Heilmittel erklären konnten.

Karl Lutz hatte einen überaus ethischen Hintergrund für sein Wirken. Es entsprach nicht seinem Credo zu sagen, dieses oder jenes tibetische Heilmittel sei in diesem oder jenen Sinne wirksam, um es damit möglichst gut verkaufen zu können, wie das beim grössten Teil der Naturheilmittelhersteller der Fall ist. Karl Lutz war es ein Anliegen zu wissen, dass die Wirkung seiner Heilmittel statistisch gesichert und eindeutig und gegenüber psychischen Wirkungen abgrenzbar ist. Er hat sogenannte Placebo-Studien durchgeführt, bei denen die Versuchspersonen nicht wussten, ob sie eine tibetische Kräuterpille oder einen Ersatz einnehmen. Das waren Doppelblindstudien, wie sie in der Schulmedizin üblich sind. Man wusste mittlerweile, dass das tibetische Rezept Nummer 28 von Doktor Badmajew bei Raucherbeinpatienten die Schmerzen mindert und die Gehleistung stark verbessert. Raucherbeinpatienten haben eine Arteriosklerose in den Beinarterien und eine geschwächte Durchblutung der Beine. Schon nach wenigen Schritten müssen sie eine Pause einlegen, weil die Beine so schmerzen. Eine gesicherte Wirkung von Padma 28 ist nun die sehr günstige Beeinflussung von Raucherbeinen. Bei der Überprüfung dieser Wirkung wurde erkannt, dass die Arteriosklerose generell beeinflussbar ist. Man ist jetzt dabei, die Untersuchungen auf Herzkranzarterien-Probleme, also Herz-Kreislaufprobleme und Arteriosklerose generell auszudehnen.

Eine andere Wirkung dieses tibetischen Heilmittels, die in Polen beobachtet wurde, ist eine günstige Wirkung auf chronische Leberentzündungen (Hepatitis), die in Richtung Ausheilung beeinflusst werden. Der Ausgangspunkt meines Denkens war also: Wie kann man die Wirkung eines solchen Pflanzengemischs auf arterielle Durchblutung und bei der Ausheilung von Leberschäden erklären? Ich habe mir überlegt, dass die sehr guten Wirkungen dieses Gemischs darin liegen müssen, dass sich die einzelnen Bestandteile gegenseitig verstärken können. Weil aber die einzelnen Bestandteile in so geringen Mengen vorhanden sind, werden allfällige Nebenwirkungen, die sie haben, abgeschwächt. Diese Pflanzenmischungen sind wirksam und zudem gut verträglich. Der grosse Nachteil bei den pharmazeutisch hergestellten Arzneien liegt darin, dass sie chemisch definierte, einheitliche Substanzen darstellen, so dass sich Wirkungen und Nebenwirkungen gegenseitig störend beeinflussen.

Bei diesem tibetischen Mittel habe ich bald einmal festgestellt, dass seine Hauptwirkung darin besteht, chronische Entzündungen zu hemmen. Eine chronische Entzündung kommt dadurch zustande, dass die weissen Blutkörperchen im Organismus alles, was an Schadstoffen anfällt, in sich aufnehmen und abbauen müssen. Diese weissen Blutkörperchen oder Fresszellen – die sich auch im Eiter ansammeln – bauen die Schadstoffe mit kurzlebigen Sauerstoffverbindungen in ihrem Innern ab. Aber wenn sie dauernd aktiviert sind, gelangen diese kurzlebigen Sauerstoffverbindungen – Sauerstoffradikale genannt – nach aussen und schädigen den Organismus ganz generell. Das heisst also, dass eine schwelende, chronische Entzündung im wesentlichen darauf beruht, dass diese Fresszellen kurzlebige Sauerstoffverbindungen nach aussen abgeben. Und die Fresszellen geben auch sogenannte Entzündungsmediatoren ab. Das sind Stoffe, die im Gesamtorganismus die Entzündung aktivieren und eine Stresssituation auslösen. Dies führt im Organismus zu einer Stoffwechsellage, die eine maximale Leistung ermöglicht, was aber nur kurzfristig sinnvoll ist und keinesfalls länger andauern sollte. Eine Hauptwirkung des tibetischen Präparates ist nun darauf angelegt, die Fresszellen zu regulieren, so dass sie schädigende Sauerstoffradikale nicht nach aussen abgeben.

Die Frage musste mich beschäftigen, welche chemischen Verbindungen dies zustandebringen. Bald hat man gesehen, dass die Gerbstoffe, Bitterstoffe, für diese Wirkung verantwortlich waren. Tannine sind grossmolekulare, Flavonoide sind niedermolekulare Gerbstoffverbindungen. Diese beiden haben die Fähigkeit, kurzlebige Sauerstoffverbindungen und gleichzeitig Eisen zu binden. Ein hoher Eisengehalt des Blutes steigert chronische Entzündungen, auch bei Arteriosklerose. Die Gerbstoffe haben also die Fähigkeit, die Sauerstoffradikale zu binden und einen Überschuss an Eisen einzudämmen. Das ist eine ganz wesentliche Wirkung. Sie ist viel stärker als die sauerstoffradikal-bindende Wirkung, die die angepriesenen antioxidativen Vitamine E, C und Betacarotin haben.

Bei der Erforschung von Padma 28 hat man in Israel und Dänemark festgestellt, dass die antioxidative Wirkung besser und die generell entzündungshemmende Wirkung dieser Pflanzenpräparate stärker ist als das, was die Pharmaindustrie bieten kann. Diesen erfahrungsmedizinischen Pflanzenmischungen, wie man sie in der tibetischen Medizin seit Jahrhunderten kennt, ist also eine echte Wirkung zuzuordnen. Und weil diese Mischungen aus rohen Pflanzen hergestellt werden, sind sie natürlich auch kostengünstiger als hochkompliziert hergestellte Pharmaka mit Patentschutz usw.

Die Schulmedizin mit der synthetischen Pharmaka-Therapie kommt derzeit in grosse Schwierigkeiten. Fortschrittbringende neue Substanzen werden selten gefunden, die meisten scheiden bei der Prüfung auf Wirksamkeit und Toxizität aus. Die Ausbeute an therapeutisch verwertbaren, synthetisch hergestellten Arzneimitteln wird immer kleiner. Deshalb werden jetzt die tropischen Regenwälder nach neuen Wirkstoffen durchkämmt.

Es ist sicher erfolgversprechender, den Erfahrungsschatz der Ärzte von damals zu untersuchen und zu nützen. Am Beispiel von Padma 28 konnten wir zeigen, dass dieser Weg zu wertvollen Erkenntnissen führt, die sich auch therapeutisch umsetzen lassen.

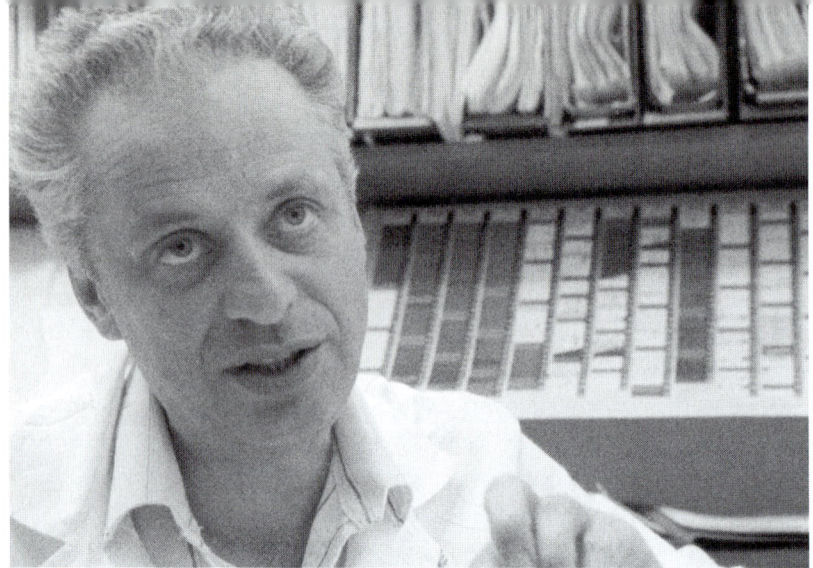

Prof. Dr. Israel Vlodavsky im Hadassah-Universitätsspital, Jerusalem.

DIE GROSSE HOFFNUNG

Eine tibetische Arznei in der Krebsforschung von Jerusalem.

Wir sind sehr an Erkenntnissen über die Tumorentwicklung interessiert. Es liegen einige Resultate vor, welche zeigen, dass das tibetische Arzneimittel Padma 28 das Auswandern von Tumorzellen in entfernte Organe im Körper verhindern kann.

Ein kleiner, isolierter Tumor aus bösartigen Zellen im Körper bereitet noch wenig Schwierigkeiten. Die Schwierigkeiten beginnen erst, wenn der Tumor zu wachsen beginnt, einige Tumorzellen sich absondern und ins Blut gelangen. Im Blut können sie zu entfernten Organen wie dem Hirn, den Nieren oder der Lunge getragen werden. Es entstehen sogenannte Metastasen.

Die meisten Tumorzellen werden im Blut durch die Zellen des Immunsystems zerstört. 99,9 Prozent der Tumorzellen sterben innerhalb von drei Stunden ab, nachdem sie ins Blut eingedrungen sind; doch es genügt, wenn 0,1 Prozent überleben und einen neuen Tumor in einem andern Organ entstehen lassen. Um neue Organe zu befallen, heften sich die Tumorzellen an die Innenseite der Blutgefässe und versuchen, Löcher in die Gefässwand zu bohren. Dazu benützen die Tumorzellen Enzyme. Die tibetische Arznei enthält gewisse Komponenten, welche die Tumorzellen in ihrer Fähigkeit hemmen, sich an die Gefässinnenwandzellen, die sogenannten Endothel-Zellen, anzuheften, die extrazelluläre Matrix zu durchstossen und sich so in die Organe zu bewegen. Man hofft, dass so die überlebenden Tumorzellen im Blut bleiben werden. Denn wenn sie im Blut bleiben, werden sie zerstört, und wir verhüten das Hauptproblem des Krebses, nämlich seine Ausbreitung.

Die Leute sterben nicht wegen dem ursprünglichen Tumor, denn dieser kann durch eine Operation entfernt werden, sondern sie sterben wegen der Ausbreitung der Tumorzellen, die hauptsächlich über das Blut geschieht. Wir können das bereits anhand von Untersuchungen an Mäusen zeigen. Wenn wir in der Lunge von Mäusen die Fähigkeit der Tumorzellen, Löcher in die Gefässwand zu machen, hemmen, dann hat die Lunge sehr wenige Metastasen. Dies ist aber nur ein Modellsystem. Wir können zudem bereits beweisen, dass in Gegenwart der tibetischen Arznei die Tumorzellen nicht fähig sind, grosse Moleküle, sogenannte Makromoleküle, aus der Gefässwand zu brechen und sie zu zerstückeln. Dies ist für uns ein Hinweis, dass sie ein sehr wichtiges Enzym hemmt, welches Löcher in die Gefässwand macht. Auf der Basis dieser Ergebnisse glauben wir, dass wir die Möglichkeit haben, den Prozess der Ausbreitung zu hemmen.

Die Entwicklung eines Tumors und das Wachstum von glatten Muskelzellen, wie wir es bei der Arteriosklerose sehen, sind eigentlich ziemlich dasselbe. Wir reden von unkontrolliertem Wachstum der Zellen. Tumorzellen wachsen auf unkontrollierte, ungeregelte Weise wie die glatten Muskelzellen bei der Arteriosklerose. Die Zellen wechseln vom Ruhezustand in einen aktiven Zustand. Deshalb kann eine Arznei, welche die Wucherung von glatten Gefässmuskelzellen

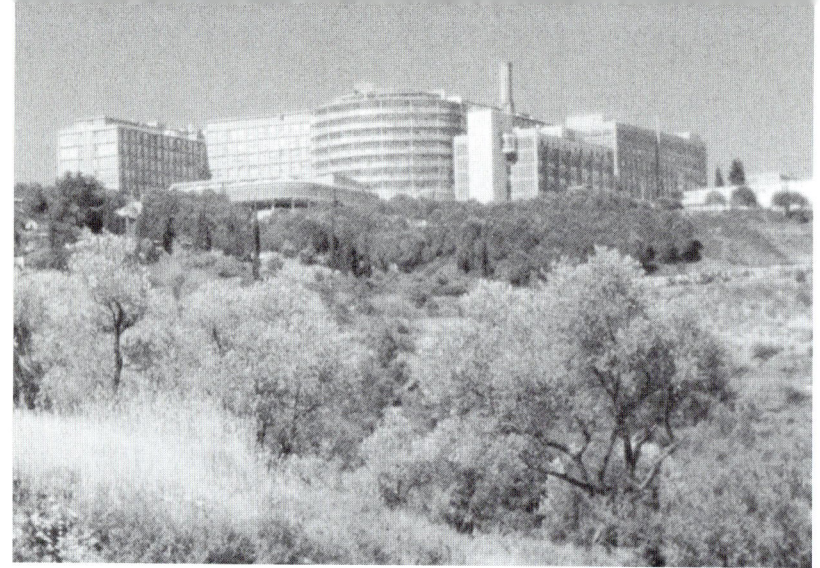

Hadassah-Universitätsspital Ein Kerem in der Nähe von Jerusalem.

hemmt, ebenfalls die Weiterentwicklung eines Tumors hemmen, und nicht nur die Entwicklung von Metastasen. Wir sind grundsätzlich sehr daran interessiert, natürliche Verbindungen zu finden, welche die Aktivierung von Zellen hemmen, ob es sich nun um Tumorzellen oder normale Zellen handelt, ob es der Prozess der Metastasen-Bildung ist oder der Prozess der Restenosierung, also der neuerlichen Gefässverengung nach einer Ballonisierung oder einer Bypass-Operation.

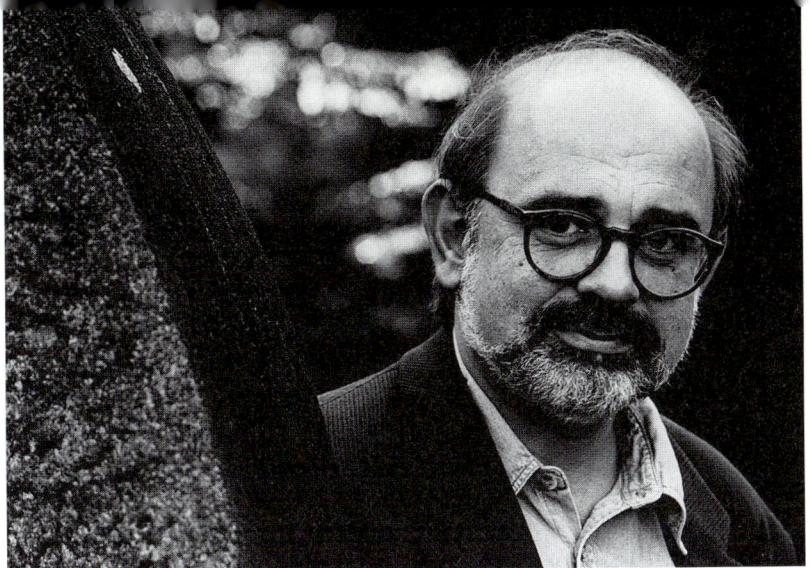

Dr. med. Reinhard Saller, Prof. für Alternativmedizin, Universität Zürich.

Kräutermischungen als moderne Medikamente

Komplexe Heilwirkungen in Richtung Ganzheitlichkeit.

Von vielen westlichen Ärzten, aber auch von Institutionen, die sich mit Arzneimitteln beschäftigen, werden umfangreiche Kombinationspräparate wie die tibetischen als antiquiert und exotisch, nicht sinnvoll und kaum beurteilbar angesehen. Vor allem wird immer wieder gefordert, es dürften nur wenige und dann ausschliesslich Inhaltsstoffe enthalten sein, deren Beitrag zu Wirkungen und Wirksamkeit im einzelnen dokumentiert sei. Diese Forderung zu erfüllen, würde bedeuten, dass aus einem traditionellen und in einer anderen Medizinkultur angewendeten Heilmittel aufwendig ein praktisch völlig neues Arzneimittel entwickelt und untersucht werden müsste, das kaum mehr mit der bisherigen Tradition und den Erfahrungen in Verbindung gebracht werden könnte. Der wissenschaftliche Umgang mit tibetischen Heilmitteln zeigt demgegenüber den Weg auf, wie – unter Beachtung der Gesichtspunkte von Qualität und Unbedenklichkeit, die sicher für jedes Arzneimittel gelten

124

müssen – die Anwendung moderner Krankheitskonzepte und For-
schungsansätze auf ein solches Heilmittel eine qualifizierte Erweiterung der Behandlungsmöglichkeiten bringen kann.

Für die einzelnen Pflanzen, Pflanzenbestandteile, Stoffgruppen
und z.T. auch Inhaltsstoffe lassen sich aus den bisher vorliegenden
experimentellen Untersuchungen zu pflanzlichen Bestandteilen viel-
fältige Effekte und Wirkungen zeigen. Eine direkte quantitative oder
auch nur qualitative Zuordnung solcher moderner Befunde zu den
komplexen Heilmitteln der tibetischen Medizin ist jedoch nicht
möglich. Dementsprechend lässt sich auch nicht aus den bekannten
Daten zu den einzelnen Bestandteilen das globale Wirkungsspektrum
extrapolieren. Die Wirkungen von Einzelkomponenten in einem
Vielstoffgemisch können auf verschiedenen Ebenen synergistisch
sein, z.B. bei der Aufnahme in den Körper (Resorption), bei der Verteilung in verschiedene Regionen des Organismus, beim Stoffwechsel
und bei der Ausscheidung und im Zusammenhang mit ihren Wirkungen im Organismus. Sie können aber auch antagonistische
Wechselwirkungen aufweisen. Kenntnisse über Wirkungen von Einzelkomponenten können aber Hinweise geben, in welchen Bereichen
es lohnend erscheint, das Gesamtpräparat bevorzugt zu beforschen.
Für einzelne Bestandteile liegen z.B. experimentelle Untersuchungen
zu folgenden Wirkungen vor: Beeinflussung des Calciumstoffwechsels
(Calciumantagonismus), antioxidative Wirkungen, Radikalfängereigenschaften, immunmodulierende und immunstimulierende Wirkungen, entzündungshemmende Effekte, Beeinflussung der Resorption von Nährstoffen, Beeinflussung der Verdauung, Beeinflussung
des Fettstoffwechsels, antimikrobielle Wirkungen, antiallergische
Effekte, Hemmung der Thrombozytenaggregation und weitere Einflüsse auf die Blutgerinnung.

Zur Abschätzung des Wirkungsspektrums und des Ausmasses
von Wirksamkeit eines komplex zusammengesetzten Präparates sind
aber eigenständige Untersuchungen der gesamten therapeutisch ver-

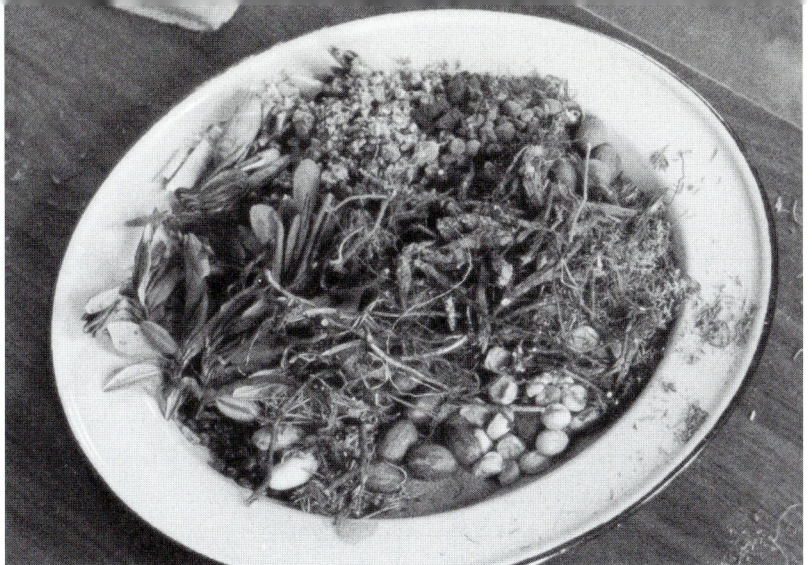

Tibetische Arznei, bestehend aus roh belassenen Kräutern, Wurzeln, Blättern, Früchten, Samen usw.

wendeten Kräutermischung notwendig. Solche Hinweise aus der Forschung über Einzelkomponenten wurden in den letzten beiden Jahren auch für das tibetische Heilmittel Padma 28 aufgegriffen. Experimentelle Ergebnisse zeigen u.a. Einflüsse auf weisse Blutkörperchen und antientzündliche Wirkungen, antioxidative Wirkungen, Beeinflussung der Thrombozytenaggregation und Förderung der Fibrinolyse, Senkung der Blutfette (Cholesterin und Triglyceride), Beeinflussung der Arteriosklerosebildung und Hinweise auf hepatoprotektive Wirkungen bei Alkoholverfütterung.

Für die therapeutische Anwendung sind experimentelle Daten allein nicht ausreichend. Die Verwendung von Padma 28 in der modernen westlichen Arzneimittelbehandlung begann mit versuchsweiser Einnahme durch einzelne Patienten, überwiegend mit peripher arterieller Verschlusskrankheit. Die Patientenberichte regten zur Durchführung kontrollierter klinischer Studien beim Krankheitsbild der peripheren arteriellen Verschlusskrankheit an. In der ersten nachvollziehbar dokumentierten randomisierten Doppelblindstudie konnten 43 Patienten ausgewertet werden. Sowohl die schmerzfreie Gehstrecke wie auch die maximale Gehstrecke waren dabei signifikant verlängert. Nebenwirkungen wurden nicht beobachtet. Die Studie weist einige Kritikpunkte auf, u.a. verbesserten sich die Gehstrecken entgegen vielfachen Erfahrungen aus Untersuchungen mit anderen Arzneimitteln unter Placebo nicht.

Diese Untersuchungen zeigen, dass moderne klinische Forschung mit einem traditionellen Arzneimittel aus einer anderen Medizinkultur und einer komplex zusammengesetzten Kräutermischung durchaus möglich und sinnvoll ist. Die Wirksamkeit dieses für viele Ärzte und Forscher bei der ersten Betrachtung ungewöhnlich und vielleicht unverständlich zusammengesetzten Medikamentes liess sich in mehreren, unabhängig voneinander durchgeführten Studien zeigen. Die Behandlungsergebnisse sind therapeutisch bedeutsam. Die Effektgrösse ist reproduzierbar und scheint offensichtlich konsistent zu sein. Nebenwirkungen scheinen selten und, wenn sie überhaupt auftreten, nicht schwerwiegend zu sein.

Der Wirkungsmechanismus bzw. die Wirkungsmechanismen für den therapeutischen Erfolg bei einem Krankheitsbild, dessen Beschreibung bei der Entwicklung dieser Rezeptur nicht bekannt war, sind unklar. Zahlreiche der experimentell gefundenen Effekte (s.o.) könnten zur Wirksamkeit beigetragen haben, z.B. Einflüsse auf Gerinnung, Immunsystem, Entzündungsreaktionen und Fettstoffwechsel, antioxidative Wirkungen und Radikalfängereigenschaften. Diese Einflüsse könnten auch bei einer Reihe anderer modern definierter Erkrankungen eine Rolle spielen, an deren Entstehung und Fortschreiten solche Reaktionsabläufe und Regulationsvorgänge beteiligt sind. Es ist daher nicht verwunderlich, dass Padma 28 versuchsweise bei weiteren Krankheiten verwendet wird. Anwendungsbeobachtungen und orientierende Untersuchungen wurden z.B. für Patienten mit koronarer Herzkrankheit, Hepatitis B, chronisch progressiver multipler Sklerose oder für infektanfällige Kinder veröffentlicht. Hinweise finden sich auch für Menschen mit HIV. Allerdings sind für diese Anwendungsgebiete zur Zeit keine vergleichenden Studien verfügbar. Die Erfahrungen sind dementsprechend sehr begrenzt.

Vergleicht man die traditionelle tibetische Einschätzung der Eigenschaften und Wirkungen mit modernen Forschungsergebnissen und Anwendungsbereichen, so sind bei allen notwendigen Einschränkungen aufgrund der unterschiedlichen medizinischen und kulturellen Kontexte verblüffende Ähnlichkeiten zu sehen. Solche Erfahrungen lassen es auch für ausgewählte andere Heilmittel lohnenswert erscheinen, neben dem traditionellen Gebrauch nach eventuellen Einsatzmöglichkeiten in der modernen westlichen Medizin zu forschen. Für traditionelle Arzneimittel in der modernen Medizin könnte es nun andererseits fruchtbar sein, zu prüfen, ob in der Anwendung nun nicht auch traditionelle praktische Gesichtspunkte, z.B. bei Dosierung und Dosisänderungen oder der zeitlichen Gestaltung der Einnahmen, berücksichtigt werden sollten.

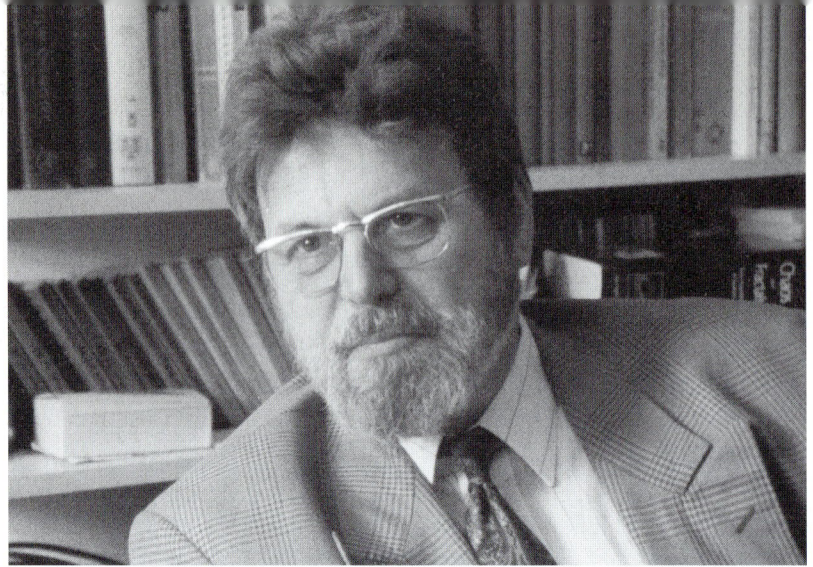

Ass. Prof. Dr. Herbert Klima, Biophysiker, Leiter der Abteilung für Photo-
biophysik am Atominstitut in Wien.

AUF DEN SPUREN DER GANZHEIT

*Parallelen zu buddhistischem Denken in der westlichen Wissen-
schaft.*

Grundfragen.

Gibt es Gemeinsamkeiten von buddhistischer Lehre und der
wahren Auffassung von Wissenschaft? Welche Bedeutung hat dabei
der Begriff der Ganzheit, insbesondere für die Medizin? Sind wir
uns bewusst, dass Ganzheit und Gesundheit einer gemeinsamen
Wurzel entstammen?

Erste Antworten.

Eine erste Antwort bezieht sich auf die Methoden von Buddhismus und Wissenschaft. Dazu greifen wir einen Ausspruch Buddhas
auf, der besagt, man solle nichts glauben, nur weil er es gelehrt habe,
sondern alles selbst untersuchen und prüfen und erst annehmen,
wenn es selbst erkannt, gesehen und gefühlt wird. Prinzipiell will ich
das so verstehen, dass die vier edlen Wahrheiten und der achtfache
Pfad des Buddhismus stets kritisch hinterfragt werden sollen – oder

anders gesagt: Man soll nicht an den Buddha glauben, sondern sich von seiner Lehre selbst überzeugen.

Wie geht aber die Wissenschaft methodisch vor? Hier orientieren wir uns an dem Einstein-Holton-Modell der Wissenschaft. Ein Wissenschaftler begibt sich aus der Welt der Erfahrung durch einen induktiven, dem Wesen nach meditativen Sprung in die Welt der stets nur bedingt gültigen Prinzipien bzw. Axiome, um dort mittels deduktiver Logik Sätze abzuleiten, die wieder kritisch an der Erfahrung überprüft werden können. Keine wissenschaftliche Erkenntnis ist unumstösslich, sondern sie dreht sich wie eine Spirale aus Erfahrung und Prinzipien, aus Induktion und Deduktion, beständig im Wandel der Zeit auf ein immer tieferes Verständnis unseres Daseins hin. Die Wissenschaft ist demnach eine Denk- und Handlungsweise, die auf kritisier- und falsifizierbaren Prinzipien bzw. Axiomen beruht. Sie kann von jedem kritisch überprüft und bei auftretenden Widersprüchen weiterentwickelt werden. Man kann daher in erster Näherung davon ausgehen, dass die Grundregeln, nach denen Buddhisten und Wissenschaftler vorgehen, analog sind.

Ideen und Monaden als metaphysische Ganzheiten.
Eine Grundfrage der Metaphysik lautet, ob die physisch erfassbare Welt der reinen, über die Erfahrung hinausgehenden Vernunft bedarf. Platons Antwort darauf ist ja: Nur der Welt der reinen Vernunft, die er *I d e e n* nennt, entspringt die individuelle, physische Welt. Wesentliche Merkmale der Ideenwelt sind Zeitlosigkeit, Unendlichkeit, Form, Einheit und Ganzheit. Grundlegende Merkmale der physischen Welt sind Vergänglichkeit, Endlichkeit, Materie, Vielheit und Teilbarkeit. Platons Ideen sind hierarchisch geordnet und gipfeln in der Idee des Guten, das sich in allen anderen Ideen als unlöschbares Ganzes und Miniatur wiederfindet.

Leibnitz, der grosse Metaphysiker des Barock, nimmt diesen Gedanken auf und antwortet sinngemäss auf die Grundfrage: Wir benötigen zur Begriffsbildung aller Gegenstände unserer physischen

Welt den Begriff der Einheit, des unteilbaren Ganzen, der jedoch nicht der physischen Welt, sondern der reinen Vernunft entstammt. Leibnitz sah sich, inspiriert durch Giordano Bruno, genötigt, die *Monaden*, metaphysische Einheiten bzw. Ganzheiten, anzudenken und darauf seine Philosophie zu errichten:

Alles was *ist*, ist notwendig ein Optimum und *eines*, und nur das, was *eines* ist, *ist* Wahrheit und Eigentlichkeit.

Die Monaden besitzen all das, was ihren physischen Korrelaten nicht zu eigen ist: Sie sind unteilbar, während jene teilbar sind; jede Monade ist ein *kleiner Spiegel des ganzen Universums*, während jene nur Teile darstellen. Monaden unterliegen nicht der Vergänglichkeit, während jene entstehen und vergehen. Monaden sind formale Entitäten und stehen untereinander in keiner physischen Verbindung. Sie sind von Anbeginn an in prästabilierter Harmonie, während physische Objekte über Kräfte wechselwirken.

Die metaphysischen Monaden und die physischen Objekte bedürfen einander jedoch: Es gibt keine physische Welt ohne Monaden, keine monadische Welt ohne physische Objekte. Deshalb gibt es zur ungeheuren Vielfalt von physischen Objekten auch das metaphysische Korrelat der Vielheit von Monaden, die jedoch nur unterschiedliche Abbilder einer einzigen kosmischen Ganzheit darstellen.

Dies erinnert an die buddhistische Position des Dalai Lama: «Alle fühlenden Wesen gehören demselben Typus an, da die wahre Natur ihres Bewusstseins Klarheit und Erkennen ist. Ansonsten aber sind sie nicht verbunden. Sogar wenn sie Erleuchtung erlangt haben, bleiben sie getrennt, obwohl ihre Verwirklichung die gleiche ist.»

Die moderne Systemtheorie kommt der Leibnitzschen monadenhaften Auffassung von kleinen, die Ganzheit repräsentierenden Spiegeln mit dem Begriff des *Fraktals* sehr nahe. Ein Fraktal ist ein Gebilde, das in jedem Teil des Systems die Ganzheit selbstähnlich widerspiegelt.

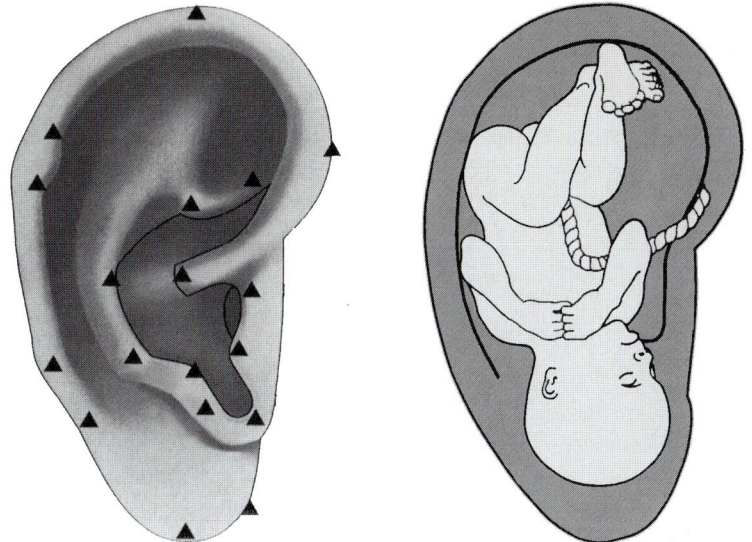

Der Mensch spiegelt sich im System der Reflexpunkte, am Beispiel des Fraktals der Ohrpunkte.

Fraktale sind die wahren Formen der belebten Natur. Fraktale findet man im menschlichen Organismus. Das Blutgefässsystem ist ein Fraktal, ebenso die Lunge, die Niere oder das Gehirn. Besonders bemerkenswert ist die Selbstähnlichkeit des Fraktals der Akupunkturpunkte. Auch hier findet sich die Ganzheit, repräsentiert durch die Akupunkturpunkte im Detail wieder. Im Ohr, in der Nase, auf den Fusssohlen, in den Handflächen, auf dem Schädel finden sich Reflexpunkte des gesamten Körpers. Aus der Sichtweise der fraktalen Medizin ist es daher nicht überraschend, wenn man eine Diagnose nicht nur über indizierte Körperpunkte, sondern z.B. auch über indizierte Ohrpunkte erstellen kann.

Schopenhauer.
Schopenhauer fühlte sich immer als Schüler Kants, wenngleich er seinem Lehrer nur bedingt folgte. Schopenhauer beginnt dort, wo Kant stehenblieb: beim Ding an sich.

Seine Ethik ruht auf seiner Metaphysik, wonach wir allen Dingen dieser Welt nicht als einem Sollen, sondern als *Zentren eines unbeugsamen Wollens* nach Existenz und als einer dem *Satz vom zureichenden Grunde* unterliegenden Vorstellung begegnen, welche ganz im Dienste des Wollens steht und deren alleinige Aufgabe darin besteht, die Erhaltung dieses Willens zu optimieren.

Zur Optimierung entwirft unsere *Vorstellung* synonym sowohl die Objekte, die Abbilder der Willenszentren, die Erscheinungen der Dinge an sich, als auch das Subjekt, das Ich als Abbild meines Willens, indem sie die Objekte nach der vierfachen Wurzel des Satzes vom zureichenden Grunde ordnet: dem Grund der Motivation und des Handelns, dem Grund des Seins, dem Grunde des Werdens und dem Grunde des Erkennens.

Mit der Vorstellung allein ist dem Wesen der Dinge aber nicht beizukommen. Wie weit man auch forscht, man gewinnt nur Bilder und Namen: Metaphern. Man gleicht einem Menschen, der um ein Haus herumgeht und immer nur die Fassade sieht, ohne den Eingang zu finden. Die einzige Stelle, die einen Zugang in das Innere aller Dinge der Welt ermöglicht, liegt in uns selbst, im Individuum. Unser Leib ist uns nämlich auf zwei verschiedene Arten gegeben: einmal als *Objekt* der Vorstellung, die dem Satz vom Grunde unterliegt, dann aber auch als *Wille*, wobei Willensakt und Aktion des Leibes ein und dasselbe seien. Der Leib ist der in Raum und Zeit objektivierte Wille. Diese Erkenntnis hält Schopenhauer für die eigentlich philosophische Wahrheit.

Das Wesen des Menschen liegt aber nicht nur im Denken, im Bewusstsein und in der Vernunft. Bewusstsein, Denken und Vernunft sind bloss die Oberfläche unseres Wesens. Einfälle und Entschlüsse, die wir nicht kausal oder vernünftig begründen können, steigen aus einem geheimnisvollen Innern zu unserem Intellekt auf. Es ist der Wille, der die Vorstellung bzw. den Intellekt antreibt. Der unbewusste Wille ist wie ein starker Blinder, der das Bewusstsein, einen Sehenden, aber Gelähmten, auf den Schultern trägt und es zur optimalen Erhaltung des lebendigen Leibes treibt. Auch das Gedächtnis und der Charakter stehen im Dienste des Willens zum Leben.

Aber nicht nur der Mensch ist seinem Wesen nach Wille. Das Wesen aller uns in Raum und Zeit umgebenden Erscheinungen müssen wir in Analogie zum Menschen als Objektivation eines Willens deuten. Dies gilt nach Schopenhauer nicht nur für die organischen Lebewesen, sondern auch für alle Erscheinungen in der unbelebten Natur. Die Kraft, welche die Pflanzen bewegt oder die Stoffe elektrisch anzieht bzw. abstösst, ist der unbewusste Wille in der Natur.

Im Reich des Lebens ist die stärkste Äusserung des Willens zum Leben der Trieb zur Fortpflanzung. Wie sich in der Geschlechtsliebe der einzelne nur als Instrument der Gattung erweist, so ist überhaupt nicht nur jedes individuelle Wesen, sondern jede Erscheinung in Raum und Zeit eine Objektivierung des raum-, zeit- und grundlosen Willens. Diese Objektivierung ist allerdings nur durch die Individuation in Raum und Zeit möglich: durch das principium individuationis.

Der Wille ist unendlich, die Erfüllung jedoch beschränkt. Aus jeder befriedigten Begierde wächst sogleich eine neue. Auf jeden Schmerz, den wir gestillt haben, folgt ein neues Übel. Das Leid ist die eigentliche Realität im Leben. Lust und Glück sind nur die temporäre Abwesenheit des Schmerzes. Die Not ist eine beständige Geissel des grössten Teils der Menscheit. Das unausweichliche Schicksal des Menschen ist ferner die Einsamkeit – am Ende ist jeder mit sich allein. Kampf, Krieg und grausame Vernichtung, Fressen und Gefressenwerden – das ist das Leben. Es zeigt sich im Tierreich und im menschlichen Dasein gleichermassen.

«Woher denn anders hat Dante den Stoff zu seiner Hölle genommen, als aus dieser unserer wirklichen Welt.» Zu allem kommt, dass unser Leben unaufhaltsam dem Tode entgegeneilt. In unserer Jugend sehen wir das nicht. Wir sind noch im Anstieg zu dem Berge, auf dessen anderer Seite der Tod lauert. Sobald wir die Mitte des

Lebens überschritten haben, sind wir Rentner, die nicht mehr von den Zinsen leben, sondern das Kapital angreifen.

Gibt es einen *Ausweg* aus diesem Jammertal? Erkenntnis ist kein Ausweg, im Gegenteil, je höher die Erscheinungsform des Lebens, umso grösser ist offenbar das Leiden. Weder wohltuender Wahnsinn noch Selbstmord sind Auswege. Schopenhauer bietet uns aber zwei Wege zur Verneinung des individuellen Willens an: einen *ästhetischen* Weg, der uns nur vorübergehend von dem Willen in der Natur befreit, und einen *ethischen* Weg, der zur dauernden Verneinung des individuellen Willens und schliesslich zur Erlösung führt.

Der *ethische Weg der dauernden Erlösung* ist jener, auf den auch die Philosophie der alten Inder in den Upanishaden verweist, der schliesslich zu Buddha führt und überall dort zu finden ist, wo echtes Christentum herrscht. Das findet man bei Jesus ebenso wie bei Franziskus und besonders bei den deutschen Mystikern.

Durch die Erfahrung der Einheit aller willenhaften Wesen in einem einzigen Weltwillen im Sinne des ‹Tat twam asi› der Upanishaden und mit der Aufhebung des individuellen Willens, des Ichs von uns Menschen, können wir ein *kosmisches Bewusstsein* erlangen. Einstein folgt Schopenhauer auch hier: «Der Mensch kann sein Ich nicht verändern, sondern nur verlassen.»

Mach.

«Man kann den Schopenhauerschen Gedanken der Beziehung von Willen und Kraft ganz wohl annehmen, ohne in beiden etwas Metaphysisches zu sehen», meint Ernst Mach, Physiker und Philosoph.

Machs wichtigste Schriften sind kritische Auseinandersetzungen über die Bildung von Begriffen und Prinzipien.

In seinem Hauptwerk ‹Die Mechanik, historisch-kritisch dargestellt› aus dem Jahre 1883 kritisiert Mach die bislang allgemein akzeptierten Newtonschen Begriffe von Raum, Zeit und Masse. Mit diesem Werk beeinflusst er Einstein so sehr, dass ihn dieser für den Nobelpreis vorschlägt. Einsteins Abkehr vom absoluten Raum- und Zeitbegriff Newtons wird von Mach vorbereitet und mündet in der Speziellen Relativitätstheorie; Einsteins Annahme der Gleichheit von träger und schwerer Masse sowie seine Neukonzeption des Trägheitsgesetzes weisen eindeutig auf Mach zurück und tragen grundlegend zur Schöpfung der Allgemeinen Relativitätstheorie bei.

In der umfang- und inhaltsreichen Monographie ‹Erkenntnis und Irrtum› entwickelt Mach die Vorstufen von Wissenschaft und Forschung, die aus den ursprünglichen Verhaltensweisen im Dienste von Überlebensstrategien und der Befriedigung elementarer Bedürfnisse erwuchsen. Die Erhaltung der Art ist überhaupt nur ein tatsächlicher wertvoller Ansatzpunkt für die Forschung, keinesfalls aber das Letzte und Höchste. Arten sind ja wirklich zugrunde gegangen und neue wohl ebenso zweifellos entstanden. Der lustsuchende und schmerzfliehende Wille muss also wohl weiter reichen als an die Erhaltung der Art. Er erhält die Art, wenn es sich lohnt, er vernichtet sie, wenn ihr Bestand sich nicht mehr lohnt. Wäre er nur auf die Erhaltung der Art gerichtet, so bewegte er sich, alle Individuen und sich selbst betrügend, ziellos in einem fehlerhaften Zirkel. Dies wäre das biologische Seitenstück des berüchtigten physikalischen ‹perpetuum mobile›.

Machs Werk kann man daher auch so pointieren: Philosophie und Wissenschaft haben die gleichen Wurzeln, sie sind denk-ökonomische Entwürfe im Dienste von Optimierungsstrategien der menschlichen Sozietät. Beide miteinander eng verwandte Erkenntnisformen tragen dann zur Linderung des Leidens dieser Welt bei, wenn bewusst wird, dass jede individuelle Abgrenzung von Substanzen wie Atome, Moleküle, Wärmemengen, Massen der Elektrizitätsmengen,

136

Zellen oder Organismen, wie das Ich und die Seele, wie eine Gruppe oder eine Nation, nur Illusionen im Dienste der Denk-Ökonomie sind. Zwischen den scheinbar objektiven, tatsächlich aber nur denk-ökonomisch existierenden Gegenständen dieser Welt wirken zwar kausale Beziehungen, die letztlich aber nur Produkte unserer Gewohnheit sind. In Wirklichkeit hängen alle scheinbar isolierten Gegenstände untereinander durch eine Art Interferenz in einer Einheit bzw. Ganzheit zusammen.

Das Machsche Prinzip.

Einstein hat Mach eine Ehre erwiesen, derentwegen wir heute zu einem Block zusammengefasste Einzelaussagen Machs als Machsches Prinzip bezeichnen: «Es gibt kein solches Ding wie ein isoliertes oder losgelöstes Element der Erfahrung. Alles, was unsere Erfahrung gewesen ist, alles was unsere Erfahrung sein kann, und alles, was man sich als unsere Erfahrung vorstellen kann, ist Eines. Die eigentümliche Aufgabe der Wissenschaft ist die direkte oder indirekte Beschreibung des Einen.»

Den Kern dieses Prinzips hat Mach nach Einsteins Auffassung vielleicht am treffendsten ausgedrückt: «... dass die Trägheit eines Körpers nicht eine Trägheit von Materie gegenüber dem absoluten Raum ist, sondern auf der Anwesenheit der ganzen übrigen Materie im Universum beruht».

Wie sehr erinnert dies an die altindische Philosophie der Einheit von Atman und Brahman, an die tiefgründige Erkenntnis der Upanishaden! «Tat twam asi: Es ist dein Selbst, das in allem innewohnt, das alles bist du.»

Über die Aufgabe des Ichs schreibt Mach in einem Brief an den Philosophen Thomson: «Wer so denkt, ist mit einem Mal das ganze quälende Phantom der persönlichen Unsterblichkeit los; er ist sofort religiös frei; er versteht die grösste Kulturerscheinung des Orients, den Buddhismus. Als meine Analyse der Empfindungen durch die englische Übersetzung von 1897 in Kalkutta bekannt wurde, welche ähnliche Stellen über das Ich schon auf den ersten Seiten enthält, erkannten die Buddhisten deren Brauchbarkeit als buddhistische Propagandaschrift und übersetzten sie in ihre Sprachen. Dies tröstete mich vollkommen über den Misserfolg des Buches in Deutschland.»

Die Philosophie Schopenhauers und die Physik Machs waren ohne Zweifel ein Leitfaden für Einsteins Konzeption der Wissenschaft als kosmische Religiosität. Dies lasse sich demjenigen, der nichts davon besitze, nur schwer deutlich machen, zumal ihr kein menschenartiger Gottesbegriff entspräche. Das Individuum fühle die Nichtigkeit menschlicher Wünsche und Ziele und die Erhabenheit und wunderbare Ordnung, welche sich in der Natur sowie in der Welt der Gedanken offenbart. Es empfinde das individuelle Dasein als eine Art Gefängnis und wolle die Gesamtheit des Seienden als Einheitliches und Sinnvolles erleben.

Achten wir an jedem Wesen, was ohne Trug ist: sein Streben, die physische Vergänglichkeit zu verzögern, sein Erkennen, dass der Wandel unaufhaltsam ist, und seinen Pfad in die Gelassenheit. Lassen wir zu, dass alles, was wir Menschen tun, der Befriedigung von Bedürfnissen und dem Stillen von Schmerzen dient. Halten wir uns dies immer vor Augen, auch wenn wir geistige Leistungen wie die Wissenschaft beurteilen wollen. Werden wir uns bewusst, dass Ganzheit (engl. whole) und Gesundheit (engl. health) einer gemeinsamen Wurzel entstammen, die auch Weisheit und Mitgefühl in sich birgt.

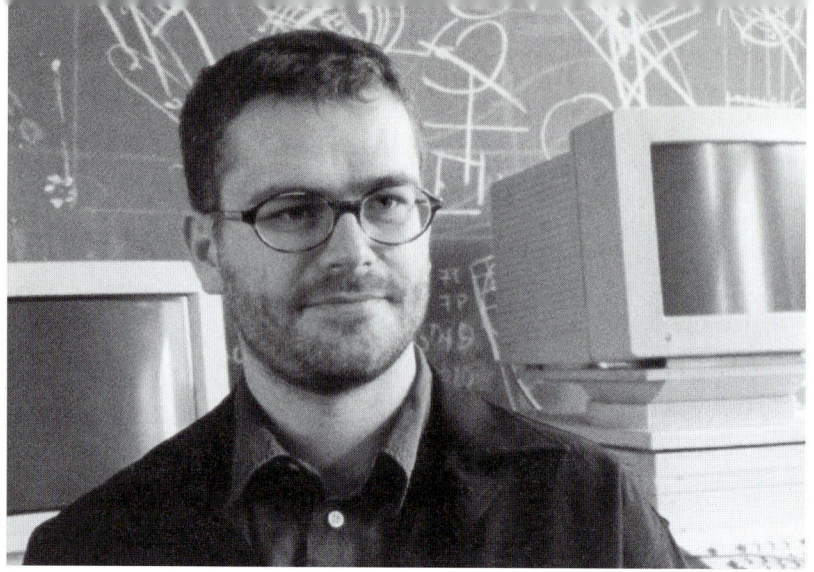

Dr. Herbert Schwabl, Biophysiker, bei den Dreharbeiten am Atominstitut in Wien.

NICHTLINEARES DENKEN UND TIBETISCHE MEDIZIN

Das neue Denken als Voraussetzung, den Organismus verstehen zu können.

Die wissenschaftliche Untersuchung eines tibetischen Kräuterheilmittels.

Nehmen wir als Beispiel eine tibetische Rezeptur, die aus 20 verschiedenen Heilkräutern zusammengestellt ist. Man schätzt, dass in jedem dieser 20 Kräuter über 100 pharmakologisch aktive Komponenten (aus der Gruppe der sogenannten sekundären Pflanzenstoffe) enthalten sind, also insgesamt etwa 2000 aktive Bestandteile. In der modernen Pharmakologie wird zuerst versucht, spezifische Angaben über die Wirkung jeder Pflanze und im besonderen jeder einzelnen aktiven Komponente zu machen. Aus dieser Kenntnis wird versucht, auf die Heilkraft eines Präparats zu schliessen. Das ist jedoch bei einer derartigen Vielzahl von aktiven Teilen eine schier unmögliche Aufgabe.

Im klinischen Versuch kann nun gezeigt werden, dass solch komplex aufgebaute Kräuterheilmittel eine wissenschaftlich belegbare therapeutische Wirkung haben. Padma 28 ist ein solches, nach einem Rezept der tibetischen Medizin hergestelltes Heilmittel. Es besteht aus 20 verschiedenen, getrockneten und gemahlenen, sonst aber roh belassenen Heilkräutern sowie aus natürlichem Kampfer und Calciumsulfat.

Padma 28 hat sich als wirksam bei der Behandlung von Patienten mit Arteriosklerose gezeigt. Insbesondere der Formenkreis der peripheren arteriellen Verschlusskrankheit (claudicatio intermittens) wurde gut untersucht – mit zum Teil aussergewöhnlich guten Ergebnissen (Smulski 1994, Drabaek 1993).

Geht man den Weg der analytischen Erklärung der Wirkung von Padma 28, so kann man zeigen, dass die einzelnen im arteriosklerotischen Geschehen fehlgesteuerten Mechanismen durch verschiedene Komponenten, also Gruppen chemischer Substanzen, beeinflusst werden können. Nehmen wir als Beispiel die Antioxidantien (es sind dies vor allem chemische Substanzen wie Polyphenole, Flavonoide, Tannine). Sie verhindern das zerstörerische Wirken von aggressivem Sauerstoff in unserem Körper. Dieser aggressive Sauerstoff (der sogenannte oxidative Stress) entsteht in unserem Körper durch die Wirkung von Umweltgiften, durch Rauchen, aber auch bei Entzündungen. Aggressiver Sauerstoff ist einer der Hauptfaktoren beim Entstehen der arteriosklerotischen Schädigung. Die Fähigkeit von Padma 28, die Entzündungsreaktion während der Arteriosklerose zu hemmen, wurde mehrfach gezeigt (Matzner 1995, Winther 1995). Sie kann daher unter anderem auf die Wirkung der antioxidativ wirksamen Komponenten zurückgeführt werden.

Im Sinne der modernen Pharmakologie ist die Arbeit aber erst halb erledigt. Es gilt nun, jede Stoffgruppe (die ihrerseits wieder aus vielen Einzelsubstanzen bestehen) weitergehend zu charakterisieren. Welche antioxidative Einzelsubstanz hat die stärkste Wirkung? Welches Molekül ist am effektivsten? Das führt zu einem enormen Aufwand, der allein darum betrieben wird, um die Wirkung des gesamten Heilkräutergemisches auf die Wirkung eines einzigen Moleküls zu reduzieren.

Natürlich kann man noch viele andere chemische Stoffgruppen für die antiatherogene Wirkung von Padma 28 heranziehen, so etwa die Gerbstoffe, Alkaloide, Pektine, ätherischen Öle usw. Die Analyse eines derartigen Stoffgemisches ist aufgrund dieser Vorgaben eine immens aufwendige, zu guter Letzt jedoch unerfüllbare Aufgabe geworden.

Der unerfüllbare Traum der analytischen Wissenschaften.
Das lässt den Gedanken aufkommen, dass die derzeit betriebene chemische Pharmakologie nicht in der Lage ist, sich mit der Komplexität der tibetischen Arzneimittel richtig auseinanderzusetzen.

In der westlichen Schulmedizin ist man stolz, auf eine rational begründete Arzneimittelwirkung abzustellen. An sich ist es ein ehrenwerter Gedanke, Mittel mit bewiesener therapeutischer Effektivität einzusetzen. Dies ist selbstverständlich voll zu unterstützen, und der therapeutische Nutzen kann, wie das Beispiel Padma 28 zeigt, auch belegt werden. Den tibetischen Arzneien steht jedoch die Idee im Weg, dass allein die auf wenige Mechanismen reduzierbaren Arzneiwirkungen als ‹rational› zu gelten haben. Es wird damit postuliert, dass erst der gezielte Eingriff mit chemischen Monosubstanzen, mit einzelnen Molekülen, die beste Heilmittelwirkung bringt.

Dieser Anspruch setzt zweierlei voraus: Erstens muss für einen gezielten Eingriff das Ziel bekannt sein. Nun haben andere Wissenschaften wie etwa die moderne Physik und Chemie zeigen können, dass oft schon sehr viel einfachere Systeme als eine lebende Zelle kaum mehr vollständig analytisch beschreibbar sind. Diese Systeme entziehen sich der gezielten Analyse, also sträuben sie sich auch gegen einen gezielten Eingriff. Die Komplexität der Abfolge von Prozessen im menschlichen Körper übersteigt unsere Möglichkeiten zur vollständigen Analyse bei weitem; das Netzwerk von Prozessen ist wahrscheinlich das komplizierteste, das wir kennen. Zweitens: Da man die Komplexität des Organismus nicht willkürlich verringern kann, konstruiert man ein vereinfachtes Modell und leitet daraus die Massnahmen zur Intervention ab. Aber selbst die aufgrund des vereinfachten Modells verabreichten chemischen Substanzen regen eine Vielzahl von Regelkreisen an. Damit ist die anfangs geltend gemachte Vereinfachung wieder hinfällig, denn auch hier muss der Organismus in seiner Ganzheit mit einbezogen werden.

Unsere westliche Medizin hat mit dieser reduktionistischen Methode wirklich grösste Erfolge erzielt, und vor allem genau dort, wo es um akute Mangelzustände und Notfälle geht. Diabetes ist ein gutes Beispiel, wo lebensbedrohliche Situationen einfach durch die Gabe von Insulin abgewehrt werden können. Oder die Unfallchirurgie: Es wäre sicher verfehlt, in einem Akutzustand als erstes zu versuchen, die Sache ganzheitlich zu betrachten. Ist der Akutzustand jedoch bewältigt, so müsste sofort das ganze Umfeld des Geschehens in die Analyse mit einbezogen werden.

Man darf auch nicht vergessen, welcher Motor hinter dieser reduktionistischen Methode steckt. Es ist die Patentierbarkeit der einzelnen, isolierten Substanzen. Der ganze Reigen der Wissenschaftlichkeit dreht sich um dieses allein aus Profitdenken aufgestellte Prinzip.

Der mystische Glaube der medizinischen Wissenschaft an Monosubstanzen.
Zurück zur wissenschaftlichen Begründung der chemischen Monosubstanzen. Es wird also versucht, mit einfachen Wirkungsketten im Organismus die therapeutische Wirkung zu erklären. Man nennt diese Argumentation *linear*.

Das lineare Denken bezieht sich auf das Verhältnis von Ursache und Wirkung. Linear ist die Beziehung: Je mehr an Reiz gegeben wird, desto stärker die Antwort. Im menschlichen Organismus gilt diese Beziehung nicht unbedingt. Es ist nicht umso gesünder, je mehr chemische Stoffe man zu sich nimmt, es ist nicht umso gesünder, je mehr Aktivität man zeigt, sondern es ist richtig, ein Optimum zu erreichen. Die Technik dagegen ist in weiten Bereichen linear organisiert, zum Beispiel mechanische Bauteile und Uhren.

In der Technik, in der Physik, aber auch in der Medizin lernt man in der Ausbildung normalerweise nur mit linearen Systemen umzugehen. Mit linearen Relationen kann man erfolgreich gewisse lokal wirksame Anwendungen einsetzen. Statistische Methoden beziehen sich oft nur auf lineare Modelle.

Immer dann, wenn der Bereich des akuten Handelns verlassen wird und man in den Bereich chronischer Krankheiten übergeht, etwa der typischen Alterserkrankungen, versagt jedoch lineares Denken. In so einem Fall Hilfestellung zu geben und trotzdem einen Optimalzustand einzuhalten, setzt Vielfältigkeit voraus. Es gibt Krankheitsbilder, Arteriosklerose zum Beispiel, im besonderen koronare Herzerkrankungen, wo es zu einer Degeneration des Gewebes kommt. In dieser Situation ist es notwendig, an vielen Orten Hilfe zu geben, und da scheint uns die tibetische Medizin im Denken weit voraus zu sein.

Ziel der therapeutischen Intervention ist es, das Optimum der Regulation zu finden. Die analytische Beschreibung setzt den Menschen aus einzelnen Elementen zusammen, wobei das Ganze wie ein mechanisches Uhrwerk funktioniert. Es ist aber auch wichtig, Unvorhergesehenes zu integrieren, etwa, dass auch schwache Reize helfen können, die Gesundheit zu erhalten. Um den Alltag zu bewältigen, muss der Organismus auf eine Vielfalt von kleinen Reizen reagieren, die richtig zu verarbeiten sind, damit ein gesunder Zustand erhalten wird.

Durch Messung der Lichtabstrahlung von Immunzellen konnten wir zeigen, dass durch Zugabe eines Extrakts aus dem tibetischen Heilmittel Padma 28 die Lichtemission verändert wird. Zum einen wird die Strahlung der inaktiven Immunzellen erhöht (sie werden in Bereitschaft versetzt), und im Fall der erfolgreichen Abwehr wird die Abstrahlung gedämpft (das Signal zum Rückzug). Die Idee der Regulation, der sanften Informationsgabe, wird durch dieses Experiment deutlich gemacht. Es geht darum, an vielen Stellen des Organismus sanfte Impulse zu setzen, die durch die Regelkreise verstärkt werden können.

Nichtlineares Denken ist eine Voraussetzung, um den Organismus verstehen zu können.

Die Wissenschaften der nichtlinearen Physik und der Systemtheorie versuchen, Methoden für das Verständnis von komplexen Mechanismen aufzubauen. Diese Art von Vorgängen ist durch die eingebauten Rückkopplungen charakterisiert. Heute sind wir in der Lage, zumindest einfache Modelle und ihre nichtlineare Dynamik zu verstehen.

Der Organismus wird als ein selbstorganisiertes, offenes System verstanden, das mit seiner Umwelt in einem steten Austausch von Materie und Information ist. Es ist sehr wichtig zu verstehen, dass die im Organismus ablaufenden Prozesse und nicht die vorhandene anatomische Struktur massgebend sind.

Vernetzte Phänomene analytisch zu beschreiben ist äusserst schwierig, denn hier fehlt das Rüstzeug. Zum Teil ist es von der Mathematik noch nicht entwickelt. Deswegen hat sich das nichtlineare Denken erst relativ spät in der Naturwissenschaft etabliert. Erst mit der Verbreitung der Computer hat eine stürmische Entwicklung begonnen.

Die Medizin hinkt in ihrem Weltbild der Physik nach und hat dieses neue Denken noch nicht integriert. Mediziner behaupten zum Teil noch immer, den ganzen Menschen durch das Verständnis von Einzeldisziplinen und das Zusammensetzen von verschiedenen Organfunktionen erklären zu können.

144

Die Wirkung eines tibetischen Heilmittels ist nicht so klar determiniert, wie es unsere moderne westliche Medizin für sich in Anspruch nimmt: Der Chirurg repariert einen Knochenbruch, und damit ist wieder ein Zustand hergestellt. Der Internist fügt ein fehlendes Hormon zu, und damit ist die Krankheit beseitigt. Bei einem tibetischen Heilmittel wird eine Vielzahl von Reizen gegeben, und diese Vielzahl von Reizen löst verkoppelte Reaktionen aus, die dann zur Gesundheit führen. Es wäre an der Zeit, sich in einer wissenschaftlichen Sprache dem tibetischen Denken anzunähern.

Wir müssen jedoch versuchen, die offenen Fragen mit den Methoden der modernen Naturwissenschaft zu beantworten. Das ist ein Prozess, der wahrscheinlich nie zu einem Ende kommt. Die wissenschaftliche Erklärungsweise, die wir im Westen anwenden, um das Wirken der tibetischen Medizin zu verstehen, ist zudem immer ein Nach-Vollziehen. Denn die Wirksamkeit tibetischer Heilmittel ist uns bereits vorgegeben.

Ganzheitlich denken, um gesund zu bleiben.
Die Komplexität der tibetischen Rezepte bezieht sich auf die Tatsache, dass es typischerweise keine vorherrschende Substanz, keinen bestimmten Hauptwirkstoff, gibt. Wie gezeigt wurde, hat die moderne Pharmakologie Probleme, diese Art von Komplexität zu verstehen. Der analytische lineare Weg kann auch niemals helfen, dieses Problem zu lösen. Wir müssen ein neues Konzept einführen und versuchen, die vernetzten, nichtlinearen Vorgänge in unserem Organismus zu verstehen.

Die Drei-Prinzipien-Lehre des tibetischen Denkens kann als Brücke in diese Richtung dienen. Die Tibeter haben damit das ganzheitliche Denken vorweggenommen. Diese Vernetztheit und dieses Eingebettetsein wurde auf eine spezielle Art im tibetischen Denken festgehalten: Man kann das Ganze nur aus Teilen aufgebaut denken, die nicht aus ihrem Umfeld herausgelöst werden können. Sie haben

Geschichte und sind auch im Stofflichen, im Organismus, immer in einer Dreiheit eingebettet.

Der Idee nach spiegeln tibetische Heilmittel für den erkrankten Organismus jenen fehlenden Teil der Umwelt, der das Gesamtsystem Mensch und Umwelt wieder in den Bereich der höchsten Harmonie (= Gesundheit) bringt. Das Heilmittel ist damit ein komplementäres Abbild des Erkrankten (man könnte sagen, es ist dem Organismus selbst ähnlich). Interessant ist dabei, dass stets auf eine Vielzahl von Reizen vertraut wird. Gleiches geschieht ja in der gewachsenen Natur, wo jeweils eine Vielzahl von Arten einen Lebensraum bewohnt. Monokultur ist kein Konzept der Natur, analog werden auch in der tibetischen Medizin keine Monosubstanzen verwendet.

Ein gesunder Organismus ist ein leistungsfähiger Organismus, der selbst die Fähigkeit zur Regulation hat. Will man bei einer chronischen Krankheit, die sich über Jahre hinzieht, helfen, kann es sogar schädlich sein, dem Organismus isolierte Reize zu geben. Im Verlauf der Krankheit muss eine Anzahl von mitunter schwachen Reizen gegeben werden, die es dem Körper ermöglichen, aus eigener Kraft seine Regulationsfähigkeit wieder aufzubauen. Bei diesem Eingriff in das komplexe Regelsystem ist es uns verwehrt, alles genau zu erkennen. Es gibt gewisse Unschärfen, über die man in nichtlinearen Systemen nicht hinwegkommt. Es ist unmöglich zu verstehen, wie die einzelnen Abläufe im Detail vor sich gehen.

Die tibetische Medizin wählt einen eleganten Ausweg: Sie gibt eine Vielfalt von Reizen, und diese Vielfalt verstärkt sich von selbst zu einer einzigen kollektiven Anstrengung, den Zustand der optimalen Regelfähigkeit wieder herzustellen. Man nützt einen ganz schwachen Impuls aus, der Organismus greift diesen Impuls auf und wird sozusagen von selbst gesund.

Die Kunst besteht darin, aus der Vielfalt der unzähligen Möglichkeiten, die uns die Natur bietet, genau die richtig zusammengesetzte

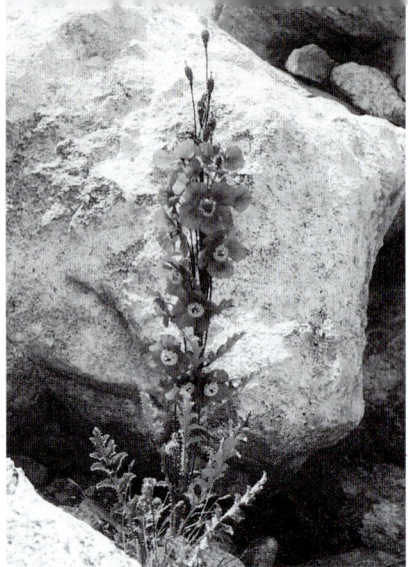

Meconopsis aculeata Royle, Zanskar, Indien.

Kombination von Impulsen zu finden. Hier haben die tibetischen Ärzte aus ihrer Erfahrung, der jahrelangen Naturbeobachtung und Meditation die Kenntnis entwickelt, solche Kombinationen zu finden, die genau treffende Impulse setzen. Diese werden durch Geschmack und Geruch der einzelnen Heilkräuter zu einer Mischung zusammengestellt und dem Kranken angeboten. Der Organismus übersetzt diesen Impuls und wird gesund. Das Vorgehen im Westen ist ganz anders: Zuerst muss analytisch verstanden werden, wie etwas funktioniert, bevor ganz gezielt eingegriffen wird. Da ist für mich der grösste Unterschied und auch das grösste Mysterium im Wirken der tibetischen Medizin.

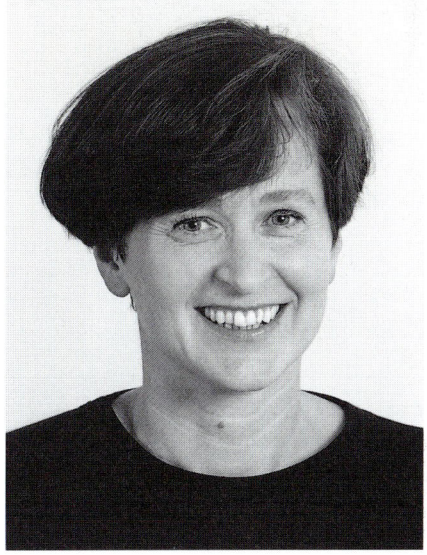

Ass. Prof. Dr. Christa Kletter, Institut für Pharmakognosie der Universität Wien.

Tibetische Heilpflanzen für die Forschung

Systematisierung zur Bestimmung tibetischer Arzneipflanzen.

Das Institut für Pharmakognosie (=Institut für Arzneipflanzenforschung) der Universität Wien beherbergt umfangreiche und wertvolle Sammlungen von Arzneidrogen, die im Laufe von etwa 140 Jahren angelegt wurden. Die Muster stammen nicht nur aus unserer unmittelbaren Heimat und aus Europa, sondern aus allen Teilen der Welt und legen Zeugnis von wissenschaftlichen Expeditionen, von der Vielfalt exotischer Märkte und dem Arzneischatz fremder Kulturen ab. Ursprünglich nur zur Demonstration für den Universitätsunterricht vorgesehen, entwickelte sich die Sammlung zu einer eindrucksvollen Schau pflanzlicher Heilmittel, die heute trotz Verlusten durch mehrmalige Übersiedlungen und Beschädigungen in zwei Weltkriegen einen Bestand von etwa 15'000 Stück umfasst. Auch eine kleine, aber historisch interessante Sammlung tierischer Arzneimittel ist noch vorhanden. Tierische Arzneidrogen spielten bis Ende des 18. Jahrhunderts eine bedeutende Rolle bei der Herstellung von

Arzneien und waren noch im 19. Jahrhundert in vielen Apotheken vorrätig.

In der Institutssammlung befindet sich eine Kollektion von 134 tibetischen Arzneidrogen, hauptsächlich pflanzlichen Ursprungs, die dem Institut im Jahre 1972 von dem damaligen Pharmaziestudenten M. Eperjesi, heute Apotheker in Niederösterreich, übergeben wurden. M. Eperjesi hatte während einer abenteuerlichen Asienreise per Motorrad Dharamsala, das Exilzentrum der Tibeter, und das damals schon bestehende Medizininstitut, das Tibetan Medical & Astro. Institute, heute Men-Tsee-Khang genannt, besucht. Beeindruckt von der Vielfalt der verwendeten Pflanzen, konnte er den für die Apotheke zuständigen tibetischen Arzt überreden, ihm eine Muster-sammlung der wichtigsten verwendeten Arzneidrogen mitzugeben. Nach einem staubigen Transport per Motorrad erreichten die mit fremdartigen Schriftzeichen versehenen Säckchen Wien und lande-ten wohlverwahrt im Archiv der Drogensammlungen. Einige Jahre später erregten sie die Aufmerksamkeit der Pharmaziestudentin C. Habersatter, die die Identifizierung dieser tibetischen Drogen als Diplomarbeitsthema wählte. Der erste Schritt war die Anfertigung einer Umschrift der tibetischen Zeichen in lateinische Schriftzeichen, da dies für weitere Nachforschungen unerlässlich war.

Im Jahre 1988 kehrte ich nach Jahren längerer Abwesenheit als wissenschaftliche Mitarbeiterin an das Institut für Pharmakognosie zurück und wurde unter anderem mit den Institutssammlungen be-traut. Aufgrund meines Interesses an Ethnomedizin und aussereuro-päischen Kulturen übernahm ich auch die Betreuung jener Studentin, deren Diplomarbeit den tibetischen Drogen gewidmet war. Dies war mein erster Kontakt mit der tibetischen Medizin. Im Sommer 1990 reiste ich gemeinsam mit meinem Mann nach Dharamsala, um vor Ort mehr über unsere Sammlung tibetischer Pflanzen zu erfahren. Während der Untersuchungen für die Diplomarbeit hatte sich her-ausgestellt, dass es nur wenige wissenschaftliche Arbeiten über die

Identifizierung tibetischer Arzneidrogen gab und wir somit bei der Zuordnung unserer Muster vor Probleme gestellt waren. Auch in Dharamsala erhielt ich keine befriedigenden Antworten auf meine Fragen. Dieser Umstand führte zu dem Entschluss, sich mit tibetischen Heilpflanzen auseinanderzusetzen. Ich schlug dem Vorstand des Instituts, Prof. W. Kubelka, vor, diesen Themenbereich in unser Forschungsprogramm aufzunehmen. Gemeinsam mit AO. Univ. Prof. Dr. W. Holzner und Dipl. Ing. Monika Kriechbaum vom Institut für Botanik der Universität für Bodenkultur, Wien, die beide mit der Flora des Himalaya und angrenzender Gebiete vertraut sind und schon seit längerer Zeit an diesem Thema Interesse hatten, diskutierten wir die Realisierung eines gemeinsamen Projektes.

Mit finanzieller Unterstützung des Österreichischen Bundeskanzleramtes, Abteilung für Entwicklungszusammenarbeit, konnten wir in den Jahren 1992 und 1993 ein Pilotprojekt durchführen. An Hand der Erfahrungen und Ergebnisse der ersten Reisen, die dem Sammeln von Arzneipflanzen und Gesprächen mit tibetischen Ärzten dienten, entwickelten wir in Zusammenarbeit mit den tibetischen Partnern, Men-Tsee-Khang in Dharamsala, Indien, und Amchi Sonam Namgyal in Mustang, Nepal, ein Konzept für ein grösseres interdisziplinäres Projekt, das mit Finanzierung des Österreichischen Bundeskanzleramtes im Jänner 1995 begonnen werden konnte. Das Hauptziel dieses Projektes ist es, einen Beitrag zur Erhaltung der traditionellen tibetischen Medizin zu leisten. Das Projekt umfasst einerseits einen wissenschaftlichen Teil, der eine Dokumentation tibetischer Arzneipflanzen beinhaltet, und andererseits auch Aktivitäten im Rahmen der Entwicklungshilfe.

Die wissenschaftlichen Untersuchungen betreffen hauptsächlich jene Arzneipflanzen, die heute noch von den tibetischen Ärzten gesammelt werden. Der tibetische Arzt verwendet sowohl Arzneipflanzen, die er aus dem Handel beziehen kann, als auch solche, die

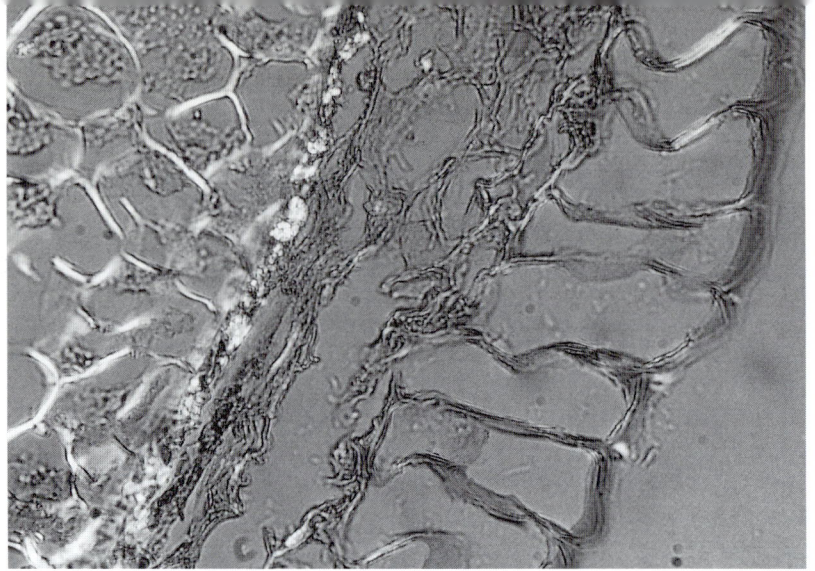

Querschnitt des Samens von Podophyllum hexandrum, Royle.

er noch selbst sammelt. Während die Arzneidrogen des Handels meist bekannt sind, fehlen ausreichende Kenntnisse über die im Gelände gesammelten Pflanzen. Oft kennt man von ihnen nur die tibetischen Namen. Obwohl in den alten tibetischen Medizinschriften Beschreibungen von Arzneipflanzen zu finden sind, reichen diese Angaben nicht aus, um die Pflanzen ohne persönliche Unterweisung durch einen in der Materia Medica kundigen Arzt zu erkennen. Es gibt jedoch immer weniger tibetische Ärzte, die dieses Spezialwissen besitzen. Unterschiedliche Vegetation in den Sammelgebieten und unterschiedliche mündliche Überlieferungen bewirken überdies, dass je nach Region und Sammler verschiedene Pflanzengattungen oder -arten unter dem gleichen tibetischen Namen gesammelt werden. Um die in Frage kommenden Arzneipflanzen nach westlicher, wissenschaftlicher Methodik dokumentieren zu können, ist es nötig, eine Klassifizierung vorzunehmen. Die Methode der Wahl ist hier die systematisch-botanische Bestimmung und die detaillierte morphologische Beschreibung, die eine Identifizierung und Klassifizierung der jeweiligen Pflanze nach jederzeit wiederholbaren Kriterien ermöglicht. Diese Methodik versagt allerdings in solchen Fällen, wo nicht mehr die ganze Pflanze, sondern nur einzelne Pflanzenorgane zur Verfügung stehen. Dies ist häufig bei Arzneidrogen der Fall. Viele Merkmale, die für die botanische Zuordnung nötig sind, fehlen daher bei den Arzneidrogen. Aufgrund von charakteristischen, nur mikroskopisch erkennbaren Details ist es allerdings möglich, auch diese Pflanzenteile der entsprechenden Pflanze zuzuorden. Die mikroskopische Methode ermöglicht überdies das Erkennen von zerschnittenen und gepulverten Arzneidrogen. Unsere Dokumentation der tibetischen Arzneipflanzen trägt diesem Umstand Rechnung und enthält ausser Angaben zur Identität der Pflanze auch genaue Pflanzenbeschreibungen und detaillierte Angaben über die mikroskopischen Charakteristika.

Weitere Schwerpunkte der wissenschaftlichen Arbeiten sind Untersuchungen zur Taxonomie, Ökologie und Verbreitung der verwendeten Pflanzen sowie zu ihrer Anwendung in der traditionellen tibetischen Medizin.

Das Projekt enthält weitere wichtige Aspekte, die in den Bereich der Entwicklungshilfe fallen. Neben der finanziellen Unterstützung von Men-Tsee-Khang ist auch die Sicherung der Qualität der Arzneidrogen ein wichtiger Faktor. Im Rahmen des Projektes werden Ausbildungslehrgänge in Österreich durchgeführt, die es tibetischen Ärzten aus Dharamsala ermöglichen, westliche Methoden zur Identifizierung von Arzneipflanzen kennenzulernen. Dies ist für Men-Tsee-Khang von praktischem Wert, da z.B. die Methode der mikroskopischen Untersuchung zur Qualitätsprüfung der verwendeten Drogen eingesetzt werden kann.

Eine wissenschaftliche Dokumentation tibetischer Arzneipflanzen als Beitrag zur Erhaltung tibetischer Medizintradition verbunden mit praktischer Hilfe für die beteiligten tibetischen Partner ist das Ziel, das wir Ende 1998 hoffen erreicht zu haben. In der Folge ist geplant, die Dokumentation tibetischer Arzneipflanzen in Form eines englischsprachigen Buches zu veröffentlichen.

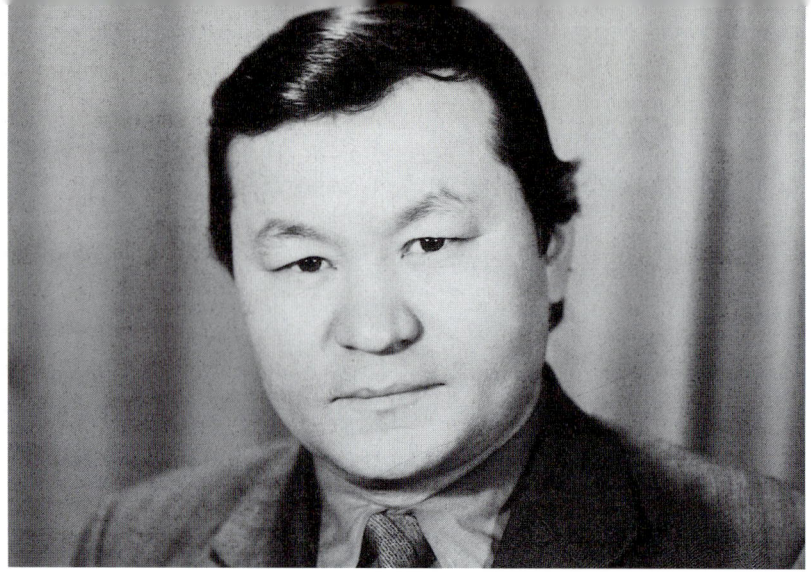

Dr. Witali Boronojew, Radiophysiker am Burjatischen Wissenschaftlichen Zentrum in Ulan-Ude.

PULSTASTEN MIT COMPUTER

Entwicklung eines Gerätekomplexes nach Gyüschi.

Die tibetische Medizin wird in Burjatien seit drei Jahrhunderten praktiziert. Unter Stalin war sie starken Repressalien ausgesetzt, ihre sämtlichen Institutionen wurden zerstört. Seit einigen Jahren erlebt sie jedoch eine Renaissance. Dass sich eine Filiale der Russischen Akademie der Wissenschaften hier in Ulan-Ude befindet, hat zu einer einmaligen Konstellation geführt: Wir sind Buddhisten und Naturwissenschafter zugleich. Wir haben die Verbindungsbrücke sozusagen in uns selbst. In den sechziger Jahren wurde hier am wissenschaftlichen Zentrum eine Abteilung für tibetische Medizin gegründet. Tibetische Medizintexte wie das Grundlehrbuch Gyüschi oder der Blaue Beryll wurden in enger Zusammenarbeit mit erfahrenen Ärzten und Lamas analysiert und erstmals in europäische Sprachen übersetzt.

Vor bald fünfzehn Jahren gab unser Radiophysikprofessor, Dr. Tsch. Zidipow, uns den Auftrag, Geräte zu entwickeln, mit deren

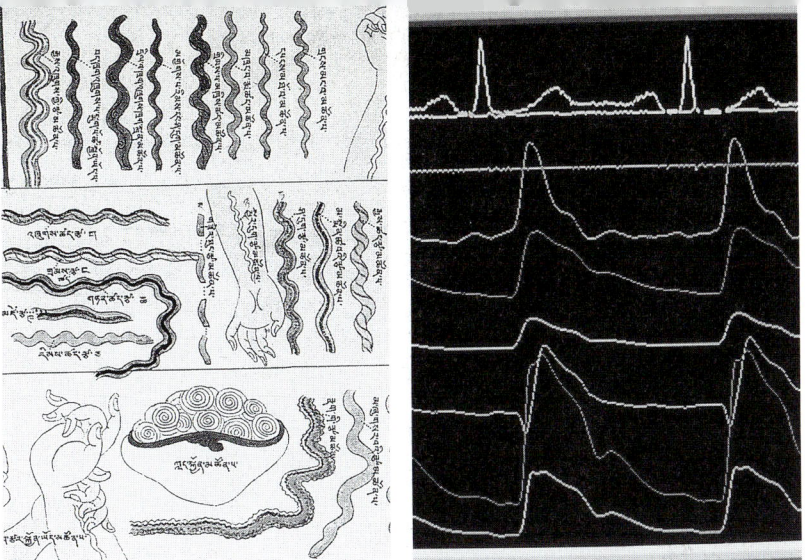

Links: Pulsfrequenzen, dargestellt auf dem Medizin-Thangka, 17. Jahrhundert. Rechts: Pulsschlag eines Patienten auf dem Bildschirm. Von oben: EKG, KKG, PhKG, drei Pulse linkes, drei Pulse rechtes Handgelenk.

Hilfe man per Computer nach den differenzierten Methoden der tibetischen Pulsdiagnostik würde arbeiten können. Die Aufgabe war so komplex, dass unsere aus Radiophysikern bestehende Forschungsgruppe allein sie nicht lösen konnte: Mathematiker, Tibetologen, Programmierer, tibetische und westliche Ärzte mussten beigezogen werden. Auch von der Abteilung für tibetische Medizin, an der die alten Schriften erforscht wurden, erhielten wir wertvolle Unterstützung.

Im Gyüschi werden die Pulse so beschrieben, dass sie sich gut in die Computersprache übertragen lassen. Wir begannen mit der Umsetzung des ‹Wellenprozesses› an der Arteria radialis, auf der die tibetischen Ärzte seit eh und je den Puls fühlen und so über zehn verschiedene Pulscharakteristika eruieren. Dazu gehören u.a. Pulsrhythmus, Füllungsgrad und Spannung der Blutgefässe, Schlagvolumen des Herzens, Blutstromdichte pro Minute. Für die Umrechnung dieser registrierbaren Parameter gelang es uns, Algorithmen zu finden, die für den Einsatz von Elektronenrechenmaschinen tauglich sind. Gleichzeitig begannen wir mit der Entwicklung eines Computerprogramms.

Das Hauptproblem war die Entwicklung von *Pulstastern*, die, anstelle der drei Finger des Arztes, den Puls ‹fühlen› und die empfangenen Signale verzerrungsfrei an den Computer weiterleiten. Wir wussten von ähnlichen Projekten, waren aber unzufrieden mit deren Resultaten. Die Pulsfühler, die in China entwickelt worden waren, hatten nur einen einzigen Taster, diejenigen in Südkorea, Frankreich und den USA hatten hingegen bereits deren drei. Den unsrigen am ähnlichsten waren jene aus den USA, doch waren sie nur allgemein auf östliche Heilmethoden ausgerichtet und nicht spezifisch für die tibetische Medizin programmiert.

In Zusammenarbeit mit dem Republikspital von Ulan-Ude können wir unsere Geräte laufend an Patienten testen, prüfen und weiterentwickeln. Bis anhin waren über 2000 Patienten an unserem Projekt beteiligt.

Heute können wir mit Hilfe unserer Drei-Punkt-Taster, die wir an beiden Handgelenken des Patienten anbringen, am Bildschirm des Computers die Verteilung der Körperenergien Wind, Galle und Schleim ablesen, zwischen Wärme- und Kältekrankheiten unterscheiden und den Zustand der elf Vital- und Hohlorgane des Körpers annähernd beurteilen. Während der Pulsuntersuchung stellen wir gleichzeitig ein Elektrokardiogramm (EKG), ein Kinetokardiogramm (KKG) und ein Phonokardiogramm (PhKG) her, deren Resultate wir separat auswerten können. Sie dienen auch zur Objektivierung der Pulsinformationen. Aus der Gesamtheit der ermittelten Werte können wir eine Diagnose ableiten.

Parallel dazu sind wir dabei, ein zweites Computerprogramm zu entwickeln, das auf dem Gyüschi basiert. Wir nennen es Expertensystem ‹Emchi› (= burjatisch für die tibetische Bezeichnung ‹Amchi› = Arzt). Nach Erstellung der Diagnose wollen wir das Experten-

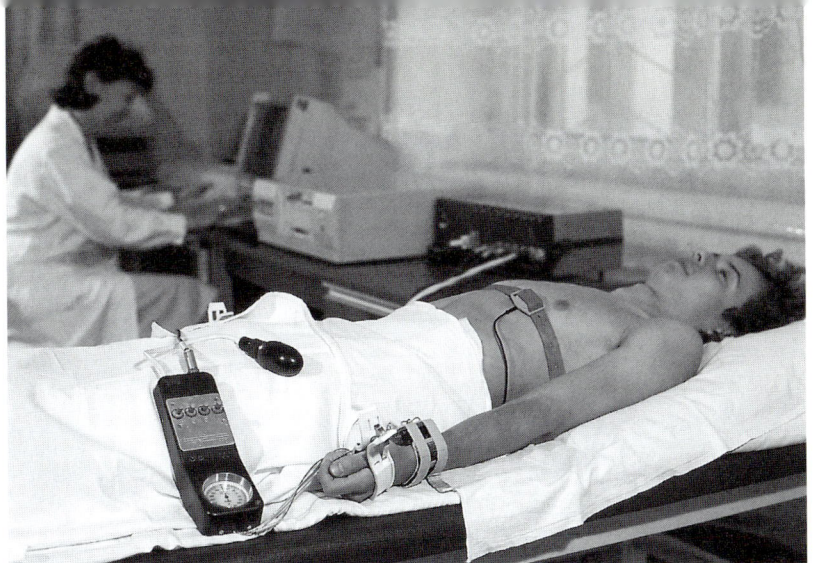

Pulsdiagnostik im Republik-Spital von Ulan-Ude.

system befragen, welche tibetischen Medikamente oder Heilverfahren angewendet werden sollen oder welche Diät-Empfehlungen im Gyüschi beschrieben sind. Das Expertensystem soll auf jedem beliebigen PC oder Notebook mit IBM-System ab DOS.3 verwendet werden können. Es soll sowohl in tibetischer als auch in westlicher Terminologie antworten.

Der Gerätekomplex mit Pulstastern, Analog-Digital-Wandler, PC und den zwei Programmen, der zurzeit immer noch weiterentwickelt wird, soll und kann den tibetischen Arzt nicht ersetzen. Bei der Ausbildung tibetischer und westlicher Ärzte können die Geräte nützlich sein. (Detaillierte Beiträge hierzu sind in der Bibliographie erwähnt.)

156

ANHANG

KURZE GESCHICHTE DER TIBETISCHEN MEDIZIN

Die tibetische Medizin hat ihre Hauptwurzeln im Lande selbst und in der uralten Erfahrung und Geschicklichkeit des tibetischen Volkes, das seit jeher in enger Verbindung zur Natur gelebt hat und zu seinem Überleben in grosser Höhe stets auf eigene Ressourcen angewiesen war. Im Lauf der letzten zweitausend Jahre hat aber auch die medizinische Weisheit anderer Länder und Zivilisationen Eingang in das einheimische System gefunden – entweder wurden neue Einsichten direkt und beabsichtigt übernommen oder durch natürliche gegenseitige Befruchtung der Kulturen über Jahrhunderte hinweg allmählich assimiliert. Nachfolgend in Kürze einige wichtige Ereignisse.

Seit Jahrtausenden entwickelte sich in Tibet eine medizinische Überlieferung, die als Bön-Tradition bekannt ist.

5./6. JH. V. CHR. Bön-Lehrer Shenrab, in Westtibet geboren, verbreitet die Bön-Medizin in Tibet. *Buddha Shakyamuni* lehrt in Indien in Gestalt des Meisters der Medizinen ‹die geheime mündliche Unterweisung über die acht Zweige der Wissenschaft von der Medizin›.

127 V. CHR. flieht *Nyatri Tsenpo*, ein indischer Fürst, nach verlorener Schlacht in den Himalaja und wird 1. König Tibets.

5. JH. *Lha-Tho-Thori Nyentsen* ist 27. König Tibets. Wichtige Schriften der indischen Medizin werden mündlich ins Tibetische übertragen.

7. JH. König *Songtsen Gampo*, 615–649, 32. König Tibets, führt den Buddhismus als Staatsreligion ein und lässt die tibetische Schrift entwickeln. Beginn der schriftlich fixierten Geschichte Tibets. Er-

fahrungen verschiedener Traditionen aus Indien, China und Persien werden in Tibet zusammengetragen.

8. JH. Etwa 742–798 / König *Trisong Detsen*, 37. König Tibets, leitet die zweite grosse Welle von Übersetzungen ein. Eine grosse Konferenz über Medizin wird in der Provinz Tsang abgehalten. Teilnehmer: neun tibetische Ärzte und neun Ärzte aus angrenzenden Regionen: Indien, China, Mongolei, Afghanistan, Kaschmir, Persien, Dolpo, Nepal. Der grosse Arzt und Heilige *Yuthog Yonten Gonpo der Ältere* (708–833) trägt die Erfahrungen dieser Konferenz zusammen. Er verbreitet die Medizin in ganz Tibet.

9. JH. Der grosse Tantriker *Padmasambhava*, Abt im ersten tibetischen Kloster *Samye* (bSam-yas), versteckt im Jahre 883 die *Medizinschriften* zusammen mit anderen religiösen Schriften, weil die Zeit noch nicht reif sei, sie zu verstehen.

11. JH. *Drapanngonshe* (Grva-pa mNgon-shes) entdeckt 1038 die Medizinschriften im Kloster Samye.

12. JH. *Yuthog Yonten Gonpo der Jüngere* (etwa 1126–1202), die 14. Inkarnation, systematisiert und erweitert die Medizinschriften und passt sie den örtlichen Verhältnissen in Tibet an. Er adaptiert die *Pulsdiagnose*, die zusammen mit der *Astrologie* von den Chinesen übernommen wurde, an die ursprünglich ayurvedische, indische *Dreisäftelehre*. Yuthog verfasst das Grundlehrbuch der tibetischen Medizin *Gyüschi*, auch Vier Tantras genannt. Es besteht aus 156 Kapiteln. Darin werden 1600 Krankheiten klassifiziert und 2293 Heilmittelzutaten erklärt. Der Frage nach der zukünftigen Entwicklung werden 18 Kapitel gewidmet: Es würden sich Veränderungen ergeben in der Gesellschaft, in der Umwelt, der Lebens- und Denkweise der Menschen. Die zukünftigen gesellschaftlichen Entwicklungen würden einerseits auf verschiedenen Gebieten einen Fortschritt bringen, und die Menschen würden mehr Wohl und Komfort schaffen, aber andererseits auch neue Probleme. Es würden neue Substanzen hergestellt werden, die giftiger Natur seien. Damit sei das Auftreten neuer Krankheiten verbunden. Die Medizin müsse darauf eine Antwort haben und darauf eingehen.

In den vier Bänden des Gyüschi wird dasselbe medizinische Thema nach verschiedenen Gesichtspunkten erörtert:

——1.   *Das Wurzeltantra (rTsa-rgyud) ist eine synoptische Darstellung aller den medizinischen Unterricht bildenden Elemente.*

——2.   *Das Tantra der Erklärungen (bShad-rgyud) ist die allgemeine theoretische Lehre.*

——3.   *Das Tantra der Instruktionen ist eine klinisch orientierte, nach Krankheiten geordnete Lehre (Man ngag rgyud).*

——4.   *Das Nachfolgende Tantra (Phyi-ma rgyud) ist eine Aufstellung der verschiedenen praktischen diagnostischen Behandlungsmethoden.*

13. JH. In einem medizinischen Buch wird ein Krankheitsbild beschrieben, welches dem Aids-Syndrom entspricht.

Die tibetische Medizin wird erstmals in der Mongolei bekannt. Die Mongolen hatten bis zu dieser Zeit eine eigene Medizin, deren Ursprünge in der chinesischen Medizin liegen.

15. JH. Die tibetische medizinische Tradition fängt an, sich in die zwei grossen Schulen von *Tschang* (Byang) und *Zur* zu spalten, die aber nur in bestimmten Fragen von einander abweichen, unter anderem bei der Kennzeichnung gewisser Drogen.

16. JH. Eine Handschrift der Rezension von Yuthog dem Jüngeren dient im Kloster von *Dathang* (Grva-thang) als Muster der ersten gestochenen xylographischen Herausgabe von Gyüschi. Verbreitung der tibetischen Medizin bis in die Mongolei. Die Lehre der tibetischen Medizin, bestehend aus vielen Einzelquellen, gerät in Verworrenheit.

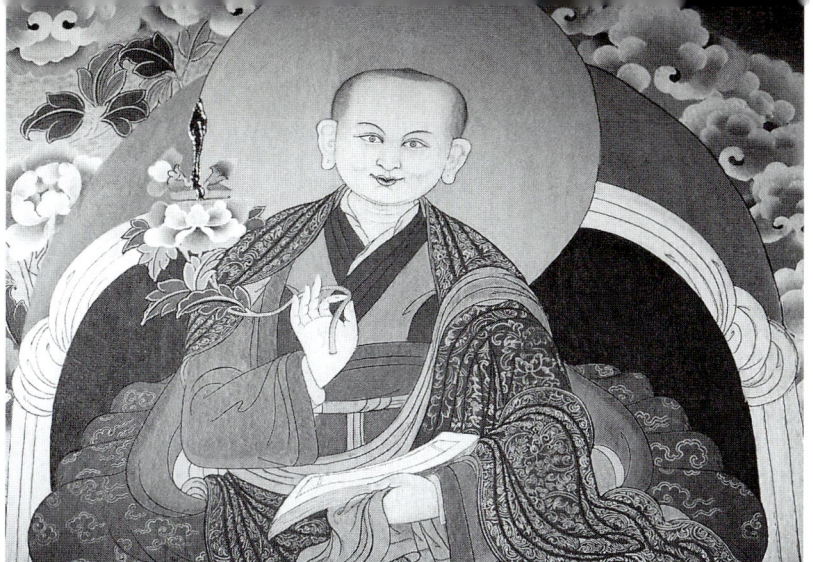

*Regent Sangye Gyamtso. Wandmalerei im Norbulingka-Tempel bei
Dharamsala (Ausschnitt).*

17. Jh. Der *V. Dalai Lama* (1617–1682) vereinigt das inzwischen
zerfallene tibetische Reich wieder und fördert die Weiterentwicklung
der tibetischen Kultur. Er gründet mehrere spezialisierte Anstalten.
Ein tibetischer Mediziner führt erstmals Untersuchungen an einem
Toten durch. Ansonsten kennt man in der tibetischen Medizin das
Sezieren von Leichen nicht. Es heisst im Buddhismus, dass durch
eine Vereinigung von Konzentration und Analyse eine direkte Einsicht in Sachverhalte erlangt werden kann, die normalerweise tief
verborgen sind. Durch Schulung des Geistes könne eine bessere Einsicht erlangt werden, als wenn man etwas mit den Augen vor sich
sehe.

1642–1693 wird der neue Wintersitz des Dalai Lama, der Potala-
Palast, in Lhasa gebaut. Der Regent *Sangye Gyamtso* (1653–
1705) revidiert während fast 20 Jahren, bis 1694, das Grundlehrbuch
Gyüschi, verfasst den meisterhaften Kommentar **Blauer Beryll**
(Vadurya sngon-po) und vereinigt dadurch die zwei Schulen wieder.
Er führt die tibetische traditionelle Medizin zu ihrer klassischen
Reife. Entsprechend dem Wunsch des V. Dalai Lama, die Medizin in

ihrer Theorie und Praxis in einem Kodex klarzulegen, gründet er
1696 die medizinische Hochschule Chagpori neben dem Potala, die
erste auf Medizin spezialisierte tibetische Anstalt. Aus Sorge um die
didaktische Deutlichkeit, die seine medizinischen Werke kennzeich-
nen, lässt er am Ende des 17. Jh. eine Reihe von 79 grossen Gemäl-
den entwerfen und herstellen, die **M e d i z i n - T h a n g k a s**, die den
gesamten Inhalt seines Kommentars Blauer Beryll illustrieren: *E m -
bryologie, Anatomie, Physiologie, Pharmakologie*.

18. JH. Die Meister und die meisten der siebzig Pensionsschüler der
Medizinschule auf dem Chagpori sind abgeordnete Mönche aus
Gelbmützen-Klöstern (Gelugpa).

Der medizinische Unterricht besteht aus dem *Khobug*, den
Vier Tantras und dem Kommentar des Regenten. Ferner gibt es eine
dem Buddha, dem Meister der Medizin, gewidmete Liturgie sowie
Rituale der Langlebigkeit und Arzneiweihe. Die Jüngsten müssen zu
günstigen Zeiten Heilkräuter sammeln und medizinische Rohstoffe
verarbeiten.

Die Pharmakopöe wird gelehrt, und die fortgeschritteneren
Mönche werden in Kenntnis von mehreren hundert Heilkräutern
geprüft. Die Lehrzeit eines Mönchsarztes beträgt sechs bis sieben
Jahre. Die einzelnen Lehrstufen des Studiums werden durch öffent-
liche mündliche Prüfungen, meist durch Aufsagen von Grundtexten,
abgeschlossen.

Das Bestehen der letzten Prüfung gibt Anrecht auf einen dem
Doktorgrad der Medizin ähnlichen Titel.

Der *VII. Dalai Lama* (1708–1757) legt die Organisation
und die Regelungen der Medizinschule deutlich fest, und die meisten
persönlichen Ärzte der späteren grossen Hierarchen kamen aus dieser Medizinschule. Einige Meister gründen nach dem Vorbild in
Lhasa andere Medizinschulen, so um 1757 in *Kumbum* (sKu-bum)
in Osttibet und 1784 in *Labrang* (Bla-brang). Um 1750 werden

eine tibetische Medizinschule in Peking und weitere in der Mongolei und in Burjatien gegründet.

1727 verfasst *Dilmar-Gesche* ein umfangreiches Nachschlagewerk der tibetischen medizinischen Substanz, dessen kommentierte Fassung über 2200 Drogen mit Varianten behandelt. Die tibetischen Ärzte werden mit dem Namen *menpa* (= Heilmittelkundiger) oder dem mongolischen Wort *amchi* bezeichnet.

19. JH. In Burjatien blüht die tibetische Medizin im aufkommenden Buddhismus. Der tibetische Arzt *Sultim Badma* stoppt in Sibirien eine Typhusepidemie. Das Gyüschi wird von seinem jüngsten Bruder Schamsaran (Pjotr Badmajew) erstmals in eine westliche Sprache, ins Russische, übersetzt und 1898 herausgegeben (Tantra 1 und 2).

20. JH. Der *XIII. Dalai Lama* gründet 1916 in Lhasa die Akademie der Medizin und der astrologischen Berechnungen (Mentsikhang), welche auch den Laien zugänglich ist und dem medizinischen Unterricht, auch auf dem Chagpori, neuen Schwung gibt.

1936/37 werden in Burjatien, Tuwa und Kalmückien praktisch alle buddhistischen Klöster und Medizinschulen von den Sowjets zerstört und die Schriften verbrannt.

1949 Annexion Tibets durch die neu ausgerufene Volksrepublik China. Im März 1959 flieht der XIV. Dalai Lama nach Indien. Dr. Tenzin Choedrak, schon damals sein persönlicher Leibarzt, wird verhaftet und 17 Jahre lang gefangengehalten. Die Medizinschulen Chagpori und Mentsikhang in Lhasa werden zerstört. Fast alle tibetischen Ärzte werden von den Chinesen ermordet oder gefoltert. Von etwa tausend tibetischen Ärzten überleben nur zwölf.

1961 gründet der XIV. Dalai Lama im Exil in Dharamsala ein Lehrseminar für traditionelle tibetische Medizin mit einer Poliklinik. 35 Studenten nehmen an einem fünfjährigen Lehrgang teil, mit einem zweijährigen anschliessenden Praktikum in einer Flüchtlingsgemeinschaft. Daraus wird später das *Tibetan Medical & Astro. Institute*, heute *Men-Tsee-Khang*.

In den 60er Jahren werden in Burjatien einige Medizinschriften und ein vollständiges Exemplar der Medizin-Thangkas, den Darstellungen zum Blauen Beryll, aus einem Versteck in der Taiga hervorgeholt und ins Museum von Ulan-Ude gebracht.

1965 werden in der Schweiz erstmals traditionelle tibetische Arzneien nach westlichen Anforderungen von *Karl Lutz* und *Peter Badmajew* industriell hergestellt.

Ab 1966 in Tibet *völlige Vernichtung der tibetischen Medizin* während der chinesischen Kulturrevolution. Die Roten Garden verbrennen alle medizinischen Schriften und die Druckstöcke. Nur die Druckstöcke im Potala und in der Druckerei in Derge, Provinz Kham, werden verschont. Während der Kulturrevolution verkommt in Tibet die Medizin zu einer primitiven Quacksalberei.

1970 werden in Bhutan und in Ulan Bator in der Mongolischen Volksrepublik Fakultäten für traditionelle tibetische Medizin errichtet.

In den 70er Jahren Wiederaufbau und Erweiterung der Medizin-Akademie Mentsikhang in Lhasa mit einem grossen Spital. Der Lehrzyklus wird als Universitätsfach anerkannt und erstreckt sich über fünf Jahre. In der Schweiz, später auch in Polen, Wien und Dänemark finden, angeregt durch Karl Lutz, die ersten wissenschaftlichen Studien über die Wirkung tibetischer Arzneien statt.

1979 reist eine Delegation des XIV. Dalai Lama ins besetzte Tibet und bittet um Freilassung von Dr. Choedrak. Ende Oktober 1980 wird er rehabilitiert und darf nach Indien ausreisen. Er wird wieder erster Leibarzt des Dalai Lama und Leiter der Pharmakologie am Tibetan Medical & Astro. Institute in Dharamsala.

90er Jahre: Gründung einer Medizinschule im burjatischen Aginsk in Ostsibirien mit 16 Medizinstudenten.

In Wien wird damit begonnen, die tibetischen Arzneimittel-zutaten zu *systematisieren*, die Namen zu vereinheitlichen und genaue Massstäbe zu deren Bestimmung zu setzen.

In Ulan-Ude wird mit der Entwicklung eines *Pulstastgerätes*, mit einem Computerprogramm nach Gyüschi, begonnen.

In Asien und Europa laufen verschiedene *klinische Studien* und *Forschungsprojekte* mit tibetischen Arzneien und tibeti-schen Behandlungsmethoden, mit Rheuma-, Diabetes-, Krebs- und Angina pectoris (Herzkranzgefässverschluss)-Patienten.

Mit Hilfe von Exiltibetern und westlichen Initiatoren und Sponsoren werden mehrere Projekte begonnen zum *Aufbau von traditionellen tibetischen Studienanstalten und Kli-niken* in Tibet und Nepal. Die Gefahr besteht heute darin, dass sich westliche Termini in die tibetische Medizin einschleichen und dass durch die vermehrte Zusammenarbeit auch eine Verwässerung ihrer Grundlagen erfolgt, namentlich der philosophischen. Laut dem eindringlichen Wunsch S.H. dem XIV. Dalai Lama sollte die tibetische Medizin aber nicht vermischt, sondern als eigenständiges komplementäres Medizinsystem neben den anderen eingesetzt wer-den, damit die Qualität und die Stärken der einzelnen Medizin-systeme erhalten bleiben und so für die Menschheit von grossem Nutzen sind.

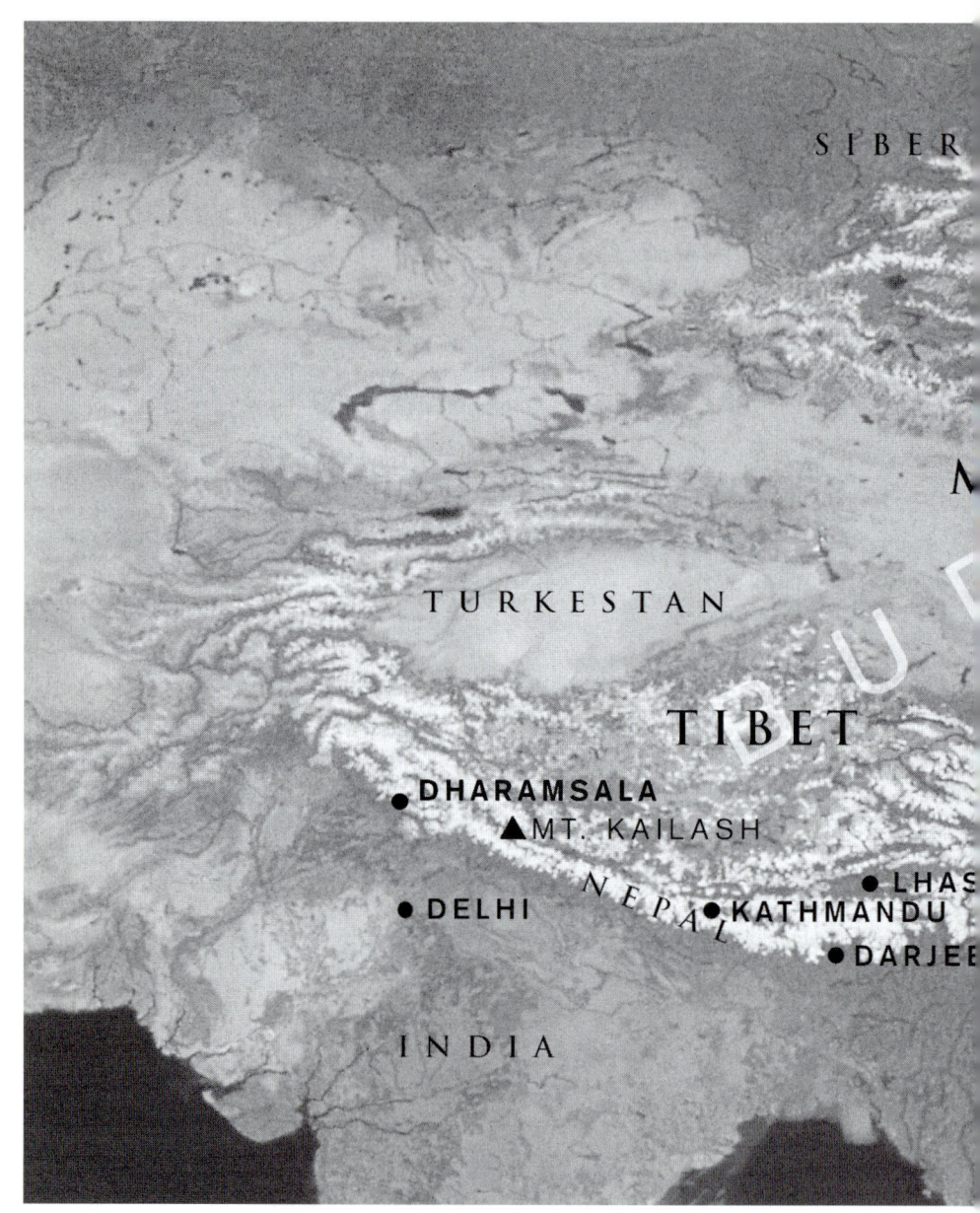

Satellitenaufnahme
© *T. Van Sant/SPL/Keystone*

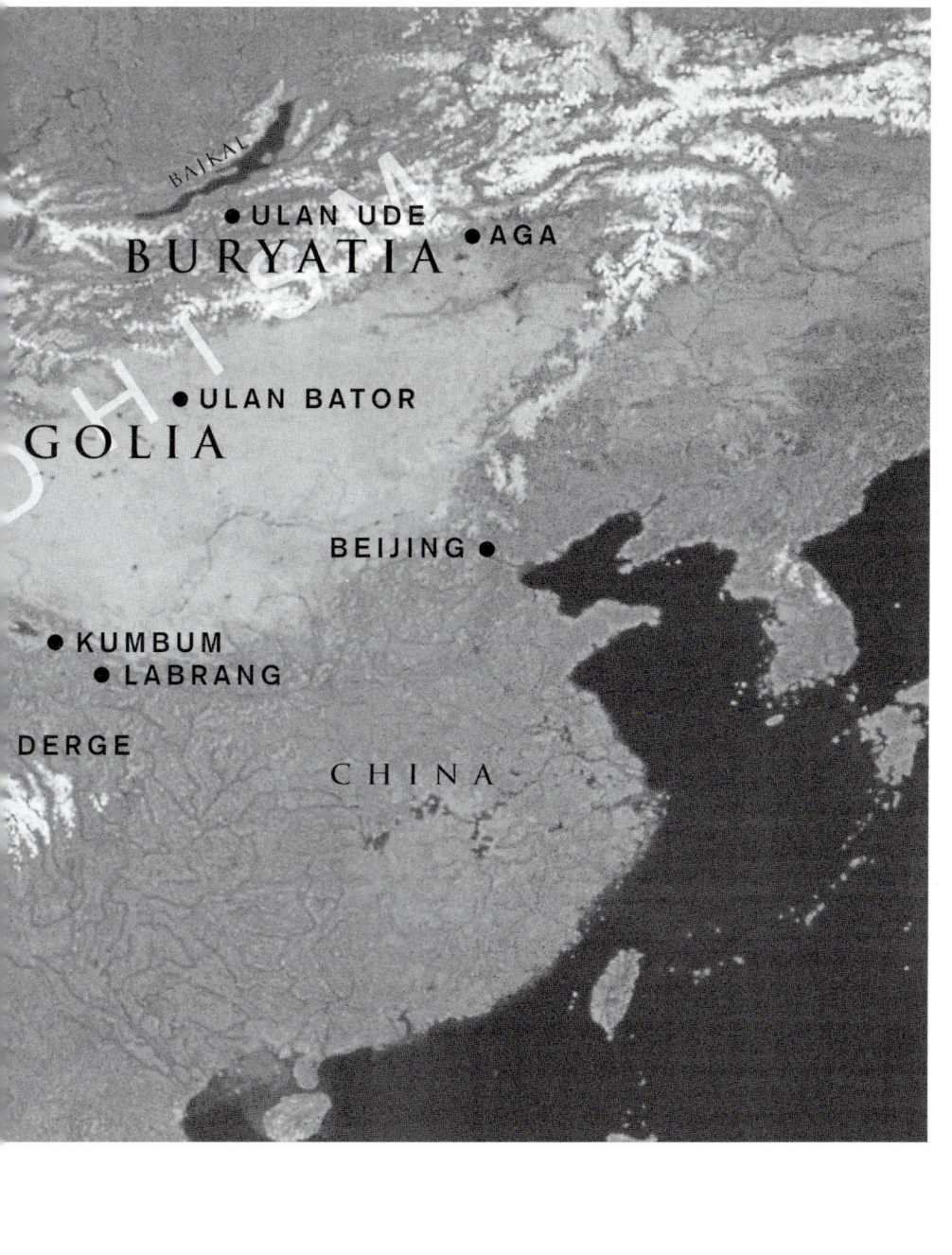

BAJKAL

●ULAN UDE

BURYATIA ●AGA

●ULAN BATOR

GOLIA

BEIJING ●

●KUMBUM
●LABRANG

DERGE

CHINA

ZUR KONZEPTION DER TIBETISCHEN MEDIZIN

Die Ursache allen Leidens geht nach der tibetischen buddhistischen Auffassung zurück auf *Unwissenheit*.

Die Unwissenheit beeinflusst *die drei Geistesgifte*

GIER	Begierde nach Stillung des Lebenshungers
HASS	Widerwille gegen alle Hindernisse
VERBLENDUNG	als Ich-Wahn manifestiert

Durch die drei Geistesgifte werden *die drei Lebensessenzen* oder physiologischen Grundlagen des Körpers, heute als Körperenergien bekannt, früher auch als drei ‹Säfte› bezeichnet, aus dem harmonischen Gleichgewicht gebracht:

WIND	als die *Bewegung des Körpers*
GALLE	als die *Wärme des Körpers*
SCHLEIM	als die *Flüssigkeit des Körpers* inklusive regenerative Flüssigkeiten wie Sperma

Diese werden in *Untergruppen* aufgegliedert. Zum Beispiel Wind:

LEBENSERHALTENDER WIND	sitzt im Gehirn, ist die physische Basis des Bewusstseins, kontrolliert Atmung und Muskeltätigkeit, bewirkt Klarheit der Sinne und Gedanken.
AUFSTEIGENDER WIND	sitzt im Brustkorb, kontrolliert das Sprechen, aktiviert das Gedächtnis und die Konzentration.

DURCHDRINGEN-DER WIND	sitzt im Herzen, kontrolliert Muskelbewegungen, das Öffnen und Schliessen der Augen, des Mundes usw.
FEUERBEGLEI-TENDER WIND	sitzt im unteren Magenteil, kontrolliert Verdauung und Stoffwechsel, transformiert die sieben Körpergrundstoffe, unterstützt den Kreislauf.
ABWÄRTSGEHEN-DER WIND	sitzt in der Beckenregion, kontrolliert den Stuhlgang, das Wasserlassen und die Funktion der Sexualorgane.

Drei Tiere symbolisieren die drei Geistesgifte. Sie sind in der Nabe des tibetischen Lebensrades dargestellt. Sie gelten als die *Hauptursachen* für Wind-, Galle- und Schleimerkrankungen.

DER HAHN	symbolisiert die *Gier*, welche die Hauptursache für *Windstörungen* ist.
DIE SCHLANGE	symbolisiert den *Hass*, welcher die Hauptursache für *Gallestörungen* ist.
DAS SCHWEIN	symbolisiert die *Verblendung*, welche die Hauptursache für *Schleimstörungen* ist.

Alles was Natur ist, besteht aus denselben Elementen. Die *fünf Elemente* der tibetischen Medizin sind: *Erde, Wasser, Feuer, Wind, Raum (Äther)*. Die Elemente haben folgende Qualitäten oder *medizinischen Eigenschaften*:

ERDE	ist schwer, stabil, stumpf, glatt, mild, trocken und bekämpft Windenergiestörungen.
WASSER	ist flüssig, kühl, schwer, stumpf, stabil, mild, leicht, glatt, feucht und hemmt Gallestörungen.

FEUER	ist heiss, scharf, sauber, rauh, leicht, beweglich und bekämpft Schleimstörungen.
WIND	ist leicht, beweglich, kalt, bleich, trocken und hemmt Galle-Schleim-Störungen.
RAUM (ÄTHER)	ist leer und durchdringend.

Kombinationen der Elemente, unter Zusammenwirken ihrer Eigenschaften, ergeben *sechs Geschmacksrichtungen*:

SÜSS	Erde-Wasser
SAUER	Feuer-Erde
SALZIG	Wasser-Feuer
SCHARF	Feuer-Wind
BITTER	Wasser-Wind
HERB	Erde-Wind

Das Element Raum durchdringt die anderen Elemente und ist für die Vermischung der Geschmacksrichtungen verantwortlich.

Entsprechend dem Zusammenwirken der Eigenschaften gibt es weitere *Unterteilungen*. Der süsse Geschmack zum Beispiel: süsssauer, süss-bitter, süss-salzig, süss-scharf, süss-herb.

Nachdem Nahrung und Getränke verschiedene Stadien der Verdauung durchlaufen haben – dabei erhalten sie die endgültigen drei postdigestiven Geschmacksrichtungen –, bilden sie die *sieben Grundstoffe* des Körpers:

NAHRUNGSESSENZ

BLUT

FLEISCH _____

FETT _____

KNOCHEN _____

KNOCHENMARK _____

ZEUGUNGS-
FLÜSSIGKEIT _____

Die sechs Geschmacksrichtungen und die acht Potenzen sind für die
Zusammensetzung der Arzneien sehr wichtig. Die *acht Potenzen*
sind:

SCHWER _____

ÖLIG _____

KÜHL _____

STUMPF _____

LEICHT _____

GROB _____

HEISS _____

SCHARF _____

Die tibetische Medizin kennt 84'000 Störungen bei *404 Krank-
heitstypen*, welche nach einer von zwei Klassifizierungen einge-
teilt sind in:

> *101 Krankheiten, welche karmisch
> bedingt sind* und mit dem Tod enden, wenn
> sie unbehandelt bleiben.

101 Krankheiten sind solche des jetzigen Lebens, welche in der Regel mit Arzneien geheilt werden können.

101 Krankheiten werden durch Geister verursacht, zu denen viele Nervenkrankheiten zählen.

101 Krankheiten sind oberflächlicher Natur und können durch richtige Ernährung und richtiges Verhalten selbst reguliert werden.

Krankheiten werden verursacht durch: falsches Denken, falsche Diät, falsches Verhalten, ungünstiges Klima, seelische Störungen, schlechtes Karma, Einfluss der Planeten, Geister und Dämonen.

Diagnosearten des tibetischen Arztes:

PULS   Hauptdiagnose

URIN   bei unklarer Pulsdiagnose

ZUNGE   unergiebig und ungenau

OHRVENEN   bei Kindern unter 8 Jahren

MUTTERMILCH   bei Säuglingen

BEFRAGUNG   selten ausführlich

KÖRPERLICHE
UNTERSUCHUNG   nie vollständig

Von den Diagnosearten am meisten angewendet und am genauesten ist die *Pulsdiagnose.* Dafür wird mit drei Fingern an beiden Händen des Patienten die Pulsqualität gefühlt. Ein guter Arzt muss

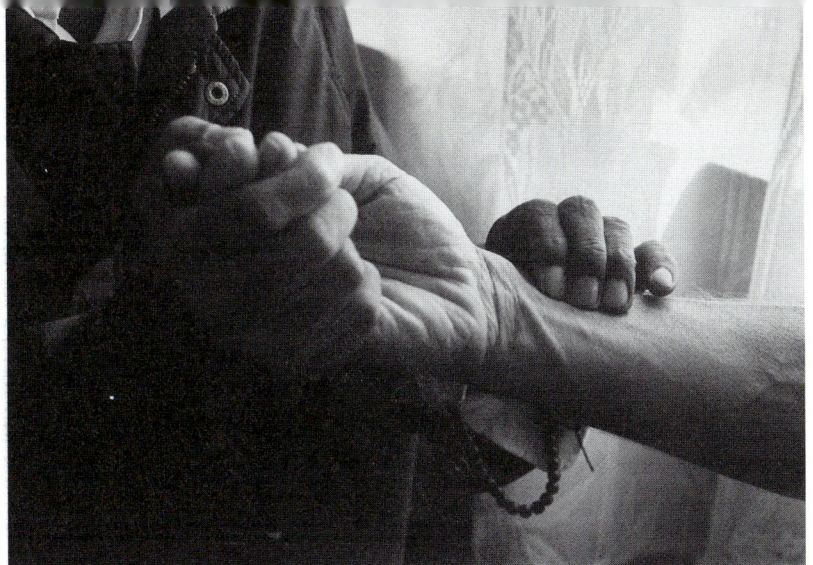

Pulsfühlen an der Radialarterie.

mindestens zwölf verschiedene Pulse unterscheiden können. Mit den drei mittleren Fingern tastet er am Handgelenk des Patienten die Pulse der Arteria radialis. Der Zeigefinger drückt nur die Haut, der Mittelfinger bis zum Fleisch und der Ringfinger bis zum Knochen. Bei einem männlichen Patienten zum Beispiel hält die rechte Hand des Arztes das *linke Handgelenk* des Patienten (bei Frauen sind Herz- und Lungenpuls vertauscht):

> *Der Zeigefinger beurteilt*
> den Körperabschnitt oberhalb des Herzes inklusive Haut, Herz, Dünndarm und das Element ‹Feuer›.

> *Der Mittelfinger beurteilt*
> den mittleren Körperabschnitt inklusive Muskeln, Blut, Tumore und Abszesse sowie Milz, Magen und das Element ‹Erde›.

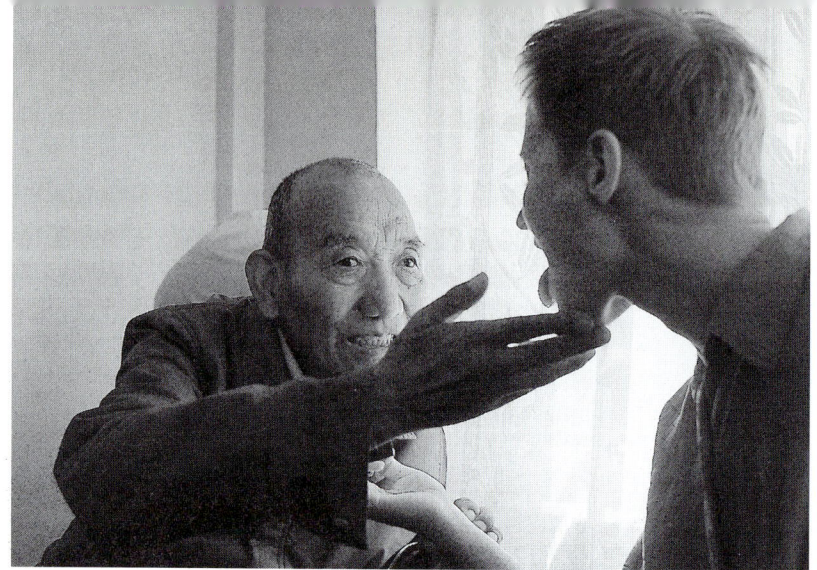

Zungendiagnose.

> *Der Ringfinger beurteilt*
> den unteren Körperabschnitt inklusive Knochen,
> linke Niere, Hoden und das Element ‹Wasser›.

Linke Hand des Arztes und rechtes Handgelenk des Patienten:

> *Der Zeigefinger beurteilt*
> die Lunge, Störungen von ‹Wind›, den Dick-
> darm und das Element ‹Metall›.

> *Der Mittelfinger beurteilt*
> die Leber, die Galle, Störungen von ‹Galle› und
> das Element ‹Holz›.

> *Der Ringfinger beurteilt*
> die rechte Niere, Störungen von ‹Schleim›, die
> Blase und das Element ‹Wasser›.

Die *Zungendiagnose* ist ungenau und wird nur zur Ergänzung
eingesetzt.

Bei Windkrankheiten:
Zunge trocken und rot mit Pickeln am Rand.

Bei Gallekrankheiten:
Gelblicher Belag, alles schmeckt bitter.

Bei Schleimkrankheiten:
Zunge ist feucht, mit grauem Belag.

Krankheit wird *geheilt* durch religiöses Leben (Dharma), richtige Diät, richtiges Verhalten, Pflanzenheilmittel, Moxabustion, Goldbrennstab, Schröpfung, Gebete, Mantras.

Interne Heilmethoden:

MEHRKOMPONEN-
TEN-ARZNEIEN   zur Einnahme mit Wasser

MEHRKOMPONEN-
TEN-ARZNEIEN   zum Abkochen und Einnehmen

ABFÜHRMITTEL

BRECHMITTEL

SCHNUPFMITTEL

INHALATIONEN

KLISTIERE

Externe Heilmethoden:

MASSAGEN

MINERALBÄDER

RÄUCHERUNGEN

ADERLASS   bei Hitzekrankheiten, Augenleiden, Fieber

AKUPRESSUR	bei Kopfschmerz, Schwindel u.a.
AKUPUNKTUR (GOLDNADEL)	bei Wind- und Schleimkrankheiten, Epilepsie, Schlaganfall, Psychosen u.a.
MOXABUSTION	bei Wind- und Schleimkrankheiten, Augenleiden, Rückenschmerzen, psychogenen Leiden
SCHRÖPFEN	bei Rückenschmerzen u.a.

Heilung durch den *Glauben:*

CHAKREN- HEILUNG	bei Krankheiten durch böse Geister und Dämonen, bei psychischen Krankheiten
HANDAUFLEGEN	bei Krankheiten durch böse Geister
YOGA ATEMÜBUNGEN MEDITATION	bei Schleimkrankheiten, psychogenen Krankheiten
GEBETE UND MANTRAS	bei Windkrankheiten, unterstützen die Heilkraft anderer Therapien
VISUALISIERUNGS- TECHNIKEN	bei Windkrankheiten, psychogenen Krankheiten, unterstützen die Heilkraft anderer Therapien

INDIKATION VON JUWELENPILLEN

Die Juwelenpillen gehören zu den tibetischen Arzneien, die sowohl vorbeugend bei guter Gesundheit als auch zur Behandlung von Krankheiten unterschiedlichster Art, einige sogar in akuten Fällen mit rascher Wirkung eingenommen werden können. Sie enthalten bis zu 165 verschiedene Bestandteile, etwa entgiftete metallische Stoffe wie Gold, Silber, Kupfer u.a., Mineralien, Diamantenstaub, Fossilien, pflanzliche und tierische Komponenten. Zur Herstellung von Juwelenpillen ist für die metallischen Stoffe eine komplizierte und langwierige Prozedur notwendig, die mehrere Wochen, sogar Monate dauert und nur von ganz wenigen tibetischen Ärzten beherrscht wird. Zu den besten gehören die Juwelenpillen vom Tibetan Medical & Astro. Institute of H.H. The Dalai Lama, *Men-Tsee-Khang* aus Dharamsala. Deren spezielle Verpackung, mit einem Hologramm-Siegel versehen, unterscheidet sie auf den ersten Blick von allfälligen Kopien und Fälschungen.

Aufsehen erregte die Behandlung von strahlengeschädigten Patienten nach der Atomkatastrophe in Tschernobyl. Leider fehlte das Geld für eine genaue Analyse des Wirkungsprozesses. Ärzte meinen, dass die Juwelenpillen ‹Rinchen Dangjor› und ‹Rinchen Mangjor› die radioaktiven Schwermetalle, die sich im Körper abgelagert hatten, mit körpereigenen Salzen gebunden und abgeführt haben.

Im freien Verkauf sind diese Juwelenpillen nicht. Sie werden von tibetischen Ärzten verschrieben und in kleinen Mengen abgegeben, da sie nicht in grossen Mengen hergestellt werden können. Wenn mehr als eine Juwelenpille eingenommen werden soll, so wird von den tibetischen Ärzten meistens empfohlen, die Pillen im Abstand von 14 Tagen einzunehmen.

Für die Zeit vor, während und nach der Einnahme einer Juwelenpille werden Empfehlungen für das Verhalten und für Diäten gegeben, die genau eingehalten werden sollen, um die Wirkkraft zu erhöhen. Nachfolgend ein Überblick über die Indikation von derzeit in Dharamsala hergestellten Juwelenpillen, mit Auflistung einiger besonderer Bestandteile, die für dieses Buch unverändert von ‹Men-Tsee-Khang›-Informationsblättern übernommen wurde.

RINCHEN TSAJOR CHENMO
Precious Hot Compound Pill

Diese Pille ist zur Heilung von Blut-, Galle-, Schleim-, Wind- und Sekretionsstörungen, Kopfschmerzen, Infektionen im Brustraum, Gliederschmerzen, eitrigen Wunden und Magengeschwüren, Gicht und Arthritis, Lepra, bösartigen Tumoren, nervösen Störungen, Ödemen sowie bei kalten und heissen Leiden anzuwenden.

Sie enthält unter anderem entgiftete und desoxidierte Schwermetalle wie Quecksilber, Gold, Silber, Messing, Eisen sowie Pflanzen wie Zingiber officinalis, Reskön, chRo-gNyer sowie Muschelasche.

RINCHEN DANGJOR RILNAG CHENMO
Precious Cold Compound Black Pill

Diese Pille wird bei chronischen und ansteckenden Fiebern und Koliken empfohlen. Sie hilft gegen Schwächezustände, Runzeln und Ergrauen des Haares und härtet die Knochen. Sie ist ebenfalls wirksam bei Allergien, verschiedenen Arten von Arthritis und Magengeschwüren; sie verleiht blühende Frische und klare Sinne. Sie reinigt ebenfalls die wichtigen Organsysteme des Körpers und unterstützt die Eigenregulation der Körpertemperatur. Diese grossartige Pille ist besonders wirksam gegen alle Arten von Lebensmittelvergiftungen, chemischen und Metall-Vergiftungen usw. und gegen chronische Krankheiten der modernen Zeit, insbesondere jene, welche durch Umweltverschmutzung verursacht werden. Sie schützt vor ansteckenden Krankheiten und bösen Geistern. Für gesunde Personen ist die Pille ein ausgezeichnetes Tonikum!

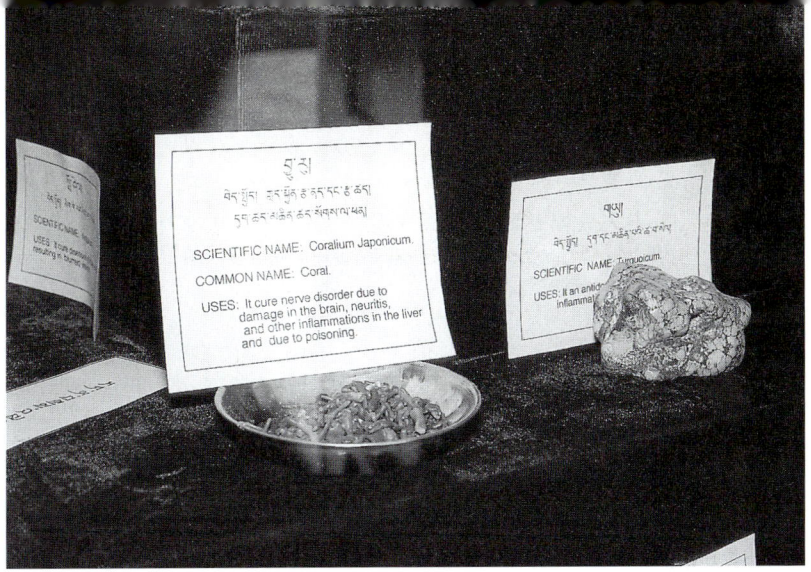

Koralle und Türkis sind Bestandteile von Juwelenpillen.

Sie enthält 165 Bestandteile, unter anderem die Metalle Gold, Silber, Kupfer und Eisen; die Edelsteine Saphir, Smaragd, Türkis, Rubin und Diamant, alle in entgifteter Form; und eine grosse Menge von Kräutern, z.B. Crocus sativus L., Bambus silicious concretion, Myristica fragrans Houtt, Phytolacca esculenta Van Houtte, Seneciodianthus Franch, Delphinium brunonianum Royle, Oxytropis sp, Frittilaria delavayi Franch, Berberis aristata D.C., Myricaria bracteata Royle, Terminalia Chebula Retz, usw.

RINCHEN MANGJOR CHENMO
Precious Accumulation Pill

Diese Pille soll die 404 Hauptleiden, welche durch die Störungen von Blut, Wind, Galle und Schleim hervorgerufen werden, lindern. Sie heilt ebenfalls alte Wunden und bildet Schwellungen in Hals und Rachen zurück. Sie ist besonders wirkungsvoll zur Behandlung von Nahrungsmittel-Vergiftungen, Giftbissen von Insekten und anderen Tieren und bei Vergiftungen durch Pflanzen und chemische Schadstoffe. Sie hilft ebenfalls, alte und versteckte Leiden, verschiedene Fieber sowie Blutungen aus Gedärmen und Mund bei schweren Erkrankungen zu behandeln. Bei guter Gesundheit wirkt die Pille als Tonikum und schützt auch vor bösen Geistern.

Sie enthält etwa 50 Bestandteile, unter anderem Gold, Silber, Eisen und entgiftete Edelsteine wie Koralle und Türkis. Ausserdem Saussurea lappa (clarke), Strychnos nux-vomica (Linn.), Eugenia caryophyllata (thumb.), Areca catechu (Linn.), Syzigium aromaticum und Myristica fragrans u.a.

Rinchen Tso-Tru Dhashel
Precious Purified Moon Crystal

Diese Juwelenpille ist ein Gegengift; sie reinigt das Blut und reguliert den Kreislauf, sie heilt Magengeschwüre, Leberleiden sowie Schmerzen und Unpässlichkeiten, die durch abrupte Veränderungen von Ernährung und Klima verursacht wurden. Sie heilt versteckte Fieber und chronische Folgezustände, sie hilft, wenn man nicht essen mag, Haarausfall hat und Kraft verliert, und sie verleiht reine Zähne und Nägel. Sie ist ausgezeichnet für die Bekämpfung von Infektionen und Entzündungen. (Sie wurde auch schon bei Malaria eingesetzt. Anmerkung des Hrsg.) Sie heilt auch Leiden, welche durch Nahrungs- und Alkohol-Exzesse hervorgerufen wurden und ist ein gutes Tonikum für dunkle, hagere Personen von schwacher Konstitution. Diese Pille klärt die Sinne und stellt das Erinnerungsvermögen wieder her. Sie hilft gegen Lungen- und Brustfellentzündungen mit hartnäckigem Husten, blutigem Auswurf sowie Atemproblemen. Sie bekämpft ebenfalls Wasseransammlungen im Körper. Bei guter Gesundheit verbessert diese Pille die Gesundheit, verlängert das Leben und ist ein ‹Verjüngungsmittel›.

Sie enthält unter anderem Gold, Silber, Kupfer, Messing, Blei und Bronze, welche von den Giften gereinigt werden, bevor sie mit anderen Kräuter-Zutaten wie Gynachum forresti (schitr), Saussurea lappa (Clarke), Commiphora Mukul (Engl.), Strychnos Nux-vomica

(Linn.), Myristica Fragrans (Houtt) und Eugenia caryophyllata gemischt werden.

Rinchen Ratna Samphel
Precious Wish Fulfilling Jewel

Diese Pille ist ein Gegengift. Sie hilft gegen die Auswirkungen jeglicher Vergiftung, sei es durch Lebensmittel, Pflanzen, Insekten, Tiere und Chemie. Sie lindert die Folgen zu intensiver Sonnenbestrahlung. Sie wird mit Erfolg eingesetzt zur Behandlung von Hemiplegia, Lähmungen (Paralysis), Versteifungen und Verkrampfungen der Extremitäten sowie von ausgerenkten Gelenken; bei allen Arten von Nervenstörungen mit Symptomen wie Zittern und ‹Einschlafen› der Glieder, ständigem Harndrang, Schwierigkeiten beim Öffnen und Schliessen der Augenlider und neuralgischen Schmerzen. Die Pille kann ebenfalls angewendet werden bei Beeinträchtigungen der Sinne wie Taubheit, Geruchsverlust und Verlust der Kontrolle über den Speichel. Auch zur Blutdrucksenkung, bei Herz-Beschwerden, Blutgerinnseln, Geschwüren und Primärtumoren leistet sie gute Dienste. Gesunde Personen können diese Pille als generelles Tonikum einnehmen.

Diese Juwelenpille enthält das wertvolle Ngulchu Tsothel, ein Präparat aus entgiftetem Blei, Schwefel und sechzehn verschiedenen Metallen und Mineralien. Ausserdem siebzig andere Zutaten, z.B. entgiftetes Gold, Silber, Kupfer, Eisen, Edelsteine wie Koralle, Türkis, Perlen, Lapislazuli und den seltenen einheimischen Edelstein aus Tibet, den Zhi. Nelken, Bambus, Muskatnuss und Terminalia chebula Retz, Terminalia bellerica Roxb. und Emblica officinalis Linn. (Früchte) werden ebenfalls verwendet.

Rinchen Jumar 25
Precious Coral 25

Diese Pille ist nützlich bei schweren Kopfschmerzen, Hirnaffektionen und Ohnmachtsanfällen. Die kühle Natur der Koralle bekämpft durch Giftstoffe verursachtes Fieber, Nervenentzündungen und chronische Leiden. Diese Pille ist ausgezeichnet für alle Nervenstörungen, welche zu Versteifungen und Lähmungen sowie zu Erinnerungsverlust führen. Es ist auch für gesunde Personen gut, diese Pille ab und zu einzunehmen, um Nervenerkrankungen vorzubeugen.

Diese Juwelenpille wird aus 25 verschiedenen Zutaten hergestellt, z.B. Koralle, Perlmutt, Perle und Lapislazuli, welche von allen Giften gereinigt werden, ferner Safran, Muskat, Crocus sativus Linn., Saxifraga pasumensis marg. und Terminalia chebula Retz.

RINCHEN YU NYING 25
Precious Old Thurquoise 25

‹Alter Türkis› ist eine spezielle Pille. Sie entgiftet und ist von kühler Natur. Sie hilft bei allen Leberleiden mit Symptomen wie Leberschmerzen, Lebervergrösserung, Gewichtsverlust und Druck im Oberkörper; sie befreit von Nackensteife, Kopfschmerzen infolge hohen Blutdrucks, Nasenbluten, blutunterlaufenen Augen, Schmerzen in den Achselhöhlen, Appetitverlust wegen Magenstörungen. Sie kuriert die durch Überkonsum von Alkohol und Nahrungsvergiftung geschädigte Leber.

Diese Juwelenpille besteht aus 25 Zutaten. Sie wird aus altem Türkis, Koralle, Perle, welche von den giftigen Bestandteilen gereinigt werden, hergestellt. Andere Beigaben sind Asphaltum, Crocus sativus linn, die drei Myrobalane ohne Samen, zwei Arten Sandelholz, Eugenia caryophyllata (thumb), Saxicus pasumensis marg und Adhatoda vasica.

CHAKRIL CHENMO
Great Iron Pill

Sie hilft bei allen Arten von Augenbeschwerden: Bindehautentzündung, grauem Star, Unverträglichkeit von Licht (Photophobie), blutunterlaufenen Augen, geschwächten Sehnerven, Reizung durch

Fremdkörper, Schwellung der Lider, hervorgerufen durch Wind, Tränenflüssigkeits-Störungen, Entzündung der Tränendrüsen, Austrocknen der Augen, ungewolltes Augenzwinkern; und sie hält die Blutgefässe der Augen frisch und gesund. Sie nützt auch bei der Behandlung von Augenleiden, die durch Lebensmittelvergiftung, unreines Blut in Leber und Milz oder durch ein Magengeschwür hervorgerufen werden.

Sie besteht aus etwa 40 verschiedenen Zutaten, z.B. drei Myrobalane ohne Samen, Kashmir-Safran, Saxifraga pasumensis marg, gereinigtem Magnetstein, Adhatoda vasica, Meeresmuscheln, rotem Sandelholz, Meconopsis-Arten, Costus-Wurzeln, Indischem Baldrian (Valeriana) und Asphalt.

Anleitung zur Einnahme von Juwelenpillen

Wichtig: Juwelenpille nicht dem Sonnenlicht, grellem Kunstlicht, Wind, Feuchtigkeit und Nässe aussetzen. Nur in Dämmerlicht zubereiten und einnehmen.

Am Abend vor der Einnahme

Vor dem Zubettgehen nimmt man die versiegelte Juwelenpille und zerdrückt sie sanft im farbigen Tüchlein. Dann entfernt man das Tüchlein und gibt das Pulver der Arznei in eine Tasse (kein Email- oder Metallgefäss!). Man giesst etwas heisses, abgekochtes Wasser dazu, deckt die Tasse sofort mit einem sauberen Tuch zu und lässt die Arznei über Nacht stehen. In dieser Nacht ist es besonders wichtig, sich zum Schlafen in warme Kleider und Decken zu hüllen.

Einnahme am frühen Morgen

Ungefähr um 5 Uhr die Arznei mit dem Ringfinger im Uhrzeigersinn umrühren. Wenn die Mixtur über Nacht zu kalt geworden ist, kann man etwas heisses Wasser zugiessen. Nachdem man die Arznei getrunken hat, sollte man noch eine Tasse warmes abgekochtes

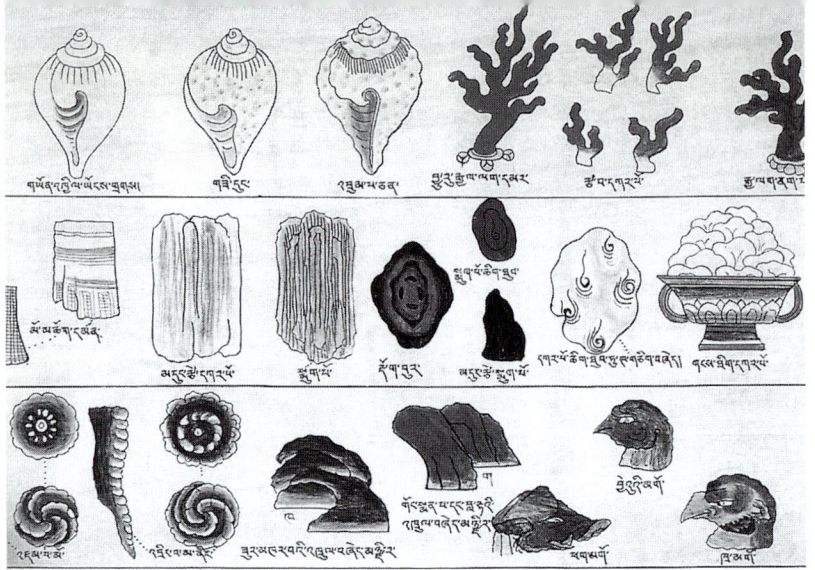

Ausschnitt aus Medizin-Thangka Nr. 23 aus Ulan-Ude. Über Geschmack-Wirkkraft: Edelsteine und Mineralien.

Wasser trinken. Buddhisten sollten dazu das Mantra des Medizin-Buddhas rezitieren:

TADYATHA AUM BHAISHJYA
BHAISHJYA MAHA BHAISHJYA RAJA SA-MUD
GA-TE SVAHA.

Man zieht sich etwa eine Stunde ins Bett zurück und deckt sich gut zu, damit der Körper schwitzt. Erst danach frühstücken.

Abweichende Zubereitung und Einnahme von Rinchen Tsajor Chenmo
Die gelbe Juwelenpille ‹Rinchen Tsajor Chenmo› legt man vor dem Schlafengehen in wenig Bier oder Wein ein. Am nächsten Morgen trinkt man die Mixtur, nachdem man sie gründlich mit einem Löffel umgerührt hat. Danach trinkt man ein Glas warmes abgekochtes Wasser.

Einschränkungen am Tag vor und eine Woche nach der Einnahme
Um eine optimale Wirkung zu erzielen, sollten die folgenden Diät- und Verhaltensregeln eingehalten werden: Keinen Alkohol, kein Fleisch, keinen Fisch, keine Eier, keine rohen Früchte oder

Gemüse, kein gebratenes, scharfes, saures Essen, keinen Knoblauch einnehmen. Keine besonderen geistigen und körperlichen Anstrengungen, kein sexueller Verkehr, keine kalten Bäder, tagsüber nicht schlafen.

Diese Empfehlungen müssen nicht unbedingt lückenlos befolgt werden. Es ist aber für eine bessere Wirkung der Pille von Vorteil. Gut wäre es, mindestens am Tag der Einnahme und am darauffolgenden Tag diese Diäten einzuhalten.

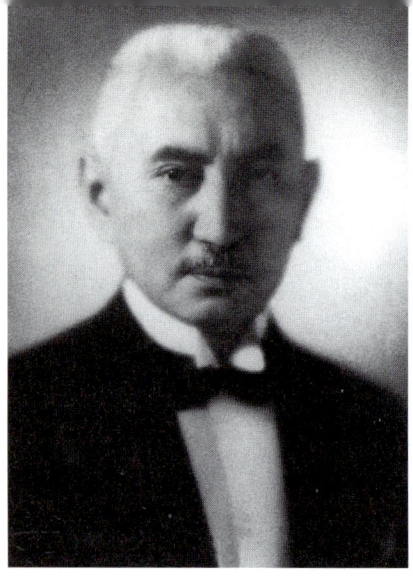

Wladimir Nikolajewitsch Badmajew.

INDIKATION DER BADMAJEW-REZEPTE

Peter Badmajew, Sohn des letzten tibetischen Arztes Wladimir N. Badmajew aus der Badmajew-Familie, kam mit den Rezepten seines Vaters in die Schweiz und gab diese dem Pharmakaufmann Karl Lutz. Lutz setzte sich an den Tisch und trug, gemeinsam mit Peter Badmajew, alle auffindbaren und vom Vater überlieferten Informationen zur Anwendung dieser 14 Rezepturen zusammen. So entstand Mitte der sechziger Jahre erstmals *eine systematisierte Indikationsliste für tibetische Arzneien,* die bis heute in der tibetischen Medizin einmalig geblieben ist. Sie wurde damals zusammen mit den erstmals industriell hergestellten tibetischen Tabletten an interessierte Ärzte in der Schweiz abgegeben. Nach den ersten Erprobungen und den damals schier unglaublichen Heilerfolgen wurde in der von Karl Lutz gegründeten Firma Padma AG für tibetische Heilmittel mit einer grösseren Produktion einer dieser Arzneien begonnen. Die Numerierung der Rezepte stammt aus der alten Liste der Badmajews. Diese nachfolgend abgedruckte Indikationsliste ‹Pilot-Tests› ist ein Zeitdokument aus den sechziger Jahren. Die medizinische

Abklärung einzelner Indikationen muss nach heutigem Wissen überprüft werden, so zum Beispiel:

Gonorrhoe und Syphilis dürfen ausschliesslich in Zusammenarbeit mit einem westlichen Arzt behandelt werden. *Schwangerschaftstoxikose* ist lebensgefährlich und darf ausschliesslich mit Einwilligung eines westlichen Arztes behandelt werden. *Lungen-Tuberkulose*: Die Behandlungsart stammt aus einer Zeit, in der keine Differenzierungen möglich waren. Es muss untersucht werden, um welche Art es sich handelt. *Bluthusten*: Die genaue Ursache muss durch einen westlichen Arzt festgestellt werden, es könnte sich um Tuberkulose oder Lungenkrebs handeln.

Die Rezepturen Nr. 28 (Padma 28) und Nr. 179 (Padma Lax) sind heute in der Schweiz als Arzneimittel registriert. Die Firma Padma AG arbeitet daran, auch andere Rezepturen registrieren zu lassen. Padma 28 und Padma Lax können wie folgt bezogen werden:

Schweiz:
In allen Apotheken. Padma 28 auch in Drogerien.

Deutschland:
Bestellung über jede Apotheke, z. B. die Komtur Apotheke, Zähringer Strasse 23, D-79108 Freiburg im Breisgau, Tel +49-761-50 42 30, Fax +49-761-50 42 315

Österreich:
Padma 28 Nahrungsergänzung in jeder Apotheke und Fachdrogerie.

Hinweis des Herausgebers:
Das tibetische Rezept UroTib der Stadelhofen-Apotheke, Goethestr. 22, CH-8001 Zürich, Tel +41-1-251 45 00, Fax +41-1-251 45 47, entspricht dem Rezept Nr. 8 in der folgenden Liste.

TIBETISCHE REZEPTUR

Pilot-tests

ORIGINALDOKUMENT
AUS DEN
SECHZIGER JAHREN

STUDIENGRUPPE FUER TIBETISCHE MEDIZIN

Uebersicht über die Indikationsbereiche der tibetischen Rezeptur

Rezept-No.	Wirkungscharakteristik	Indikationsbeispiele
	I. Basistherapeutica	
28 (trocken)	Antibakteriell; desinfizierend; regenerativ;	Alle akuten und chronischen, rezidivierenden, insbeson- dere auch eitrigen Infektionen; kann auch äusserlich zur Wundbestreuung verwendet werden.
	Gefässe und Bronchiolen dilatierend;	
	Herz und Kreislauf stimulierend;	Funkt. und organ. Herz- und Kreislauferkrankungen: Herz- und Kreislaufinsuffizienz; Status nach Herzinfarkt; Angina pectoris; Claudicatio intermittens; Durchblutungsstörungen.
	Beschleunigt die Heilungsprozesse.	
		Asthma bronchiale
		Gewebsveränderungen z.B. infolge von Hautkrankheiten, Ulcus cruris, Ulcus ventriculi et duodeni, Herzinfarkt, Verletzungen, etc.
96 (Decoctum)	Temperaturregulierend;	Störungen im Wärme- und Energiehaushalt und damit ver- bundene
	Stoffwechselbelebend;	Stoffwechselstörungen;
	Roborierend;	Allgemeine Schwäche und reduzierte Widerstandskraft;
	Fördert die Ausscheidung patholog. Stoffwechsel- produkte;	Akute Infektions- und Erkältungskrankheiten; Schleimhautentzündungen im Bereich der Atemwege und des Verdauungstraktes;
	Antipyretisch;	
	Antirheumatisch;	Förderung der Elimination pathologischer Stoffwechsel- produkte; Sekretionsschwäche der Verdauungsdrüsen;
	Antineuralgisch;	
	Psychisch beruhigend, stärkend und aufhellend;	Störungen des lymphatischen und endokrinen Systems;
	No. 96 vermittelt das Gefühl körperlicher Frische und Stärke und eignet sich daher im besonderen Masse als Roborans.	Polyarthritis; Muskelrheuma; Ischias; Myalgie; Neuralgie;
		Im allgemeinen sind die unter No. 96 stehenden Patienten in den ersten 2 - 3 Wochen der Behandlung kälteempfindlicher als sonst. Bei Anstrengungen geraten sie leichter ins Schwitzen. Vorsicht bei kalter Witterung!

Nr.	Hauptwirkungen		Indikationen
162 (Decoctum)	162 und 173 haben sehr ähnliche Hauptwirkungen:	Auf Blut und Lymphe wirkend diuretisch; antisklerotisch;	eher für chron. Fälle: Alle, auch eitrigen Infektionen; Toxine produzierende Krankheitsprozesse; Chron. Entzündungen; Gingivitis, Konjunktivitis, Otitis media, Osteomyelitis, Prostatitis, Gonorrhoe, Syphilis etc.
173 (trocken)	stoffwechselfördernd, detoxifizierend, entzündungshemmend, antiseptisch (bes. 173)	Auf Lymphe und Blut wirkend temperatursenkend, leicht blutdrucksenkend, leicht pulsverlangsamend. 173 kann bei Infektionen als "trockener" Ersatz für das Decoctum No. 96 verwendet werden.	Chron. Blutvergiftung, Hyperplasie des lymphat. Systems; Splenomegalie, Perniziöse Anaemie, Leukämie, Tumoren, Neoplasmen, Allergische Erkrankungen, Haut- und Schleimhautaffektionen. eher für akute Fälle: Arteriosklerose, Claudicatio intermittens, Angina pectoris, Metabolische Azidose
151 (trocken)	Wirkt psychisch beruhigend und stärkend. Entspannt die glatte Muskulatur und dämpft die Darmperistaltik; Spasmolytisch; Dilatiert die Gefässe des kleinen Beckens; Schafft für Darmparasiten eine unerträgliche Umgebung, jedoch ohne toxisch zu wirken.		Neurosen, Angstzustände, Depressionen, Schlafstörungen, Neurovegetative Dysregulationen, Impotenz, Funktionelle Herz- und Kreislaufstörungen, Diarrhoe, Verwurmung

No. 151 wird in der Regel nicht leicht resorbiert, weshalb es meist zusammen mit 137 gegeben wird. Eine, durch den peristaltikdämpfenden Effekt verursachte Obstipation, kann durch die Applikation von No. 179 kompensiert werden.

Rezept-No.	Wirkungscharakteristik	Indikationsbeispiele
	II. Gastroenterologica	
115 (trocken) Magen	Beide Präp. wirken auf den **ganzen** Verdauungsapparat, 115 jedoch vorwiegend auf den Magen,	Beide Präparate wirken adstringierend, antiphlogistisch und, auf den Magen- und Darminhalt, desinfizierend	Beide Präp. besonders aber 137 erhöhen den Tonus der glatten Muskulatur des Magen-Darmtraktes und steigern die Sekretionstätigkeit der Verdauungsdrüsen.	115 wirkt auf den Verdauungsapparat ausserdem beruhigend und entspannend.	Atonie des Magens und des Darmes; Hypomotilität Sekretionsschwäche der Verdauungsdrüsen; Resorptionsstörungen; Gastroenteritis; Ulcus ventriculi et duodeni; Dyspepsie; Hyperazidität; Foetor ex ore; Fäulnis- und Gärungsprozesse; Fermentmangel; Colitis; Colitis ulzerosa; Colon irritabile; Nahrungsmittelintoxikation
137 (trocken) Dünndarm				137 wirkt ausserdem hyperämisierend und resorptionsfördernd	
	Zwischen beiden Präp. besteht ein ausgesprochener Synergismus, weshalb sie oft miteinander kombiniert werden.	
179 (trocken) Dickdarm	Gastroenterologicum, auf den ganzen Verdauungsapparat, besonders jedoch auf den Dickdarm wirkend und speziell auch dann indiziert, wenn Störungen auf beeinträchtigter Leber- und Gallefunktionen und auf Sekretionsschwäche infolge hypertrophischer oder atrophischer Prozesse in der Darmschleimhaut beruhen. Peristaltikfördernd; wirkt als Cholagogum; Fördert die Sekretionstätigkeit der Verdauungsdrüsen; antiphlogistisch; desinfizierend; Das Purgativum	Chron. und habituelle Verstopfung; Colitis Leberinsuffizienz; Verminderte Gallensekretion; Fäulnis- und Gärungsprozesse; Blähungen; Meteorismus; Säure-Mangel; Säure-Ueberschuss; Sodbrennen; Aufstossen; Absorptionsstörungen; Obesitas; Nahrungsmittelintoxikation

III . S p e z i f i k a

8 (trocken)	Nieren und ableitende Harnwege	
	Regenerativ	Cystitis
	Entzündungshemmend	Glomerulonephritis
	Diuretisch	Nephritis
	Antiseptisch	Pyelitis (gravidarum)
		Pyelocystitis
		Pyelonephritis
		Urethritis
	Fördert die Ausscheidung von Nierensteinen per via naturalis.	Nephrolithiasis
		Nephrose
13 (Decoctum)	Weibliche Sexualorgane	
		Adnexitis
	Entzündungswidrig	Portioerrosionen
		Fluor vaginalis
		Amenorrhoe
	Regenerativ	Dysmenorrhoe
		Hypomenorrhoe
		Oligomenorrhoe
	Hyperämisierend	Hypermenorrhoe
		Polymenorrhoe
		Prämenstruelles Syndrom
		Schwangerschaftstoxikose
		Klimakterische Störungen

Rezept-No.	Wirkungscharakteristik	Indikationsbeispiele
34 (trocken)	Leber und Gallenwege Choleretisch Cholagog Carminativ Normalisiert Galleproduktion qualitativ und quantitativ wirkt auf den Darminhalt desinfizierend	Funktionelle Leber- und Gallestörungen Chronische Leberinsuffizienz Chronische Hepatitis Leberzirrhose Cholangitis Cholecystitis Cholelithiasis Status nach Hepatitis Dyskinesia biliaris Verdauungsstörungen Meteorismus Hyperazidität Stoffwechselstörungen Endokrine Störungen Funktionelle Herzstörungen Anaemie Schwächezustände Neurosen, Kopfschmerzen, Migraine
147 (Decoctum)	Serosa der Atemwege und der Leber Entzündungswidrig Carminativ Stimuliert Lungenventilation	Pneumonie Pleuritis Bronchitis Bronchiektasis Bronchialasthma Emphysem Hepatitis Blähungen, Meteorismus

156 (Decoccum)	Lungen	Desinfizierend Antiphlogistisch Detoxifizierend Resistenzfördernd	Lungen-Tuberkulose chron. Lungenabszess Bronchiektasis Bluthusten
178 (trocken)	Venen	Stärkt die Gefässwände der Venen Wirkt obstipierend, aber nur wo Diarrhoe besteht	Varizen Haemorrhoiden Protrahierte Diarrhoe

Allgemeine Hinweise

Die einzelnen Kräutermischungen, die durch Nummern gekenn-
zeichnet sind, haben ihre eigenen Indikationsbereiche, die
sich indessen oft überschneiden, wobei sich die Wirkungen
niemals stören, sondern ergänzen. Aus diesem Grunde

Kennzeichnung

Indikationsbereich

werden die Rezepte auch oft miteinander kombiniert, obgleich das Therapieziel in der Regel auch mit einem
einzelnen, richtig gewählten Mittel erreicht werden kann.

Einzelne Rezepte

Mit Kombinationen können aber oft rascher Behandlungs-
erfolge erzielt werden, indem dann nicht nur das kranke
Organsystem angegangen, sondern die Arbeit auch jener
Organe unterstützt und verbessert werden kann, deren
Funktion für den Heilungsprozess wichtig ist.

Kombinationen

Es wird zwischen Tabletten unterschieden, die in der üblichen Weise (= "trocken") eingenommen werden und solchen,
die zu Tees (Decocta) zubereitet werden.

Applikation

Die "trockenen" Tabletten werden in Gläsern mit weisser,
die Decocta in Gläsern mit blauer Etikette abgegeben.
Tabletten-Säckchen in entsprechenden Farben und Aufdruck
zur Abgabe an die Patienten stehen zur Verfügung.

Es ist sehr wichtig, dass sowohl die "trockenen" Tabletten,
wie ganz besonders auch die Decocta in absolut leeren Magen
genommen werden, und zwar mindestens 30 - 45 Minuten vor
den Mahlzeiten oder aber nicht eher als 2-3 Stunden nach
der letzten Nahrungsaufnahme.

Einnahmezeiten

Die Decocta werden vorwiegend am Abend gegeben.

"Trockenen" Tabletten, die sich leicht zerbrechen oder zer-
beissen lassen, werden warmes Wasser, warme Milch oder
sonst eine warme Flüssigkeit nachgetrunken.

Die für einen Patienten vorgeschriebene(n) Tablette(n)
werden mit 3 Tassen kaltem Wasser angesetzt und alsdann
so lange auf kleinem Feuer gekocht, bis 2 Tassen Wasser
verdampft sind. Der übrig bleibende Tee, 1 Tasse also,
wird so warm wie möglich, ohne den Satz getrunken.

Tee-Zubereitung

Während des Kochens, namentlich wenn es infolge zu heissen
Feuers zum Aufschäumen kommt, setzt sich am Rande der
Pfanne Satz an. Um Verluste zu vermeiden, ist dieser Satz
von Zeit zu Zeit abzukratzen und in den kochenden Tee zurück zu befördern.

Muss das gleiche Decoctum für mehrere Patienten zubereitet
werden, wird pro Patient 3 Tassen Wasser verwendet.

Beispiel: 10 Patienten erhalten das Decoctum No. 96:
          10 Tabletten No. 96 mit 10 x 3 = 30 Tassen
          kaltem Wasser ansetzen und so lange kochen
          lassen, bis 20 Tassen Wasser verdampft sind.

   oder: 12 Patienten erhalten die Decoctum-Kombination
         No. 96 + 147:
         Je 12 Tabl. 96 + 147 mit 12 x 3 = 36 Tassen
         kaltem Wasser ansetzen und so lange kochen
         lassen, bis 24 Tassen verdampft sind.

Es empfiehlt sich, die Pfanne mit entsprechender Markierung
zu versehen, damit ohne Schwierigkeit festgestellt werden
kann, wann zwei Drittel Wasser verdampft sind.

Achtung!
Diese Angaben bezie-
hen sich auf die damals
grösseren Tabletten zu
1 Gramm. Bei den
heutigen 500 mg-
Tabletten wäre die
Anzahl zu verdoppeln.

Im allgemeinen wirken diese Kräutermischungen langsamer und milder als chemische Mittel. Insofern darf ihre Wirkung als besonders physiologisch angesprochen werden, entspricht es doch einer allgemeinen Regel, dass der Organismus rasche Veränderungen schlecht erträgt.

Wirkungsweise

Das gleiche Rezept kann verschiedene Heilwirkungen haben. So heilt beispielsweise No. 179 bei einem Patienten Obstipation, beim andern funktionelle Herzstörungen, sofern diese auf Verdauungsstörungen zurückzuführen sind und in einem dritten Falle können Leberstörungen beseitigt werden.

Manchmal können verschiedene Rezepte den gleichen Effekt haben: So kann z.B. bei einem Patienten Schlaflosigkeit durch No. 96 behoben werden, wenn sie durch einen gestörten Wärme- und Energiehaushalt bedingt ist. "Nervöse" Schlafstörungen heilt No. 151. Durch Verdauungsstörungen hervorgerufene Schlaflosigkeit kann z.B. durch No. 179 behoben werden. Bei Schlafstörungen infolge chronischer Intoxikation (z.B. durch eine chron. Leberinsuffizienz) ist No. 162 indiziert.

Gelegentlich treten, abhängig von der Krankheit, der Widerstandskraft, dem Allgemeinzustand und der Ansprechbarkeit des Patienten auf diese Therapie, am Anfang der Behandlung Reaktionen auf. Sie reichen von Schwächezuständen, Reizbarkeit, Schweissausbrüchen bis zu Schmerzverschlimmerungen. Diesen Reaktionen, die umso ausgeprägter sind, je schwerer das Krankheitsbild ist und die vor allem nach Applikation von Decocta beobachtet werden, folgt nach mehr oder weniger kurzer Zeit die Besserung.

Reaktionen

Die gleiche Nummer sollte nicht mehr als 3 x pro Tag gegeben werden.

Dosierung

Es wird pro Gabe immer nur _eine_ Tablette je Nummer gegeben.

f. Erwachsene

Säuglinge und Kleinkinder erhalten $\frac{1}{4}$ - $\frac{1}{2}$ Tabl. p. Gabe u. No.
Kinder bis zu 10-12 Jahren " $\frac{1}{2}$ - 1 Tabl. p. Gabe u. No.

f. Kinder

Der Dauer der Behandlung ist vom Therapeuticum her keine Grenzen gesetzt. Sie wird einzig von der Krankheit und der Ansprechbarkeit des Patienten bestimmt. Im allgemeinen wird nach einer 3-monatigen Behandlung die Therapie nur noch jeden zweiten Tag fortgeführt oder es wird ein behandlungsfreies Intervall von einem Monat eingeschaltet. Dies gilt in erster Linie für die Decocta und für die No. 173. Die geeignetste Jahreszeit für einen Behandlungsunterbruch chronischer Krankheiten ist der Sommer.

Therapie-Dauer

Unterbruch

Nebenerscheinungen

Kontraindikationen

k e i n e

Gewöhnungs- und

Suchterscheinungen

Die Wirkung der tibetischen Kräutermischungen interferiert mit derjenigen konventioneller Therapeutica nicht.

Interferenz mit konventionellen Therapeutica

Der alleinigen Verwendung der tibetischen Rezepte ist, wenn immer möglich, natürlich der Vorzug zu geben.

Alle nachfolgenden Therapie-Vorschläge stammen aus der Praxis und haben sich hundert-, ja tausendfach bewährt. Sie dürfen aber nicht als starre Schemata, sondern als anregende Beispiele für die Aufstellung individueller Therapiepläne aufgefasst werden.

- Wie die folgenden Beispiele zeigen, wird von den Gastroenterologica No. 115, 137 und 179 weitesten Gebrauch gemacht. Dies entspricht der Forderung, dass, welcher Art die zu behandelnde Krankheit auch sei, den normalen Verdauungsfunktionen grösste Aufmerksamkeit zu schenken ist. Sie sind eine wesentliche Bedingung für die Hebung der allgemeinen Widerstandskraft und für die Resorption und Assimilation, mithin der Wirkung spezifischer Therapeutica.

- Die No. 179 dient vor allem auch der Stuhlregulierung und wird, wenn abends verabreicht, mit Vorteil vor dem Schlafengehen gegeben, da die Wirkung nach ca. 8-10 Stunden einsetzt. Es versteht sich von selbst, dass das Mittel, wenn nötig, auch am Morgen und am Mittag verabfolgt werden kann.

  Die optimale Dosierung ($\frac{1}{2}$-1 Tabl. pro Gabe) und die optimale(n) Einnahmezeit(en) sind individuell einzustellen. Je leerer der Magen, je ausgeprägter die Wirkung.

- Die richtig dosierte No. 179 erzeugt keine Diarrhoe, sondern einen normalen Stuhl.

- Da die No. 179 fast in jedem Krankheitsfall indiziert sein kann, ist sie in den nachfolgenden Therapiebeispielen nicht immer speziell erwähnt. Wo immer dieses Mittel indiziert ist, d.h. bei Neigung zu Obstipation, Blähungen, Meteorismus und verminderter Gallensekretion, wird es einfach beigefügt, ohne Rücksicht auf die andern, gleichzeitig verabreichten "trockenen" Tabletten oder Decocta. Eine Ausnahme bildet einzig die

- No. 178, die nicht in der gleichen Gabe zusammen mit No. 179 eingenommen werden soll.

- No. 151 dämpft die Darmperistaltik und kann deshalb verstopfend wirken. Mit 179 lässt sich dieser Effekt kompensieren.

- Sensible Patienten sprechen schon auf $\frac{1}{2}$ Tablette 151 in der gewünschten Weise an.

- Patienten unter No. 96 sind während den ersten Wochen der Behandlung kälteempfindlicher als sonst. Bei Anstrengungen kommen sie relativ leicht ins Schwitzen. Vorsicht bei raschen Temperaturwechseln und bei kalter Witterung!

- Während der Behandlung mit den tibetischen Kräuter-Tabletten, sollten möglichst

  gemieden werden: - tierische Fette
                       - raffinierter Zucker
                       - frische Früchte und Fruchtsäfte (besonders im Winter)
                       - Milchprodukte nach Fleischmahlzeiten

  empfohlen wird: - gutes, frisches Wasser oder Mineralwasser
                       - angesäuerte Milch, Yoghurt

- Zwei Decocta können, wenn sie über längere Zeit gegeben werden müssen, oder bei Auftreten von Reaktionen, im Wechsel gegeben werden: an einem Abend z.B. No. 96, am nächsten Abend No. 147, u.s.w. In nachfolgender Indikationsliste ist diese Art der Kombination wie folgt bezeichnet: z.B. "96, 147", im Gegensatz zu "96 + 14 bei gleichzeitiger Applikation.

THERAPIE - BEISPIELE

Indikation	Morgens trocken	Dec.	Mittags trocken	Dec.	Abends trocken	Decoct.
			je 1 Tablette pro Nummer			
Absorptionsstörungen	137		115		179	162
Adnexitis				13		13
oder	28			13		13 + 96
oder	28 + 173		137	13		13 , 96
Allergien, Basismedikation						162
oder	28 + 173					162
mit Magen-Darm-Störungen	28 + 173		115 + 137			96 , 162
Amenorrhoe		13				13
oder		13	137 + 151			13 + 96
oder		13	137 + 151			13 , 96
Anaemien	115 + 137		34			96
oder	115 + 137		34			96 , 162
Angina pectoris	28 + 115		137 + 151			162
oder	28 + 173		115 + 137			162
Dauerbehandlung	28 + 115		28			162
Arrhythmien	28		137 + 151		(179)	
Angstzustände	137 + 151		137 + 151		179	
wenn stark obstipiert	151 + 179		137 + 151		179	
Anorexia mentalis	137		137 + 151			96
wenn Unverträglichk.auf 151	137		115 + 137			96
Arterienspasmen	28					96
Arteriosklerose, Dauerbehandlg.	28				179	162
(alle 3 Monate eine Pause					($\frac{1}{2}$-1	
von 1-2 Monaten einschalten)					Tabl)	
Asthma bronchiale						
leicht	28		28			96 , 147
oder	28 + 115					147
mittelschwer	28		28		28	147
oder	28		28		28	96 , 147
emotionell überlagert	28 + 115		137 + 151		179	147
schwer	28 + 115		28 + 173			96 + 147
oder	28 + 115		28 + 173			96 , 147
Atonie des Magens u. des Darmes	137		115		(179)	162
Atelektasis-Prophylaxe						
nach Lungenoperationen			2 - 3 x tägl. 147			
Aufstossen entweder			115)			
oder			137) nach Auftreten der Beschwerden			
oder			179)			
oder	137				179	
oder			115		179	
oder	137		115		179	
Azidose, metabolische	28 + 173				179	162
oder						162
Blähungen	(179)				179	
oder	34				179	
oder	34		115 + 137		179	147
oder	34		115 + 137		179	96 , 147
Bluthusten	28		28		28	156
Blutvergiftung	28 + 173		(28 + 173)			96 , 162
Bronchiektasis	28 + 173		28 + 115			147 + 156
oder	28 + 173		28 + 115			147 , 156

Bei Neigung zu Obstipation, Blähungen, Meteorismus und Anzeichen verminderter Gallen-
kretion: täglich 1 - 2 x $\frac{1}{2}$ - 1 Tabl. 179

Indikation	Morgens trocken	Dec.	Mittags trocken	Dec.	Abends trocken	Decoct.
			je 1 Tablette pro Nummer			
Bronchitis, akut	28 + 173		28 + 96			96 + 147
, akut, schwer	28 + 173		28 + 173			96 + 147
oder	28 + 173			147		96 + 147
, chron.	28					96 , 147
, chron. rezidivierend	(28)					96 , 147
Cholangitis	34			147	(179)	
oder	179		34			147
, chron.	28 + 173		115 + 137			96 + 147
oder	28 + 173		115 + 137			96 , 147
oder	28 + 173		34 + 115			96 , 147
Cholecystitis	34			147	(179)	
oder	28 + 34		115 + 137			96 , 147
oder	28 + 173		34 + 115			96 , 147
nach Abklingen der akut.Phase	28 + 173		34 + 115		179	96 , 147
Cholelithiasis	34			147	(179)	
oder	179		34			147
oder	28 + 115		34		(179)	96 , 162
oder	28 + 34		115 + 137		(179)	96 , 162
Claudicatio intermittens	28		28		(179)	162
oder	28 + 173		137 + 151		(179)	162
oder	28 + 173		115 + 137		(179)	162
Colitis					179	96
oder	28 + 115		151 + 179			96 , 162
Colitis ulzerosa	28 + 115		137 + 151			96 , 162
Colon - Atonie	(179)		(179)		179	
Colon irritabile						
mit Ulcus duodeni	28 + 115		137 + 151			96 , 162
ohne " "	115 + 137		151 + 179			96 , 162
mit Obstipation	115 + 137		179			96 , 162
mit Diarrhoe	115 + 137		137 + 151			96
mit schwerer Diarrhoe	115 + 137		137 + 151		178	96
mit schmalen Stühlen	115 + 137		137 + 151			96
- mit Obstipation	115 + 137		151 + 179			96
Cystitis	8		8		8	162
oder	8 + 28		8 + 28		(8)	162
wenn Pat. dick u./od. obstip.	8 + 28		8 + 179		8	162
schwer	28 + 173		8 + 28		8	162
- , mit hohem Fieber	28 + 173		8 + 28		8	96 + 162
						nach 2-3Wochen 96 , 162
subakut	8 + 28		8 + 173			96 + 162
						nach 2-3 Woche 96 , 162
Darmparesis nach Lungenoperation			1 - 2 x tägl. ½ - 1 Tabl. 179			
Depressionen	137 + 151				(179)	96
schwer	137 + 151		151 + 179			96
Diarrhoe	137 + 151		115 + 151			96
schwer, protrahiert	137 + 151		115 + 151		178	96
Durchblutungsstörungen	28		(28)			162
oder	28		137 + 151		(179)	162

Bei Neigung zu Obstipation, Blähungen, Meteorismus und Anzeichen verminderter Gallen-
Sekretion: täglich 1 - 2 x ½ - 1 Tabl. 179

Indikation	Morgens		Mittags		Abends	
	trocken	Dec.	trocken	Dec.	trocken	Decoct.
			je 1 Tablette pro Nummer			
Dyskinesia biliaris, hypoton	28 + 34			147	179	
, hyperton	28 + 34		115		(179)	147
- mit Diarrhoe	28 + 34		137 + 151			96
- bei Unverträgl. auf 151	28 + 34		137 + 178			96
Dysmenorrhoe		13		(13)		13
oder		13	137 + 151		(179)	13 + 96
oder		13	137 + 151		(179)	13 , 96
oder	28		137 + 151		(179)	13
Dyspepsie	137		115		(179)	96
Emphysem	28 + 173		28			147
oder	28 + 173			147		147
Endokrine Störungen					(179)	96
oder					(179)	96 , 162
oder	34				(179)	96
wenn Leberstörungen	115 + 137		34		(179)	96 (,162)
Endometritis	28			13		13
oder	28 + 173			13		13 , 96
Fäulnis- u. Gärungsprozesse	137		115		(179)	96
Fermentmangel	137		115		(179)	96
Fluor vaginalis	28		28	13		13
Foetor ex ore	115		115			
oder	137		115			
Furunkulose	28 + 173		28 + 173			96 + 162
oder	28 + 173		28			96 , 162
chron. rezidivierend	28 + 173		28			162
Gallenkolik		147		147		96
Gallensekretion, verminderte	34				179	
oder	34				179	147
Gastroenteritis	28 + 115		115 + 137			96 + 162
oder	28 + 115		115 + 137			96 , 162
Gingivitis	28 + 173					96 , 162
Glomerulonephritis	8		8		8	162
oder	8 + 28		8 + 28		8	162
schwer, mit Fieber	8 + 28		8 + 173		8	96 + 162
" ohne "	8 + 28		8 + 173		8	96 , 162
Gonorrhoe, chron.	28 + 173		28 + 173			96 , 162
Grippe, während den ersten 3 Tagen		96		96		96
nachher		96				96
, schwer	28 + 173		28 + 173		179	96
Haemorrhoiden	178					
in schweren Fällen	178		178			
Hautkrankheiten, Basis-Therapie	28 + 173					96 , 162
oder						162
mit gleichzeitigen Magen-Darmstörungen	28 + 173		115 + 137		(179)	162
Hepatits, akut	34 + 115		34		½ 179	147
, subakut	115 + 137					147 + 96,16
, Status nach	34				147	179

Bei Neigung zu Obstipation, Blähungen, Meteorismus und Anzeichen verminderter Gallen-Sekretion: täglich 1 - 2 x ½ - 1 Tabl. 179

Indikation	Morgens trocken	Morgens Dec.	Mittags trocken	Mittags Dec.	Abends trocken	Abends Decoct.
			je 1 Tabl. pro Nummer			
Hepatitis, chron.	34			147	179	
oder	34 + 115		34			147
oder	34 + 115		115 + 137			96 , 147
oder	28 + 34		115 + 137			96 , 147
mit chron. Intoxikation	28 + 34		115 + 137		179	147 + 96,162
Hepatitis, epidemica	34			147	179	
oder	34 + 115		34		179	147
Herzinfarkt, Status nach	28 + 115		28			162
oder	28 + 115		137 + 151			162
Herz- u. Kreislaufinsuffizienz	28 + 115		137 + 151		179	162
oder	28 + 173		28 + 115			162
Herz- u. Kreislaufstörungen, funktionelle	28		137 + 151			
- mit gestörter Leberfunkt.	28 + 34		137 + 151		179	
Hyperazidität	137		115			96
Hypermenorrhoe		13				13
oder	28	13				13
oder		13	137 + 178			13 , 96
Hypoazidität	34				179	
oder	137		115		179	
oder	34		115 + 137		179	96
Hypomenorrhoe		13	137 + 151			13
oder	28	13	137 + 151			13 , 96
Impotenz	28 + 173		137 + 151			96
oder	151 + 179		137 + 151		(179)	96
Infektionen, eitrige	28 + 173		(28 + 173)			96 , 162
Ischias					96	96
Klimakterische Störungen	28 + 115					13 , 162
Leberabszess	28 + 173		34 + 115			96 + 147
nach Abklingen d.akut.Phase	28 + 173		34 + 115			96 , 147
Leberinsuffizienz, chron.	34				179	
oder	34			147	179	
oder	34		179			147 , 162
Leber- u. Gallestörungen, chron.	34				179	
oder	34		34		179	147
Leberzirrhose	28 + 173		34 + 179			147 , 162
Leukämie	28 + 173		(28 + 173)			162
Lungenabszess, chron.	28 + 173		28 + 115			147 , 156
Lungen-Tuberkulose						
therapieresistente	28 + 173		115 + 137			156 + 162
nach 1 Monat	28 + 173		115 + 137			156 , 162
oder	28 + 173		28 + 115			156 , 162
bei gleichzeitiger PAS-Medikation		156		156		96
mit gastro-intestinalen Nebenerscheinungen	137		115		(179)	
- u. Leberstörungen	137		115		(179)	147
Dauerbehandlung leichterer Fälle				156		156
Lymphatisches System, Hyperpl.	28 + 173					96 , 162
Meteorismus					179	
oder	34				179	
oder	34		115 + 137		179	147
oder	34		115 + 137		179	96 , 147

Bei Neigung zu Obstipation, Blähungen, Meteorismus und Anzeichen verminderter Gallen-Sekretion: täglich 1 - 2 x $\frac{1}{2}$ - 1 Tabl. 179.

Indikation	Morgens trocken	Dec.	Mittags trocken	Dec.	Abends trocken	Decoct.
			je 1 Tabl. pro Nummer			
Migraine	151				151+179	
bei Leberstörungen	28 + 34				(179)	
Muskelatrophie, progressive	28 + 173		28 + 179			96 , 162
Muskelrheuma		96		(96)		96
oder	28 + 173			(96)		96 , 162
Myalgie				(96)		96
Nahrungsmittelintoxikation	179				179	
oder	115 + 137		179		179	96
oder	179				179	96 , 162
Neoplasmen	28 + 173		115 + 137		(179)	96 , 162
Nephritis	28 + 173		8			96 , 162
schwer	8 + 28		8 + 28		8	162
oder	8 + 28		8 + 173		8	96 , 162
subakut	8 + 28		8 + 173			162
Nephrolithiasis	8		8			162
oder	8 + 28		8 + 28			162
oder	8 + 28		8 + 137		8	162
oder	8 + 28		137 + 151		8	162
Nephrose	8		8			162
oder	8 + 28		8 + 173			162
Neuralgie				(96)		96
Neurosen	137 + 151				179	96
schwer	137 + 151		137 + 151		179	96
mit gestörter Leberfunkt.	34		137 + 151		179	96 , 147
Neurovegetative Dysregulation	137 + 151		(137 + 151)		179	96
Obesitas	179				179	
Obstipation	179		(179)		179	
Oligomenorrhoe		13	137 + 151			13
oder	28		13	137 + 151		13
Osteomyelitis	28 + 173		(28 + 173)			96 , 162
Otitis, chron.	28 + 173					96 , 162
Peristaltikschwäche	137		115		179	(162)
oder	137		115		179	96
Perniziöse Anaemie	28 + 173		115 + 137		(179)	96 , 147
oder	28 + 173		34 + 137		(179)	96 , 162
Pleuritis	28 + 173		28 + 173			96 + 147
nach Abklingen der ak.Phase	28 + 173					96 , 147
Nachbehandlung						96 , 147
oder						147 , 162
Pneumonie	28 + 173		28 + 173			96 + 147
nach Abklingen der ak.Phase	28 + 173					96 + 147
Nachbehandlung						147 , 162
Polyarthritis, akut u. subakut	28 + 173	(96)	28 + 173			96
, chron.	28 + 173			(96)		96
- Dauertherapie		96				96 , 162
Polymenorrhoe		13	178			13
oder		13	137 + 151		(179)	13
Portioerrosionen	28		28	13		13 , 96
Postoperativ, Beschleunigung der Wundheilung	28				28	
Atelektasis-Prophylaxe nach Lungenoperationen		147		(147)		147
Darmparesis nach Lungenoperationen	179				(179)	

Bei Neigung zu Obstipation, Blähungen, Meteorismus und Anzeichen verminderter
Gallen-Sekretion: täglich 1 - 2 x ½ - 1 Tabl. 179

Indikation	Morgens trocken	Dec.	Mittags trocken	Dec.	Abends trocken	Decoct.
			je 1 Tabl. pro Nummer			
Praemenstruelles Syndrom		13	137 + 151			13 , 96
Prostatitis, chron.	28 + 173					96 , 162
Psoriasis	28		28			162
oder	28 + 173		28 + 115			96 , 162
Pyelitis (gravidarum)	8		8		8	162
oder	8 + 28		8 + 28		(8)	162
oder	28 + 173		8 + 28		(8)	162
Pyelocystitis: wie Pyelitis						
Pyelonephritis	8		8		8	162
oder	8 + 28		8 + 28			162
oder	8 + 28		8 + 137			96 , 162
mit Obstipation	8 + 28		8 + 179			96 , 162
subakut	8 + 28		8 + 173			96 , 162
Resorptionsstörungen	137		115		(179)	96
Rheuma		96		(96)		96
oder	28 + 173					96 , 162
Schlafstörungen	137 + 151				(179)	96
schwer	137 + 151		137 + 151		179	96
infolge chron.Intoxikation					(179)	162
Schwäche, allgemeine						96
mit Leberstörung	34					96 , 147
Schwangerschaftstoxikose	8			(13)		13 , 162
Sekretionsschwäche der	137		115			96 , 162
Verdauungsdrüsen						
Sodbrennen	137		115		179	(96)
Splenomegalie	28 + 173					96 , 162
Stoffwechselstörungen,						96 , 162
Basismedikation						
mit Leberstörung	34					96 , 162
oder	34			147		96 , 162
Struma, neutral u. toxisch	28 + 173		(137 + 151)			162
Syphilis	28 + 173		(28 + 173)			96 , 162
Tumoren	28 + 173		115 + 137			96 , 162
Uebelkeit nach dem Essen	115 und/oder 137 bei Auftreten der Symptome					
Ulcus ventriculi et duodeni	115		137		(179)	
oder	28 + 115		115 + 137		(179)	96 , 162
oder	28 + 115		137 + 151		(179)	96 , 162
Urethritis	8		8		8	162
oder	8 + 28		8 + 28			162
oder	8 + 173		8 + 28			96 , 162
Varizen	178				(178)	
Verdauungsstörungen	137		115		(179)	96
oder	137		115 + 137		(179)	162
infolge verminderter Gal-lensekretion	34		115 + 137		(179)	147
Verwurmung	137 + 151		151 + 179		(179)	96
Wundheilung, Beschleunigung	28					28

Bei Neigung zu Obstipation, Blähungen, Meteorismus und Anzeichen verminderter
Gallensekretion: täglich 1 - 2 x $\frac{1}{2}$ - 1 Tabl. 179

ADRESSEN VON TIBETISCHEN ÄRZTEN, KLINIKEN UND MEDIZININSTITUTEN

Die nachfolgende Liste ist eine Auswahl. Es werden nur Adressen ausserhalb Tibets und Chinas aufgeführt, die relativ leicht erreichbar sind. Solange China Tibet und die Innere Mongolei okkupiert, sind freie Reisen und Aufenthalte in Tibet oder der Inneren Mongolei nicht möglich, oder nur zu horrenden Preisen, die in keinem Verhältnis zur Gegenleistung stehen.

Men-Tsee-Khang Dharamsala, Nordindien.

Tibetan Medical & Astro. Institute of His Holiness The Dalai Lama

Zwei Jahre nach der Flucht S.H. des XIV. Dalai Lama gründete Er 1961 im nordindischen Dharamsala das *Tibetan Medical Institute*, damit die tibetische Medizintradition nach den Zerstörungen in Tibet weiterlebe und vor allem um die grosse Anzahl Flüchtlinge aus Tibet zu betreuen und mit Medikamenten zu versorgen. Später wurde das Institut durch eine Astrologieabteilung erweitert zum Tibetan Medical & Astro. Institute. Seit 1995 trägt es den tibetischen Namen *Men-Tsee-Khang* und ist derzeit das grösste und wichtigste tibetische Medizinzentrum im Exil.

Zum Men-Tsee-Khang gehören: *Medizinschule* mit Grund- und Weiterbildung zu tibetischen Ärzten und Pharmakologen. Voraussetzung für Interessenten aus dem Westen ist die Beherrschung der tibetischen Umgangs- und Schriftsprache. *Forschungsabteilung. Pharmakologisch-pharmazeutische Abteilung* mit Herstellung von Pillen, Juwelenpillen, Tees, Salben, Räucherstäbchen. *Diagnose- und Behandlungsräume*, betreut von erfahrenen tibetischen Ärztinnen und Ärzten, wie z.B. Dr. Tenzin Choedrak, Dr. Lobsang Wangyal u.a., unter Anwendung aller klassischen tibetischen Diagnostik- und Behandlungsarten. *Astrologieinstitut, Apotheke, Hospital* und ein *Verlag*

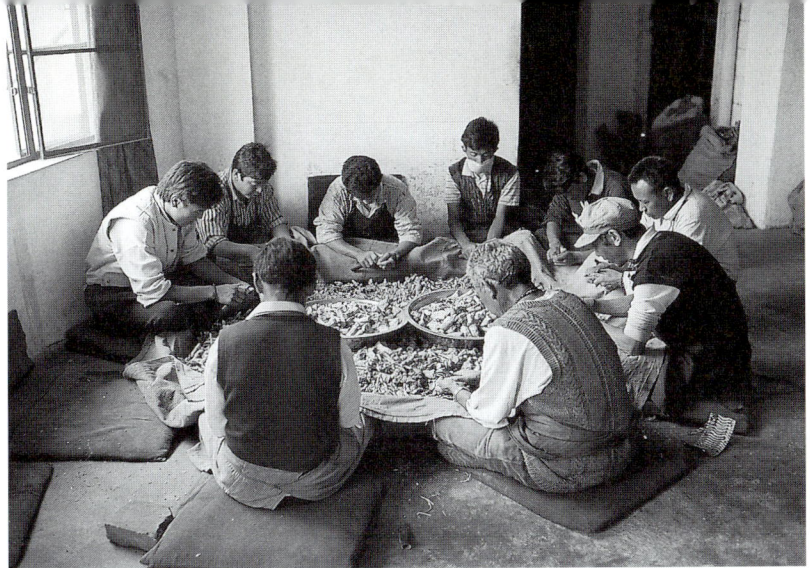

Abteilung für Pharmakologie am Men-Tsee-Khang, Dharamsala. Säubern von Rohdrogen.

zur Herausgabe von Büchern und Schriften zur tibetischen Medizin und zu aktuellen Forschungsprojekten.

Ausserdem besteht für Patienten aus aller Welt die Möglichkeit, ihre Diagnosen, die sie von tibetischen oder westlichen Ärzten erhalten haben, per Briefpost oder Fax an das Men-Tsee-Khang zu schicken, um entsprechende tibetische Arzneien zu beziehen.

Kontaktadresse:
Men-Tsee-Khang
Gangchen Kyishong
Dharamsala 176215, H. P. / India
Tel +91-1892-2 26 18 / 2 31 13, Fax +91-1892-2 41 16

Men-Tsee-Khang, New Delhi, Indien

Tibetan Medical Institute of His Holiness The Dalai Lama

Grösste Filiale des Men-Tsee-Khang Dharamsala. In ganz Indien unterhält der Men-Tsee-Khang eine Vielzahl von weiteren Filialen, vor allem in Flüchtlingssiedlungen der Tibeter.

Kontaktadresse:
Tibetan Medical Institute
13, Jaipur Estate Nizamuddin
East New Delhi 110013 / India
Tel +91-11-4635099 Office / 4698503 Clinic

Chagpori Tibetan Medical Institute, Darjeeling, Nordindien

Das Chagpori-Institute (CTMI) wurde 1993 gegründet und betreibt heute eine Schule, eine pharmazeutische Abteilung und eine medizinische Praxis. Die *Schule* für tibetische Heilkunde bildet Studenten aus den Himalaja-Ländern aus. Die Ausbildung besteht aus fünf Jahren Unterricht und zwei Jahren Praktikum. Höchstens 20 Studenten leben und lernen im Institut. Neben Medizin wird auch Astrologie und tantrisches Heilen unterrichtet.

Die *pharmazeutische Abteilung* stellt Arzneien nach den alten überlieferten Rezepten her. Sie ist wesentlich kleiner als diejenige am Men-Tsee-Khang in Dharamsala, und alle Arzneien werden von Hand zubereitet.

In den *Praxisräumen* untersuchen und behandeln die Ärzte nach den tibetischen Heilmethoden.

Kontaktadresse:
Chagpori Tibetan Medical Institute
Trogawa House, North Point
Darjeeling 734 104 / West Bengal / India
Tel +91-354-3016

Hepatologisches Zentrum für mongolische Volksmedizin, Ulan Bator, Mongolei

Das Zentrum trägt die Bezeichnung ‹hepatologisch›, weil nach Ansicht der Zentrumsbetreiber die meisten Krankheiten mit der Leber zusammenhängen. Ärzte und Fachleute behandeln nach der klassischen tibetischen Medizin und nach der traditionellen mongolischen Medizin, die sich nur wenig von der tibetischen unterscheidet. *Diagnostikarten:* Puls, Ohrmuschel, Augen, biologisch aktive Punkte. *Behandlungen* nach traditionellen östlichen Heilmethoden: Phytotherapie, Akupunktur, Aderlass, Schröpfen, Hitzetherapien, östliche Massagen, Gymnastik.

Kontaktadresse:
Hepatologisches Zentrum für mongolische Volksmedizin
Songino Hairhn
Ulaan Baatar / Mongolia
Tel +976-1-38 16 36, Fax +976-1-38 11 76

Kontaktadresse für weitere traditionelle Zentren in Ulan Bator:
B. Boldsayhan
Präsident des Verbandes für traditionelle medizinische
Wissenschaften der Mongolei
Ulaan Baatar / Mongolia
Tel +976-1-32 97 70, Fax +976-1-36 40 20

Zentrum für östliche Medizin, Ulan-Ude, Burjatien, Ostsibirien

Das Zentrum wurde 1989 gegründet und verfügt über eine Poliklinik mit Phytoapotheke und ein ruhiges, ausserhalb der Stadt gelegenes Spital. Ärzte und Fachleute behandeln nach der klassischen tibetischen Medizin und nach anderen traditionellen, östlichen Medizinsystemen. *Diagnostikarten:* Puls, Ohrmuschel, Augen, biologisch aktive Punkte. Auch moderne Geräte wie Ultraschall oder das im Wissenschaftlichen Zentrum Ulan-Ude entwickelte Pulsdiagnosegerät können auf Wunsch eingesetzt werden. *Behandlungen* nach traditionellen östlichen Heilmethoden: Phytotherapie, Akupunktur, Aderlass, Schröpfen, Hitzetherapien, östliche Massagen, Gymnastik. Bei der Behandlung chronischer Atembeschwerden, Magen-Darm-Krankheiten, Nieren-, Haut- und Gelenkerkrankungen wurden bisher gute Resultate erzielt. Ein Kurtag im Spital inklusive

Behandlung und Verpflegung kostet 97 $. Patienten werden auf Wunsch am Flughafen in Ulan-Ude abgeholt. Gleichzeitig können maximal zehn Personen empfangen werden. Das Zentrum organisiert auf Wunsch zu Selbstkostenpreisen Führungen zur Kultur, Geschichte und Natur von Burjatien, auch Ausflüge zum Baikalsee. Einmal wöchentlich hat der tibetische Arzt Tschimit-Dorschi Dugarow hier Sprechstunde.

Kontaktadresse in Englisch:
Eastern Medicine Centre
A. I. Bartanov, Director
P. O. Box 2205 / Linkhovoin Street 10
670000 Ulan-Ude / Buryatia / Russian Federation
Tel +7-3012 - 21 29 70, Fax +7-3012 - 26 32 44 (Box 126)

Dr. Tschimit-Dorschi Dugarow, Ulan-Ude, Burjatien, Ostsibirien

Tibetischer Arzt mit Grundausbildung und Diplom als klassischer tibetischer Arzt an der buddhistischen Hochschule in Ulan Bator, Mongolei. Weiterbildung am Men-Tsee-Khang in Dharamsala u.a. bei Dr. Tenzin Choedrak, Dr. Lobsang Wangyal und Dr. Lobsang Choephel. Seit 1970 selbständig praktizierend als tibetischer Arzt. Vorsitzender der tibetischen Ärzte Russlands. Seit 1995 vom Gesundheitsministerium der Republik Burjatia anerkannter tibetischer Arzt. Lebt und behandelt in Ulan-Ude. Reist international als ‹Wanderarzt› mit eigens von Hand hergestellten Arzneien nach traditionellen tibetischen Rezepten. (Siehe auch Kapitel ‹Ein tibetischer Arzt in Burjatien› Seite 74).

Kontaktadresse in Englisch:
Dr. Chimit-Dorzhi Dugarov
Prospekt Stroytely 56/65
670036 Ulan-Ude / Republik Buryatia / Russian Federation
Tel +7-3012 - 373649

Zentrum für tibetische Medizin ‹Pjotr Badmajew›, St. Petersburg

Nikolaj Andrejewitsch Badmajew ist ein Nachkomme der legendären Badmajew-Ärzte, stellt deren überlieferte Rezepte in kleinen Mengen selbst her und leitet das kleine Zentrum, das sich im Gebäude des westlichen Krankenhauses Nr. 26 in St. Petersburg befindet. Die tibetischen Arzneien gibt er aufgrund westlicher Diagnosen ab, die seine Patienten in der Regel im Krankenhaus 26 erstellen lassen oder mitbringen. Die Pulsdiagnose beherrscht er nicht. Seine Kenntnisse in tibetischer Medizin, insbesondere Indikationen von Arzneien, wurden von seinem Vater Andrej N. Badmajew an ihn weitergegeben. Zur Zeit ist Nikolaj Badmajew der letzte ‹ärztliche Stammhalter› der Badmajews.

Kontaktadresse:

Dr. N. A. Badmajew
Center for Tibetan Medicine ‹Pjotr Badmajew›
Hospital No 26
Grasdansky Prospekt 14
195220 St. Petersburg / Russian Federation
Tel +7-812-1233243

Yuthok Institute for Tibetan Medicine, Neapel

Yuthok – Istituto per lo studio e la documentazione sulla tradizione medica tibetana

Das Yuthok-Institut wurde ins Leben gerufen mit dem Ziel, die Erhaltung der tibetischen Medizin zu unterstützen und ihre Verbreitung und Wertschätzung in der westlichen medizinischen Welt zu fördern. Das Institut pflegt engen Kontakt mit dem Men-Tsee-Khang in Dharamsala. Zur Zeit ist Prof. Dr. Pasang Yonten Arya als Arzt und Lehrer der tibetischen Medizin am Institut tätig. Er ist ehemaliger Dozent, Direktor und Pharmakologe des ‹Men-Tsee-Khang›, Tibetan Medical & Astro. Institutes Dharamsala (Indien).

Die Schwerpunkte des Yuthok-Institutes sind folgende:
Klinische Forschung: Verschiedene Projekte widmen sich der Erforschung des therapeutischen und diagnostischen Potentials der tibetischen Medizin. Im Rahmen dieser Forschung arbeitet das Yuthok-Institut mit ausgewählten Patienten zusammen. Ausbildung und Information: Das Institut organisiert Seminare und Begegnungen mit dem Men-Tsee-Khang in Dharamsala. Im Moment wird eine nationale Arbeitsgruppe aufgebaut, die Forschung betreiben und rechtliche Fragen abklären will. In Vorbereitung ist ein Einführungsbuch in die Moxa-Therapie. Aufbau eines Dokumentationszentrums: Es besteht bereits eine Bibliothek, die laufend ausgebaut wird. Förderung der Zusammenarbeit zwischen italienischen Institutionen der westlichen Medizin und Institutionen der traditionellen tibetischen Medizin.

Kontaktadresse:
Yuthok, Istituto per lo studio e la documentazione sulla tradizione medica tibetana
via Francanzano 11
I-80127 Napoli / Italia
Tel +39-81-578 99 46, Fax +39-81-578 99 46

Weitere Kontaktadressen in Italien:
Western Tibetan-Mentsee-Khang
Via Medardo Rosso 18
I-Milano
Tel +39-2-6072445, Fax +39-2-29010263

Centro ricerche antiche tradizioni
Località Malagrotta
Via Aurelia 1495
I-Roma
Tel +39-6-655 26 90

Institut Shang-Shung – Istituto Internazionale di Studi Tibetani

Das Institut Shang-Shung wurde im Juni 1989 von Seiner Heiligkeit dem Dalai Lama eröffnet und hat zum Ziel, das Überleben der tibetischen Kultur zu unterstützen und Kenntnisse über verschiedenste Aspekte dieser Kultur zu verbreiten. Dem Institut angeschlossen ist ein Zentrum für das Studium der traditionellen Medizin (Centro per lo studio della Medicina Tradizionale). Das Institut hat bereits einen vierjährigen Kurs für interessierte westliche Ärzte durchgeführt und organisiert Seminare und Konferenzen mit qualifizierten tibetischen Ärzten. Das Institut arbeitet eng mit dem Men-Tsee-Khang, Universitäten und anderen privaten Institutionen zusammen, so auch mit dem Yuthok-Institut in Neapel. In Arbeit ist im Moment die Übersetzung verschiedener tibetischer Medizintexte, die in der traditionellen Ausbildung in Tibet verwendet werden, und die Vorbereitung eines Wörterbuches der tibetischen Medizin (Projekt ‹Yuthog Yonten Gonpo›).

Kontaktadresse:
Istituto Shang-Shung
c/o Podere Nuovissimo
I-58031 Arcidosso (GR)
Tel +39-564-966941, Fax +39-564-966846

Niederländische Stiftung für Tibetische Medizin, Amsterdam

Die Stiftung (Nederlandse Stichting voor de bevordering van de Tibetaanse Geneeskunde, N.S.T.G.) wurde 1989 gegründet und arbeitet nur mit offiziell anerkannten tibetischen medizinischen Institutionen, namentlich dem *Men-Tsee-Khang* in Dharamsala und dem *Chagpori* Tibetan Medical Institute in Darjeeling. Im März 1996 begann eine Pilotstudie als Vorläufer zu einer klinischen Studie über die Wirksamkeit von tibetischer medizinischer Behandlung von Patienten mit Rheumaerkrankungen.

Die N.S.T.G. führt eine *Klinik*, in welcher qualifizierte tibetische Ärzte Patienten über ihre Gesundheit beraten und behandeln. Seit September 1996 arbeitet ein Arzt vom Men-Tsee-Khang Dharamsala permanent in der Klinik.

Kontaktadresse:

N.S.T.G. Dutch Foundation for Tibetan Medicine, Sekretariat
Prinsengracht 200
NL-1016 HD Amsterdam
Tel +31-20-625 41 38, Fax +31-20-624 28 10

Tara College of Tibetan Medicine, Edinburgh

Das Tara College in Edinburgh ist ein Zweiginstitut der internationalen, karitativen Organisation ‹Rokpa›, welche weltweit Institute und Projekte unterhält. Im Herbst 1993 hat durch Dr. Akong Tulku Rinpoche, Rektor des Tara College, eine intensive Beziehung zum tibetischen Medizin-Institut ‹Mentsikhang› in Lhasa ihren Anfang gefunden. Gemeinsam wurde eine vierjährige Teilzeitausbildung erarbeitet. Der *Vierjahres-Teilzeitkurs* umfasst acht Studieneinheiten zu je einem Monat mit Internatscharakter. Zwei dieser Einheiten werden in Tibet, die restlichen in Schottland durchgeführt. Die erste Studieneinheit in Tibet konzentriert sich auf Pflanzenidentifikationen im Feld, Sammeln von Pflanzen und Zubereitung von Medikamenten. Der zweite Teil gilt dem Studium am ‹Mentsikhang› in Lhasa.

Dieser Kurs vermittelt ein umfassendes Basiswissen in Theorie, Philosophie und den Prinzipien der tibetischen Medizin. Er ist in erster Linie gedacht für westliche Interessierte, die bereits auf dem Gebiet der Heilkunde, Anthropologie, Ethnobotanik usw. praktisch oder in der Forschung tätig sind. (Vor dem Jahr 2000 nimmt das College keine weiteren Studentinnen und Studenten auf.)

Kontaktadresse:

Tara Rokpa Edinburgh

Tara College of Tibetan Medicine

250 Ferry Road

UK- Edinburgh EH5 3AN

Tel +44-131-552 14 31, Fax +44-131-552 14 31

Zentrum für traditionelle tibetische Heilkunst, CH-Pfäffikon ZH

Organisiert Seminare und Vorträge über tibetische Philosophie, Meditation und Medizin, GYU.LAM.DOL und Cranio-Selbsthilfekurse.

Praxisangebot:

GYU.LAM.DOL Befreiung der Energiekanäle und Harmonisierung des feinstofflichen Körpers. Traditionelles Handauflegen. Craniosacral Therapie, Somato-Emotionales Releasing, Dialoging und Counceling.

Anwendungsbereiche:

Allgemeine Gesundheitsvorsorge, funktionelle Störungen, Immununterstützung, Stressmanagement, emotionale Probleme, Traumata, Persönlichkeitsförderung in jedem Alter.

Telefonische Voranmeldung.

Kontaktadresse:

Zentrum für traditionelle tibetische Heilkunst

Antonia-Dechen Strub

Seestrasse 2

CH-8330 Pfäffikon ZH

Tel/Fax +41-1-950 48 62

SPORADISCHE AUFENTHALTE VON TIBETISCHEN ÄRZTEN IN EUROPA

Auskünfte und Termine:

Schweiz

> *Tibet Institut Rikon*
> Sekretariat
> Wildbergstrasse
> CH-8486 Rikon
> Tel +41-52-383 17 29
>
> *Rabten Choeling*
> Centre des Hautes Etudes Tibetaines
> CH-1801 Le Mont-Pèlerin
> Tel +41-21-921 72 53, Tel +41-21-921 36 00
>
> *Zentrum für traditionelle tibetische Heilkunst*
> Antonia-Dechen Strub
> Seestrasse 2
> CH-8330 Pfäffikon ZH
> Tel / Fax +41-1-950 48 62
>
> *Praxiszentrum östlicher Naturheilverfahren*
> Dr. Kalsang Shak
> Arbachstrasse 56
> CH-6340 Baar
> Tel / Fax +41-41-760 81 35

Deutschland

> *Informationsstelle für traditionelle tibetische Medizin*
> Wilfried Pfeffer
> Steyrerstrasse 11
> D-79117 Freiburg
> Tel / Fax +49-761-66848

Informationsstelle für tibetische Medizin
Postfach
D-73119 Zell u.A.
Fax +49-7164-14419

Prof. Dr. med. Klaus Jork
Rheinstrasse 37, D-63225 Langen
Fax +49-6103-52431

Österreich

Florian Lauda
Potzleindorferstrasse 59
A-1180 Wien
Tel +43-1-4706102

Frankreich

Philippe Olivier
Centre Miror
15 Avenue Colbert
F-83000 Toulon
Tel +33-94 92 61 76

England

Tibet Foundation
Phuntsog Wangyal
10 Bloomsbury Way
UK-London WC1A 2SH
Tel +44-171-4042889, Fax +44-171-4042366

Ruth Rickard
31 A, Dynevor Road
Hackney
UK-London N16 ODL
Tel +44-171-2542782, Fax +44-171-2630678

Italien

siehe die verschiedenen Kontaktadressen auf Seiten 208–209

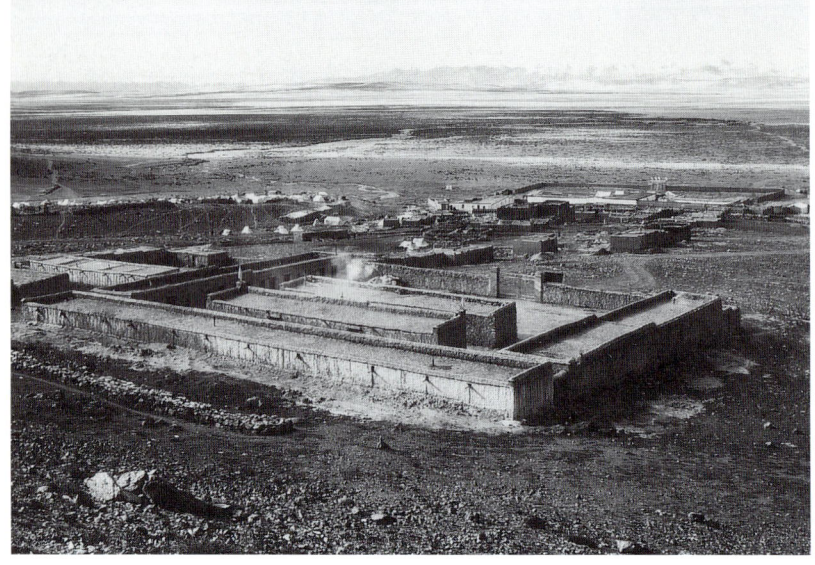

Die 1995 eröffnete Medizinschule in Darchen. Daneben soll die Klinik erbaut werden.

AUFBAUPROJEKTE IN TIBET UND NEPAL

PROJEKT TIBETAN MEDICAL CLINIC MT. KAILASH IN WESTTIBET

Ngari ist die westlichst gelegene Präfektur im abgelegensten, kältesten und höchsten Gebiet Tibets, am Fusse des Heiligen Berges Mt. Kailash. Weil die Menschen dort durch die Zwangsumstrukturierungen der Chinesen immer noch unter grosser Armut und ohne medizinische Versorgung leben, wurde 1994 im Dorf *Darchen* mit Unterstützung der Zentralregierung der Autonomen Region Tibet und vor allem mit privaten Spenden aus der Schweiz eine tibetische Medizinschule gebaut, die 1995 eröffnet werden konnte. Sie wird vom erfahrenen tibetischen Arzt und Bönpo-Mönch Dr. Gelong Tenzin Wangdrag geleitet und hat derzeit 40 Studentinnen und Studenten. Bei der Auswahl wurden vor allem Mädchen und Jungen aus ärmeren Familien berücksichtigt.

Als Ergänzung zur bestehenden Schule ist der Bau einer *medi-zinischen Klinik* geplant. Diese wird sowohl für die praktische Ausbildung der Studenten als auch für die Behandlung der Lokal-bevölkerung, von Pilgern und Touristen am Mt. Kailash dringend gebraucht und sollte möglichst bald gebaut werden. Die geplante Klinik umfasst: Notfallstation, Untersuchungszimmer, 2 Patienten-zimmer, 2 Personalzimmer, Apotheke, Medikamentenvorrat, Tee-küche, Vorratszimmer und sanitäre Anlagen. Das Personal soll be-stehen aus: 1 Arzt mit Ausbildung in tibetischer Medizin, 1 Arzt mit Kenntnissen in westlicher Medizin, 1 Krankenschwester, 1 Köchin, 1 Liegenschafts- und Materialverwalter. Damit diese medizinische Klinik eine möglichst grosse Eigenständigkeit und Unabhängigkeit bewahren kann, soll sie nur mit *Spendengeldern* aufgebaut und betrieben werden. Die Gesamtbaukosten betragen 520'000 Yuan, die jährlichen Betriebskosten 69'000 Yuan. Der *Tibeter Verein Ngari Korsum* Schweiz übernimmt die Federführung und das Patronat für dieses Projekt.

Kontaktadresse:
Dhakpa Namgyal Ott, Rüterwiesstrasse 5, CH-8125 Zollikerberg.

GEPLANTE HOCHSCHULE FÜR TRADITIONELLE TIBETISCHE MEDIZIN IN KATHMANDU, NEPAL

Die vom verstorbenen ‹Shelkar Amchi›, einem berühmten alten Arzt, ausgebildeten Ärzte Lobsang Dönyö Amchi und Ngawang Gyaltsen Amchi des Klosters Shelkar Chöde Ling unterrichten ihrer-seits ein paar Studenten und betreiben das bescheidene ‹Shelkar Medical Center›. Dort existierte zu Lebzeiten des alten Arztes die einzige – und völlig unzureichende – Ausbildungsmöglichkeit für tibetische Medizin in ganz Nepal. Der gemeinnützige Tashi-Delek-Verein (Sitz München) unterstützt seit 1991 die beiden Ärzte und einige wenige Studenten. Die beiden Ärzte wollen nun, entsprechend dem Wunsch des verstorbenen Arztes, neben einem neuen Medical

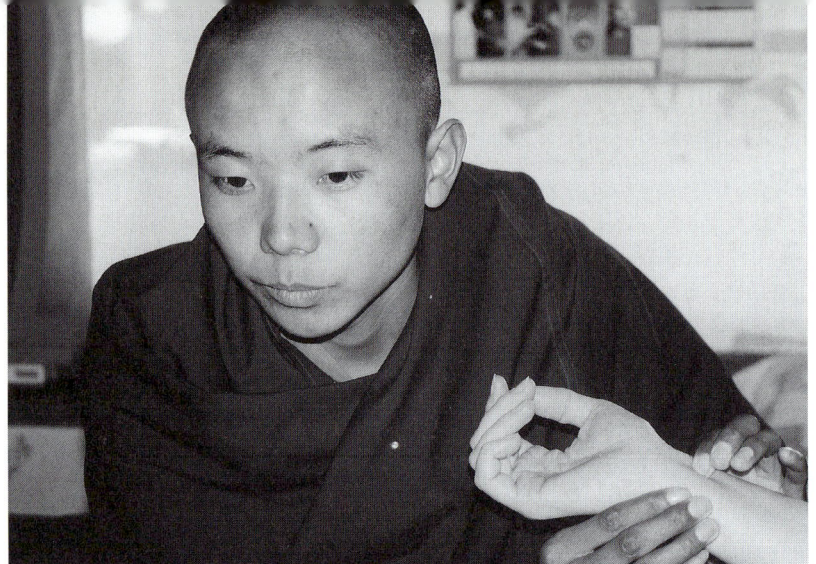

Dr. Lobsang Donyö Amchi.

Center auch eine vollwertige Ausbildungsstätte für traditionelle tibetische Medizin ausserhalb des Klosters Shelkar einrichten, da das Kloster selbst nicht über die nötigen Räumlichkeiten verfügt. Diese klösterliche medizinische Hochschule soll nur Mönchen zugänglich sein, die ihre höhere Schulausbildung erfolgreich abgeschlossen haben, um das traditionelle monastische Niveau der tibetischen Medizin zu wahren. Die Absolventen des Medical Institute sollen nach vollendeter Ausbildung nach Dharamsala geschickt werden, um am Men-Tsee-Khang, der medizinischen Hochschule des Dalai Lama, die abschliessenden Prüfungen abzulegen.

Planungsgremium in Kathmandu: Dr. Lobsang Dönyö, Dr. Ngawang Gyaltsen, Chusang Rinpoche, Dr. Lobsang Shresta, Ulli Olvedi.
Sitz des Gremiums: Chusang Monastery, Boudhanath, Kathmandu, Nepal, P. O. Box 4289.

Kontaktadresse:
Tashi Delek e.V., Gesellschaft zur Förderung der tibetisch-buddhistischen Kultur im Exil, Rushaimer Strasse 75, D-80689 München.

BIBLIOGRAPHIE

Ein Standardwerk zur Einführung in die tibetische Medizin mit Vergleichen zu anderen traditionellen Heilsystemen und einer kritischen Betrachtung aktueller Entwicklungen ist das Taschenbuch des international ausgewiesenen Experten für tibetische Medizin, *Dr. med. Egbert Asshauer, Hamburg:*

Heilkunst vom Dach der Welt / Tibets sanfte Medizin
Herder, Freiburg 1993. Neuauflage 1997.

Die folgende Bibliographie ist nach den Themen dieses Buches geordnet und erlaubt darum eine gezielte Vertiefung in den einzelnen Themenbereichen. Die Hinweise stammen teilweise von den Autoren dieses Buches, deren Beiträge darauf fussen oder sich darauf beziehen. Einzelne übergreifende Werke sind hier mehr als einmal erwähnt.

GESUNDHEIT UND KRANKHEIT

MÖGLICHKEITEN, DIE URSACHEN ALLEN LEIDENS ZU REDUZIEREN

BUDDHISTISCHE PHILOSOPHIE

Dalai Lama: Einführung in den Buddhismus / Die Harvard-Vorlesungen. Herder, Freiburg 1993.

Dalai Lama: Das Buch der Freiheit. Gustav Lübbe, Bergisch Gladbach 1990.

Dalai Lama: Logik der Liebe / Aus den Lehren des Tibetischen Buddhismus für den Westen. Goldmann, München 1989.

Dalai Lama: Gesang der inneren Erfahrung / Die Stufen auf dem Pfad der Erleuchtung. Dharma-Edition, Hamburg 1993.

Dawa-Samdup K., Evans-Wentz W. Y. (Hrsg.), Govinda A., Jung C. G., Sir John Woodroffe: Das Tibetanische Totenbuch. Walter-Verlag, Solothurn und Düsseldorf 1993.

Lati Rinpoche, Hopkins J.: Stufen zur Unsterblichkeit / Tod, Zwischenzustand und Wiedergeburt im tibetischen Buddhismus. Diederichs Gelbe Reihe, München 1983/1990.

Sogyal Rinpoche: Das Tibetische Buch vom Leben und vom Sterben / Ein Schlüssel zum tieferen Verständnis von Leben und Tod. Aus dem Englischen übersetzt von Thomas Geist. O. W. Barth, München 18. Auflage 1996.

GESCHICHTE UND KONZEPTION DER TIBETISCHEN MEDIZIN

Asshauer E.: Heilkunst vom Dach der Welt / Tibets sanfte Medizin. Herder, Freiburg 1993.

Badmaev P. A.: O sisteme vracebnoj nauki Tibeta (Über das System der medizinischen Wissenschaft Tibets). St. Petersburg 1898/1903 / Ergänzte Neuauflage 1991 (Deutsche Herausgabe in Vorbereitung).

Badmajeff W.: Chi – Schara – Badahan / Grundzüge der tibetischen Medizin. (Deutsch von Dr. Koffler-Hart), Pfullingen 1933. Neuausgabe mit dem Titel: Lung Tripa Bäkän im Fabri-Verlag, Ulm 1994.

Badmajew P., Badmajew V., Park L.: Healing Herbs. The Heart of Tibetan Medicine. Red Lotus Press, Berkeley 1992.

Clark B.: The Quintessence Tantras of Tibetan Medicine / Foreword by H.H. the Dalai Lama, Translated by Dr. Barry Clark. Snow Lion, Ithaca/NY 1995.

Clifford T.: Tibetische Heilkunst / Die Einführung für westliche Leser in eines der ältesten ganzheitlichen Heilsysteme, mit einem Vorwort des Dalai Lama. Aus dem Amerikanischen von Jochen Eggert. O. W. Barth, München 1986.

Dawa D.: Tibetan Medical Paintings. Tibetan Medical & Astro. Institute Dharamsala 1993.

Finckh E.: Grundlagen tibetischer Heilkunde. Medizinisch Literarische Verlagsgesellschaft mbH, Uelzen Band 1 1975 / Band 2 1985.

Finckh E.: Der tibetische Medizin-Baum / Texte und Illustrationen. Medizinisch Literarische Verlagsgesellschaft mbH, Uelzen 1990.

Korvin-Krasinski C. von: Tibetische Medizinphilosophie / Der Mensch als Mikrokosmos. Origo-Verlag, Zürich 1953/1964.

Meyer F.: Gso-Ba Rig-Pa / Le Système Medical Tibétain. Presses du C.N.R.S. (Centre National de la Recherche Scientifique), Paris 1988.

Parfionovitch Y., Gyurme Dorje, Meyer F.: Klassische Tibetische Medizin / Illustrationen zur Abhandlung Blauer Beryll von Sangye Gyamtso (1653–1705). Verlag Paul Haupt, Bern / Stuttgart / Wien 1996.

Rechung Rinpoche (Jampal Kunzang): Tibetan Medicine. Wellcome Institute, London 1973.

Tarthang Tulku: Selbstheilung durch Entspannung, Körper- und Atemübungen, Selbstmassage und Meditationstechniken für jedermann / Die alte Heilkunst der Tibeter für den Westen nutzbar gemacht. Aus dem Amerikanischen übersetzt von M. Steurich. O. W. Barth, München 1980.

Tenzin Choedrak: Ganzheitlich leben / Der Leibarzt des Dalai Lama über Vorbeugung und Therapie von Krankheiten, herausgegeben und eingeleitet von Asshauer E., Herder Spektrum, Freiburg 1994.

Tsewang J. Tsarong, Drakton J. G., Choemphel L.: Fundamentals of Tibetan Medicine. Tibetan Medical Centre, Dharamsala 1981.

Tsewang J. Tsarong, Meyer F., Asshauer E. (mit Photos von Heinrich Harrer): Tibet und seine Medizin / 2500 Jahre Heilkunst. Pinguin, Innsbruck 1992.

Yeshi Donden: Gesundheit durch Harmonie / Einführung in die tibetische Medizin. Diederichs, München 1990.

GESCHICHTE TIBETS

GEFANGENSCHAFT, FOLTER, FLUCHT AUS TIBET

Albers + Fuchs und Weltwoche (Hrsg.): Vom Dach der Welt / Tibeter in der Schweiz. Zürich 1993.

Craig M.: Tränen über Tibet / Der erschütternde Bericht über die Unterdrückung der Tibeter und die Zerstörung ihrer alten Kultur. Scherz, Bern und München 1993.

Dalai Lama: Mein Leben und mein Volk. Knaur, München 1982.

Dalai Lama: Das Buch der Freiheit. Gustav Lübbe, Bergisch Gladbach 1990.

Kelly Petra K., Bastian Gert (Hrsg.): Tibet, ein vergewaltigtes Land. Rowohlt, Reinbek 1988.

Kelly Petra K., Bastian Gert, Klemens Ludwig (Hrsg.): Tibet klagt an / Zur Lage in einem besetzten Land. Peter Hammer-Verlag, Wuppertal 1990.

GESCHICHTE UND KULTUR VON BURJATIEN UND DER MONGOLEI

GESCHICHTE DER BADMAJEW-ÄRZTE

Badmajeff W.: Chi – Schara – Badahan / Grundzüge der tibetischen Medizin. (Deutsch von Dr. Koffler-Hart), Pfullingen 1933. Neuausgabe mit dem Titel: Lung Tripa Bäkän im Fabri-Verlag, Ulm 1994.

Badmajew P., Badmajew V., Park L.: Healing Herbs. The Heart of Tibetan Medicine. Red Lotus Press, Berkeley 1992.

Bashkuyev G. u.a.: The Buryats traditions and Culture. Ulan-Ude, Soyol Publishers, Ulan-Ude 1995 (ISBN 5-87679-001-x).

Heissig W., Müller C. C. (Hrsg.): Die Mongolen. Pinguin, Innsbruck 1989.

KLINISCHE STUDIEN MIT TIBETISCHEN ARZNEIEN

FORSCHUNG ZUR WIRKUNG TIBETISCHER ARZNEIEN

Altermatt R., Von Felten A.: In-Vitro-Untersuchungen mit Padma 28: Hemmung der Thrombozytenfunktion, Schweiz Z Ganzheitsmed 4 (Suppl 1), 7–12, 1992.

Brzosko W. J., Jankowski A.: Padma 28 bei chronischer Hepatitis B: Klinische und immunologische Wirkungen, Schweiz Z Ganzheitsmed 4 (Suppl 1), 13–14, 1992.

Drabaek H., Mehlsen J., Himmelstrup H., Winther K.: A Botanical Compound – Padma 28 – increases Walking Distance in Stable Intermittent Claudication. Angiology 44, 863–867, 1993.

Gladysz A., Juszczyk J., Brzosko W.: Influence of Padma 28 on patients with chronic active hepatitis type B. Phytother Res 7, 244–247, 1993.

Hässig A., Hodler J., Liang W. X., Stampfli K.: Neuere nutritive und phytotherapeutische Behandlungsmöglichkeiten. Schweiz Z Ganzheitsmed 4 (Suppl 1), 15–19, 1992.

Hürlimann F.: Behandlung peripherer Durchblutungsstörungen mit Padma 28 – Erfahrungen über 15 Jahre. Schweiz Z Ganzheitsmed 4 (Suppl 1), 20–21, 1992.

Jankowski A., Jankowska R., Brzosko W. J.: Behandlung infektanfälliger Kinder mit Padma 28. Schweiz Z Ganzheitsmed 4 (Suppl 1), 22–23, 1992.

Jankowski S., Jankowski A., Zielinski S., Walzuk M.: Influence of Padma 28 on the spontaneous bactericidal activity of blood serum in children suffering from recurrent infections of the respiratory tract. Phytother Res 5, 120–123, 1991.

Matzner Y., Sallon S.: The effect of Padma 28, a traditional Tibetan herbal preparation, on human neutrophil function. J Clin Lab Immunol 46, 13–23, 1995.

Saller R., Kristof O.: Padma 28, eine traditionelle tibetische Kräutermischung. Internistische Praxis 2, 408–412, 1997.

Schräder R., Nachbur M., Mahler F.: Die Wirkung des tibetischen Kräuterpräparates Padma 28 auf die Claudication intermittens. Schweiz Med Wochenschr 115, 752–756, 1985.

Schwabl H.: Untersuchungen zur Wirkung eines komplexen Phytotherapeutikums auf die Lichtemission polymorphkerniger Granulozyten in vitro. Manuskript Padma AG, Zollikon 1992.

Smulski H. S., Wójcicki J.: Plazebokontrollierte Doppelblindstudie zur Wirkung des tibetanischen Kräuterpräparates Padma 28 auf die Claudicatio intermittens. Forsch Komplementärmed 1, 8–26, 1994.

Liang W. X., Stampfli K., Hässig A.: Therapeutische Wirkungsmechanismen komplexer Phytopharmaka am Beispiel von Padma 28. Schweiz Z Gesundheitsmed 4 (Suppl 1), 24–34, 1992.

Winther K., Kharazmi A., Himmelstrup H., Drabaek H., Mehlsen J.: Padma 28, a botanical compound, decreased the oxidative burst response of monocytes and improves fibrinolysis in patients with stable intermittent claudication. Fibrinolysis 8 (Suppl 2), 47–49, 1994.

SYSTEMTHEORIE (CHAOSTHEORIE)

EINFLÜSSE DES BUDDHISMUS AUF DIE NATUR-WISSENSCHAFT

ANNÄHERUNG AN DAS TIBETISCHE MEDIZINISCHE DENKEN

Avedon J. F.: Ein Interview mit dem Dalai Lama. Diamant-Verlag, Pfaffenhofen 1985.

Casti J. L.: Complexification / Explaining a paradoxical World through the Science of Surprise. Harper Collins Publisher, New York 1994.

Conze E.: Buddhistisches Denken. Suhrkamp Taschenbuch Nr. 1772, Frankfurt 1990.

Einstein A.: Mein Weltbild. Ullstein, Frankfurt 1983.

Kant I.: Prolegomena / Kants gesammelte Schriften IV. Reimer, Berlin 1911.

Leibnitz G. W.: Monadologie. Reclam 7853, Stuttgart 1979.

Lewin R: Complexity – Life at the edge of Chaos. Collier Books, New York 1992.

Mach E.: Analyse der Empfindungen. Wissenschaftliche Buchgesellschaft, Darmstadt 1991.

Mach E.: Erkenntnis und Irrtum. Barth-Verlag, Leipzig 1926.

Mandelbrot B.: Fractal Geometry of Nature. Freeman, New York 1983.

Prigogine I., Stengers I.: Dialog mit der Natur / Neue Wege naturwissenschaftlichen Denkens. Piper, München 1980.

Schopenhauer A.: Die Welt als Wille und Vorstellung. Diogenes, Zürich 1977.

PULSTASTGERÄT DES BURJATISCHEN WISSENSCHAFTLICHEN ZENTRUMS

Russische Akademie der Wissenschaften, Sibirische Abteilung, Burjatisches Wissenschaftliches Zentrum, Forschungsinstitut für Naturwissenschaften, Wissenschaftlicher Rat für Komplexes Forschungsprogramm zur Verarbeitung von Radiowellen, Wissenschaftlicher Problemrat für statistische Radiophysik: Rossiyskaya naucno-techniceskaya konferenciya po difrakcii i raspostraneniyu voln (sbornik dokladov). [Russische wissenschaftlich-technische Konferenz über Diffraktion und Verarbeitung von Wellen (Vorträge)]. Ulan-Ude 1996.

Darin folgende Einzelbeiträge, alle in russisch:

Asargajew L. N., Boronojew W. W., Schabanowa J. W.: Pulsdiagnostik in der europäischen und der tibetischen Medizin. Ebenda 205–212.

Boronojew W. W., Pupyschew W. N.: Über den physischen Sinn der fünf Elemente (Mahabhutus) in der tibetischen Medizin. Ebenda 212–220.

Schambaldagbajew N. Z. u.a.: Anwendung von Wahrscheinlichkeits- und statistischen Methoden im Expertensystem zur tibetischen Medizin. Ebenda 220–222.

Rabtschinski Sch. A., Antonenko A. B.: Elemente (Mahabhutus) und Archetypen. Ebenda 223–228.

Schambaldagbajew N. Z., Sandanowa G. I.: Zweibetriebsarten-Expertensystem zur tibetischen Medizin ‹Emchi-1›. Ebenda 234–236.

Asargajew L. N., Boronojew W. W.: Interpretation der Entsprechung der Palpationspunkte auf die inneren Organe. Ebenda 237–242.

Kosoburow A. A.: Über die Perspektiven der diagnostischen Anwendung von kapazitiven Tastern. Ebenda 243–244.

Boronojew W. W., Rintschinow O. S.: Spline-Approximation bei der Lösung der Aufgabe der Wiederherstellung von Ableitungen des Pulssignals. Ebenda 244–252.

Boronojew W. W., Dudin S. A.: Pulsparameter als Bewertungskriterium des funktionalen Zustandes innerer Organe. Ebenda 252–258.

Batomunkujewa T. W., Boronojew W. W. u.a.: Untersuchung biologisch aktiver Punkte der tibeto-mongolischen Medizin. Ebenda 262–264.

Boronojew W. W.: Perspektiven der Anwendung der computerunterstützten pulsdiagnostischen Anlage. Ebenda 264–268.

DIVERSES

Aschoff J. C.: Kommentierte Bibliographie zur tibetischen Medizin (1789–1995). Fabri-Verlag, Ulm und Garuda CH-Dietikon 1996.

Coleman G.: A Handbook of Tibetan Culture, a Guide to Tibetan Centres and Resources throughout the World. Verlag Rider, London 1993.

Müller L.: Parallelen zwischen der Heilkunst des Paracelsus und der Tibeter. Krebsgeschehen (Heidelberg) 14,11–14, 1982.

KURZBIOGRAPHIEN DER AUTOREN UND GESPRÄCHS-PARTNER

S.H. Tenzin Gyatso, XIV. Dalai Lama

1935 in Taktser, Provinz Amdo, Nordosttibet, geboren. Mit zwei Jahren als Wiedergeburt des XIII. Dalai Lama erkannt. Ab sechs Jahren nimmt er das Studium der buddhistischen Philosophie auf. Mit 16 Jahren Übernahme der Regierungsgeschäfte von Tibet. Mit 24 Jahren Lharampa-Gesche (entspricht einem Dr. der buddhistischen Philosophie). 1959 Flucht nach Indien. 1963 Entwurf einer demokratischen Verfassung für ein freies Tibet. 1987 5-Punkte-Friedensplan für Tibet. Viele Auszeichnungen für hervorragende Verdienste für den Weltfrieden. 1989 Friedensnobelpreis. Autor vieler Bücher zu Themen der buddhistischen Philosophie.

Tenzin Choedrak, tibetischer Arzt und Pharmakologe.

1923 im Bezirk Nyenmo in Zentraltibet geboren. Studium der tibetischen Medizin und Pharmakologie am Mentsikhang und am Chagpori in Lhasa. 1953–1959 Leibarzt der Mutter des Dalai Lama. 1956–1959 Leibarzt des Dalai Lama. 1959 in Lhasa von den Chinesen verhaftet. Schwerste Folterungen in verschiedenen chinesischen Gefängnissen. Während der Gefangenschaft Heilung mehrerer hoher chinesischer Offiziere. 1977 Entlassung aus der Haft. Wird 1980 rehabilitiert und darf nach Indien ausreisen. Seither persönlicher Leibarzt des Dalai Lama und Leiter der Pharmakologischen Abteilung im Men-Tsee-Khang Dharamsala, Nordindien.

Egbert Asshauer

1933 in D-Halle-Saale geboren. Internship in den USA. Ausbildung an deutschen Universitäten in Physiologie, Gynäkologie und Geburtshilfe, Tropenmedizin und Innerer Medizin. Zur Zeit niedergelassen als Internist, Schmerztherapeut und Akupunkteur in

Hamburg. Über 70 Veröffentlichungen in med. Fachzeitschriften, darunter 27 über tibetische Medizin. Bücher: ‹Die Schmerzfibel› und ‹Die Akupunktur› (Delphin). Über tibetische Medizin siehe Bibliographie.

Franz Reichle

1949 in CH-Wattwil geboren. Studium an der Hochschule für bildende Künste Hamburg. Autor, Regisseur und Produzent mehrerer abendfüllender Dokumentarfilme zu soziokulturellen und ökologischen Themen, z.B. ‹LYNX›. Lebte 5 Jahre in Burjatien. Buch-, Zeitungs- und Fernsehbeiträge aus Ostsibirien. Film und Buch ‹Das Wissen vom Heilen›. Zur Zeit freischaffender Filmemacher mit Lehrauftrag für Film an der Schule für Gestaltung Zürich.

Karl Lutz

1923 in CH-Burgdorf geboren. Pharmaunternehmer. Gründung und Leitung der Schweiz. Tochterfirma des Pharmakonzerns Schering AG Berlin. Stellt als erster im Westen tibetische Rezepturen aus dem Nachlass von Wladimir N. Badmajew industriell her. Gründer und bis zu seinem Tod 1995 Leiter der Firma Padma AG für tibetische Heilmittel in CH-Zollikon. Initiator von klinischen Studien und Forschungsarbeiten über die Wirkung tibetischer Arzneien.

Alfred Hässig

1921 in CH-Wallisellen-Zürich geboren. Medizinstudium in Zürich. Ausbildung in Pathologie und Mikrobiologie. 1949–1986 Aufbau und Leitung des Blutspendedienstes des Schweiz. Roten Kreuzes. 1965 ausserordentlicher Professor für Immunpathologie, Bluttransfusionswesen und forensische Serologie an der Universität Bern. 1967, nach Pensionierung und Emeritierung Gründung der Studiengruppe ‹Ernährung und Immunität› in Bern.

Israel Vlodavsky

1944 in Israel geboren. Studium der ‹Bio›-Chemie und Mikrobiologie an der Hebräischen Universität Jerusalem. Forschungsaufenthalte an der Universität von Kalifornien, USA. Gastprofessuren an der Harvard Medical School, Boston. Seit 1990 Professor für Onkologie am Hadassah-Universitätsspital Jerusalem. Zur Zeit Leitung der Forschungseinheit Tumorbiologie.

Reinhard Saller

1947 in D-Eggenfelden geboren. Medizinstudium an den Universitäten Würzburg und Frankfurt. Spezialausbildungen in Physiotherapie, Physikalischer Therapie und Naturheilverfahren. Wissenschaftliche Assistenzen an der Universität Frankfurt (Pathologie, Innere Medizin, Pharmakologie und Toxikologie). Seit 1994 ausserordentlicher Professor und Leiter der Abteilung Naturheilkunde, Departement für Innere Medizin, Universität Zürich.

Herbert Klima

1940 in A-Mistelbach geboren. Studium der Physik, Chemie und Mathematik an der Universität Wien. Forschungsaufenthalt bei F. A. Popp in Marburg/Lahn, Forschungsprojekt ‹Biophotonen›. Planstelle für Biophysik an der TU Wien, Schwerpunkt ‹Elektromagnetische Bioinformation› und ‹Nichtlineare Dynamische Systeme›. Über 100 internationale wissenschaftliche Vorträge, über 60 wissenschaftliche Publikationen.

Herbert Schwabl

1961 in A-Wien geboren. Studium der Technischen Physik an der Technischen Universität Wien. Arbeiten über die Lichtemission von Phagozyten und über Selbstorganisation, Systemtheorie und nichtlineare Phänomene. Mitarbeit an Forschungsprojekten zu Fragen der Ökologie und der Ganzheitsmedizin. Seit 1994 Geschäftsleitung der Padma AG für tibetische Heilmittel Zollikon.

Christa Kletter

1947 in D-Wiesenthal/Rhön geboren. Pharmaziestudium an der Universität Wien. Hochschulassistenz am Institut für Pharmakognosie der Universität Wien. Wissenschaftliche Mitarbeit an der Bundesanstalt für chem.-pharm. Untersuchungen, Wien. Seit 1988 Hochschulassistenz am Institut für Pharmakognosie, Universität Wien. Zur Zeit Dokumentation über tibetische Arzneipflanzen.

Witali W. Boronojew

1946 in Irkutsk, Ostsibirien, geboren. Studium an der Elektrotechnischen Hochschule für Kommunikation in St. Petersburg. Ing. für Radiowellen. Promotion zum Thema ‹Verbreitung der Laserstrahlbündel in der turbulenten Atmosphäre›. Mitarbeiter am Wissenschaftlichen Zentrum von Ulan-Ude, Burjatien. Seit 1983 Beschäftigung mit der Objektivierung tibetischer Pulsdiagnose.

KLEINES LEXIKON

Ayurveda

Die klassische traditionelle Heilkunst Indiens, deren 3-Säfte-Lehre eine der Grundlagen der tibetischen Medizin darstellt.

Blauer Beryll

auch ‹Aquamarin›. Berühmter Kommentar zum Gyüschi, von Sangye Gyamtso (1633–1705).

Bön-Religion

Schamanistisch geprägte Religion Tibets aus der vorbuddhistischen Zeit, die bis heute weiterexistiert.

Chagpori

lCags-po-ri (= Eisenhügel) Erste Akademie für tibetische Medizin auf dem Eisenhügel in Lhasa, erbaut von Sangye Gyamtso, 1696 fertiggestellt, 1959 von den Chinesen völlig zerstört.

Geistesgifte

Die drei Geistesgifte sind Gier, Hass und Verblendung. Siehe auch Seiten 166, 167.

Gyüschi

rGyud-zhi, auch *Vier Tantras der Medizin*. Grundlehrbuch der tibetischen Medizin, zusammengetragen von Yuthog Yonten Gonpo im 12. Jahrhundert. Ist bis heute die wichtigste Quelle und die Basis für das Medizinstudium.

Kalachakra

(Skrt.), wörtlich: ‹Rad der Zeit›; das letzte und komplexeste buddhistische Tantra (10. Jh.), dessen Niederschrift auf den mythischen König Suchandra von Shambhala zurückgehen soll. In der Kalachakra-Lehre spielen Zeitrechnung und Astronomie eine grosse Rolle, und die Einführung des Kalachakra-Tantra in Tibet (1027 n. Chr.) gilt als Grundlage des tibetischen Kalenders. Eine Besonderheit des Meditationssystems des Kalachakra-Tantra ist der Ausbau der Lehre von einem Ur-Buddha, der die Zahl der fünf Buddha-Familien auf sechs erhöht.

Karma

(Skrt.), wörtlich: ‹Tat›. Universelles Gesetz von Ursache und Wirkung, das nach buddhistischer Auffassung auf folgende Weise wirksam wird: «Die Tat (Karma) erzeugt unter gewissen Umständen eine Frucht; ist sie reif, dann fällt sie auf den Verantwortlichen nieder. Damit eine Tat Frucht bringt, muss sie moralisch gut oder schlecht und durch eine Willensregung bedingt sein, die, indem sie in der Psyche des Täters eine Spur hinterlässt, sein Geschick in die durch die Vergeltung der Tat bestimmte Richtung lenkt. Da die Dauer des Reifens gewöhnlich die der Existenz überschreitet, hat die Vergeltung der Taten notwendigerweise eine oder mehrere Wiedergeburten zur Folge, die zusammen den Daseinskreislauf ausmachen.» (Aus: Lexikon des Buddhismus, O. W. Barth, München)

Körperenergien

Drei Körperenergien, die als Wind, Galle und Schleim bezeichnet werden. Auch drei Säfte oder drei Lebensessenzen genannt, die im Gleichgewicht sein müssen. Siehe auch Seite 166.

Mantra

auch Mantram (Skrt.), kraftgeladene Silbe oder Folge von Silben, die bestimmten kosmischen Kräften und Aspekten der Buddhas Ausdruck gibt. Die ständige Wiederholung von Mantras wird als Form von Meditation in buddhistischen Schulen geübt.

Medizin-Buddha

Meister der Heilmittel, der helles Licht ausstrahlt, die Finsternis von Gier, Hass und Verblendung zerstreut und alle durch ein Ungleichgewicht der drei Körperenergien verursachten Krankheiten heilt. Wird oft in azurblauer Farbe und mit Myrobalan-Pflanze in der rechten Hand dargestellt.

Medizin-Thangkas

79 Bildtafeln als Rollbilder zum Kommentar Blauer Beryll von Sangye Gyamtso, entstanden im 17. Jahrhundert, mit über 10'000 Einzelbildern. Es handelt sich um eine umfassende bildliche Darstellung aller Einzelheiten zum tibetischen Medizinsystem, wie es bisher weltweit einmalig geblieben ist. Zwei vollständige Exemplare sollen sich in Tibet befinden. Ein anderes im Historischen Museum von Ulan-Ude.

Men-Tsee-Khang

Tibetisches Medizin- und Astrologie-Institut. Bekannt geworden unter dem Namen Tibetan Medical & Astro. Institute of His Holiness the Dalai Lama in Dharamsala, H.P., Nordindien, das S.H. der XIV. Dalai Lama 1961 in seinem Exil gründete.

Mentsikhang

(vgl. Men-Tsee-Khang) Die Umschrift aus dem Tibetischen ist leicht abgeändert. Name für das tibetische Medizin- und Astrologie-Institut, welches der XIII. Dalai Lama 1916 in Lhasa gründete. Seit der Besetzung von Tibet nicht mehr rein tibetisch medizinisches Institut, dafür wurde eine westliche medizinische Abteilung angegliedert.

Nirwana

(Skrt.), wörtlich: ‹Verlöschen›; das Ziel spiritueller Praxis in allen Richtungen des Buddhismus. Im frühen Buddhismus wird es als das Ausscheiden aus dem Kreislauf der Wiedergeburten und das Eingehen in eine völlig andere Existenzweise verstanden. Es stellt das vollkommene Überwinden der Drei Wurzeln des Unheilsamen, nämlich Gier, Hass und Verblendung, und das Zuruhekommen der Tatabsichten dar. Es bedeutet das Freisein von Determiniertheit durch das Karma. Nirwana gilt als nicht-bedingt, seine Kennzeichen sind das Fehlen von Entstehen, Bestehen, Veränderung und Vergehen.

Säfte

Drei Körpersäfte, gleichbedeutend mit den drei Körperenergien (vgl. ‹Körperenergien›).

Vier Tantras der Medizin

(siehe Gyüschi)

Taxonomie

Einordnung in ein biologisches System.

Thangka

wörtlich: ‹Bild›, ‹Malerei›. Im tibetischen Buddhismus ein in Seidenstoff eingefasstes Rollbild.

Tibetischer Mondkalender

Das tibetische Jahr richtet sich nach dem Mondkalender und beginnt in der Regel im Februar.

Unani

Traditionelle islamische Medizin, die Erbin der griechisch-arabischen Medizin.

24'000 Blutgefässe

Die grossen Zahlen in der tibetischen Medizin bedeuten unendlich oder unbeschreiblich viel.

QUELLENANGABEN

Die Gespräche in Dharamsala wurden geführt:

mit S.H. Tenzin Gyatso, dem Dalai Lama, am 20. November 1995

mit Dr. Tenzin Choedrak im November 1995

Die Gespräche in Burjatien wurden geführt:

mit Tschimir-Dorschi Dugarow von Februar 1994 bis Juli 1996

mit Oleg und Lidia Bodrow im August 1994

mit Witali Boronojew im März und Juli 1996

Die Gespräche in der Schweiz und Jerusalem wurden geführt:

mit Karl Lutz von Juni 1994 bis April 1995

mit Alfred Hässig im September 1995

mit Israel Vlodavsky im April 1996

Bildernachweis:

Egbert Asshauer, Hamburg, Seite 54

Witali Boronojew, Ulan-Ude, Seiten 152, 153, 155

Tom Haller, Küsnacht, Seite 123

Heinrich Harrer, Feldkirch, Seiten 42, 46

Keystone, Seiten 164, 165

Christa Kletter, Wien, Seiten 146, 147, 150

Museum für Völkerkunde der Universität Zürich, Seite 67

Oleson: ‹International handbook of ear reflex points›, Seite 131

Ulli Olvedi, München, Seite 216

Dhakpa Namgyal Ott, Zollikerberg, Seite 214

Franz Reichle, Zürich, Seiten 17, 28, 38, 96, 100, 102, 106, 110, 159, 171, 172, 177, 182, 184, 203

Studiengruppe für tibetische Medizin, Zollikon, Seiten 186–201

Alle übrigen Bilder sind Originalaufnahmen aus dem Film ‹Das Wissen vom Heilen› von Franz Reichle, Produktion: T&C Film AG Zürich. Kamera: Pio Corradi.

Tabellen:

Seiten 166–173 aus Asshauer: ‹Tenzin Choedrak›, Herder Freiburg 1994 und Asshauer: ‹Heilkunst vom Dach der Welt›, Herder Freiburg 1993.

DANK

Dass mit dem Film und dem Buch das tibetische ‹Wissen vom Heilen› zum ersten Mal in einer umfassenden Darstellung an eine breite Öffentlichkeit gelangen kann, macht mich sehr glücklich.

Seiner Heiligkeit dem Dalai Lama, der wertvolle Ausführungen zu Gesundheit und Krankheit beigetragen hat, und Seinem Leibarzt, Dr. Tenzin Choedrak, der sich mit grosser Liebenswürdigkeit unermüdlich für dieses Projekt eingesetzt hat, bin ich zu besonderem Dank verpflichtet. In Burjatien hat uns Tschimit-Dorschi Dugarow neben seiner regen ärztlichen Tätigkeit zahllose Dienste erwiesen.

Eine wichtige Inspirationsquelle war Karl Lutz, der sich bis zu seinem Tode unentwegt für die Verbreitung des theoretischen und praktischen Wissens über die tibetische Medizin eingesetzt hat. Auch den Autoren, die uneigennützig wertvolle Beiträge zur Erweiterung und Vertiefung des Themas lieferten, sei herzlich gedankt. Der Filmproduzent Marcel Hoehn von der T&C Film AG und der Verleger Men Haupt vom Verlag Paul Haupt haben dieses umfangreiche Projekt mit Begeisterung unterstützt. Egbert Asshauer, Fachmann für tibetische Medizin, die Übersetzerin Ursula K. Rathgeb, die Lektorinnen Regine Balmer und Margret Mellert sowie die visuellen Gestalterinnen Karin Fanger-Schiesser und Ursula Roder standen rund um die Uhr im Einsatz, damit das Buch rechtzeitig zum Filmstart erscheinen konnte. Ihnen allen gilt mein aufrichtiger Dank.

DER AUTHENTISCHE DOKUMENTARFILM ‹DAS WISSEN VOM HEILEN› VON FRANZ REICHLE

In diesem ersten umfassenden und abendfüllenden Kinofilm über die klassische tibetische Medizin können fast alle Autoren und Aspekte dieses Buches authentisch miterlebt werden – im nordindischen Vorhimalaja, in den nordmongolischen Steppen Ostsibiriens, in der Schweiz, in Österreich und in Israel. Die Autoren dieses Buches erzählen in ihrer Muttersprache (deutsch oder englisch untertitelt), tibetische Ärzte untersuchen und behandeln ihre Patienten im Medizinzentrum und zu Hause. Erstmals in der Geschichte durfte für diesen Film eine Leibesvisite bei S.H. dem Dalai Lama gedreht werden.

Originalversion 90 Minuten / Farbe / 35mm / Schweiz 1996 Tibetisch, Burjatisch, Russisch, Englisch, Deutsch und Schweizerdialekt mit deutschen oder englischen Untertiteln. Der Film ‹Das Wissen vom Heilen› ist auch als Videokassette erhältlich.

Produzent Marcel Hoehn · Buch und Regie Franz Reichle · Kamera Pio Corradi · Montage Myriam Flury und Franz Reichle · Ton Dieter Meyer · Produktionsleitung Rose-Marie Schneider · In der Schweiz im Verleih der Columbus Film AG Zürich, in Deutschland im Verleih von Pegasos Film Frankfurt / M.

Produktion und Weltrechte:

T&C Film AG Zürich
Seestrasse 41a
CH-8002 Zürich
Tel +41-1-202 36 22, Fax +41-1-202 30 05

Das zweibändige Werk ‹Klassische tibetische Medizin› im Schuber

Als einziges Medizinsystem der Welt verfügt die tibetische Medizin über eine komplette bildnerische Darstellung und Erklärung. Dieses zweibändige Werk zeigt und erläutert bis ins kleinste Detail die Konzeption der tibetischen Medizin, alle Diagnosearten, alle Behandlungsmethoden, alle Arzneimittelzutaten.

Die über 10'000 phantastischen, künstlerisch und medizinisch wertvollen Einzelbilder präsentieren die exakten Repliken der zwischen 1687 und 1703 entstandenen Originalillustrationen der Abhandlung Blauer Beryll von Desi Rinpoche, Sangye Gyamtso. Die in Wort und Bild erläuterte Praxis von Prävention und Behandlung findet seit dem achten Jahrhundert Verwendung und wird bis zum heutigen Tag unverändert angewendet. Es ist einerseits eine Antwort auf die zunehmende Besorgnis und Verunsicherung der Menschen, anderseits aber auch ein wertvolles Werkzeug für den Praktiker, der sich Zeit zum Nachdenken nimmt, seine Kenntnisse weiterentwickeln und aktualisieren will, indem er aus der Quelle der Weisheit dieser Traditionen schöpft. In dieser Heilmethode steckt der Schlüssel zu Glück und Harmonie.

Parfionovitch Y., Gyurme Dorje, Meyer F.
Klassische Tibetische Medizin
Illustrationen zur Abhandlung Blauer Beryll von Sangye Gyamtso

Zwei Leinenbände im Schmuckschuber, 340 Seiten.
DEM 460.– / ATS 3358.– / CHF 390.–

Verlag Paul Haupt, Bern • Stuttgart • Wien.
Falkenplatz 14
CH-3012 Bern
Tel +41-31-301 23 45, Fax +41-31-301 46 69

COMPACT DISC ZUM FILM UND ZUM BUCH ‹DAS WISSEN VOM HEILEN›

Die Gebete und Mantras der Tibeter spielen seit Jahrhunderten in der Heilung eine sehr wichtige Rolle. Sie wurden zur Heilung bei sogenannten ‹Windenergie›-Krankheiten und zur Unterstützung verschiedenster Therapien, beispielsweise der Moxabehandlung, wie sie im Film miterlebt werden kann, angewendet. Ausserdem unterstützen sie laut Aussage S.H. des Dalai Lama auch die Heilwirkung der Arzneien, indem sie die Selbstheilungsmechanismen bei Gläubigen fördern. Die beruhigenden Klänge dieser CD eignen sich zur Einstimmung in die eigene Meditation und zur Entspannung.

DIGITON: Aus der CD-Reihe ‹Die Kraft der Töne›

HEILMEDITATION MIT MANTRAS, GEBETEN, PUJAS UND TRADITIONELLEN INSTRUMENTEN TIBETISCHER ÄRZTE, MÖNCHE UND NONNEN

Originalaufnahmen aus dem Film ‹Das Wissen vom Heilen› von Franz Reichle / Produktion T&C Film AG Zürich.

1 Frühmorgens auf dem Pilgerrundgang in Dharamsala
2 Mantra des Medizin-Buddhas, gesprochen von Dr. Tenzin Choedrak
3 Ärzte und Medizinstudenten lesen Mantras im Men-Tsee-Khang-Tempel
4 Gebet der Nonnen der Shugsep-Nunnery Dharamsala
5 Puja mit S.H. des Dalai Lama im Norbulingka-Tempel bei Dharamsala
6 Dungchen (lange Hörner)
7 Gyaling (kurze, gerade Hörner)
8 Kangdung (kurze, gebogene Hörner)
9 Rölmo (halbrunde Tschinellen)
10 Silnyen (flache Tschinellen)
11 Disnga (Trommel)
12 Tsog 1 (alle Instrumente)
13 Tsog 2 (alle Instrumente)
14 Begrüssungsklänge für S.H. den Dalai Lama in der Norbulingka-Anlage

©1996 Alle Rechte bei DIGITON, CH-Zürich.
CD 00901 Bestellung: Tel +41-1-273 45 45, Fax +41-1-273 45 46